PLANTES SAUVAGES MÉDICINALES

Données de catalogage avant publication (Canada)

Schneider, Anny

Plantes sauvages médicinales : les reconnaître, les cueillir, les utiliser

1. Plantes médicinales. 2. Plantes sauvages comestibles – Emploi en thérapeutique. 3. Plantes – Identification. 4. Phytothérapie. I. Titre.

RS164.S352 1999 615'.321 C99-940170-X

Pour en savoir davantage sur nos publications,
visitez notre site : **www.edhomme.com**
Autres sites à visiter : www.edjour.com • www.edtypo.com
www.edvlb.com • www.edhexagone.com • www.edutilis.com

Dépôt légal : 2e trimestre 1999
Bibliothèque nationale du Québec

ISBN 2-7619-1474-0

DISTRIBUTEURS EXCLUSIFS:

- Pour le Canada et les États-Unis :
  MESSAGERIES ADP*
  955, rue Amherst,
  Montréal, Québec
  H2L 3K4
  Tél. : (514) 523-1182
  Télécopieur : (514) 939-0406
  * Filiale de Sogides ltée

- Pour la Belgique et le Luxembourg :
  PRESSES DE BELGIQUE S.A.
  Boulevard de l'Europe 117
  B-1301 Wavre
  Tél. : (010) 42-03-20
  Télécopieur : (010) 41-20-24

- Pour la Suisse :
  DIFFUSION: HAVAS SERVICES SUISSE
  Case postale 69 - 1701 Fribourg - Suisse
  Tél. : (41-26) 460-80-60
  Télécopieur : (41-26) 460-80-68
  Internet : www.havas.ch
  Email : office@havas.ch
  DISTRIBUTION: OLF SA
  Z.I. 3, Corminbœuf
  Case postale 1061
  CH-1701 FRIBOURG
  Commandes : Tél. : (41-26) 467-53-33
  Télécopieur : (41-26) 467-54-66

- Pour la France et les autres pays :
  INTER FORUM
  Immeuble Paryseine, 3, Allée de la Seine
  94854 Ivry Cedex
  Tél. : 01 49 59 11 89/91
  Télécopieur : 01 49 59 11 96
  Commandes : Tél. : 02 38 32 71 00
  Télécopieur : 02 38 32 71 28

29,95$

Anny Schneider

Photographies : Ulysse Charette

PLANTES SAUVAGES MÉDICINALES

les reconnaître

les cueillir

les utiliser

LES ÉDITIONS DE L'HOMME

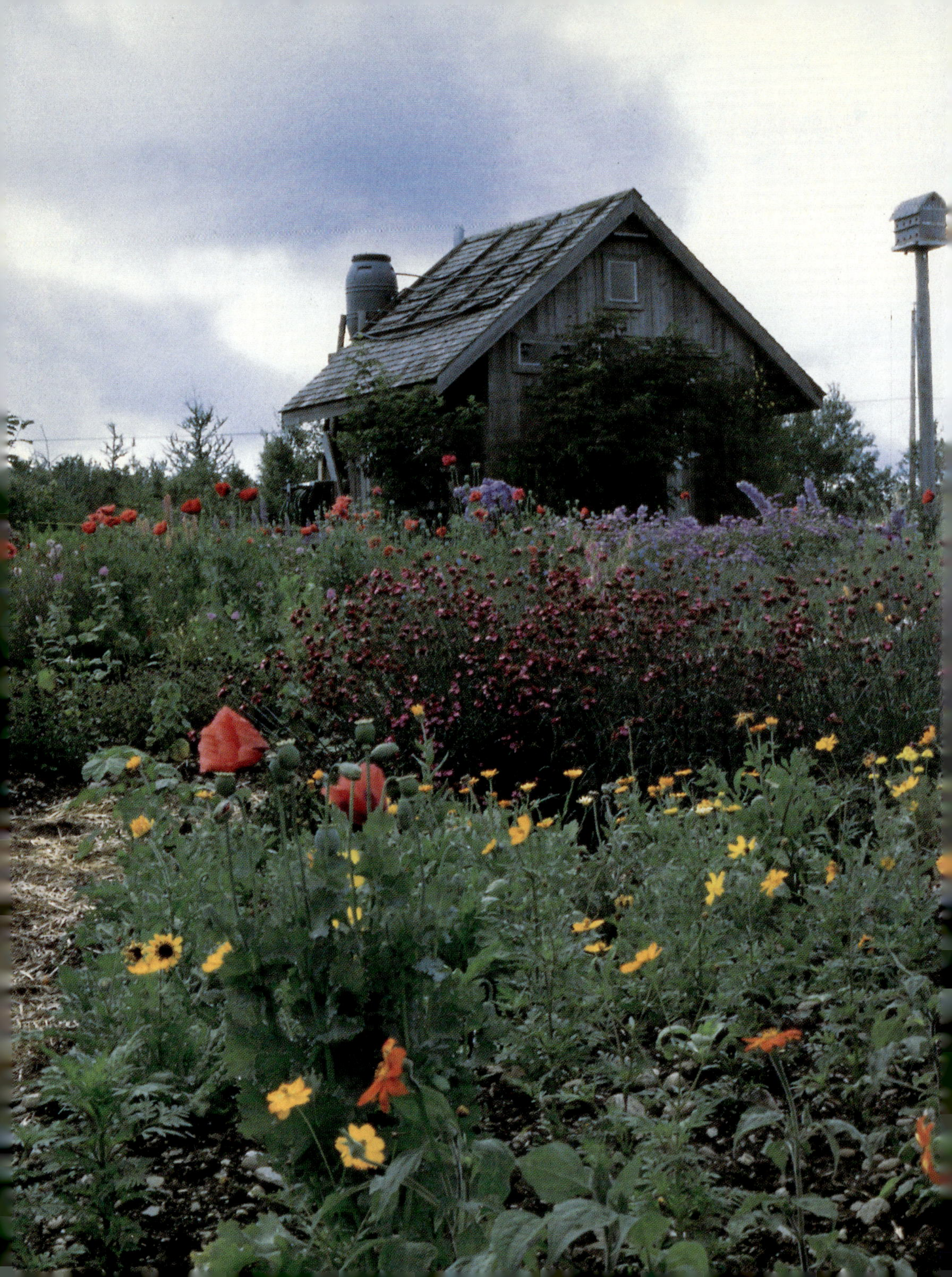

Aux plantes médicinales,
Aux véritables amis des plantes médicinales
Et à leur Créateur.
Bénis soient-ils
Pour leurs multiples grâces !

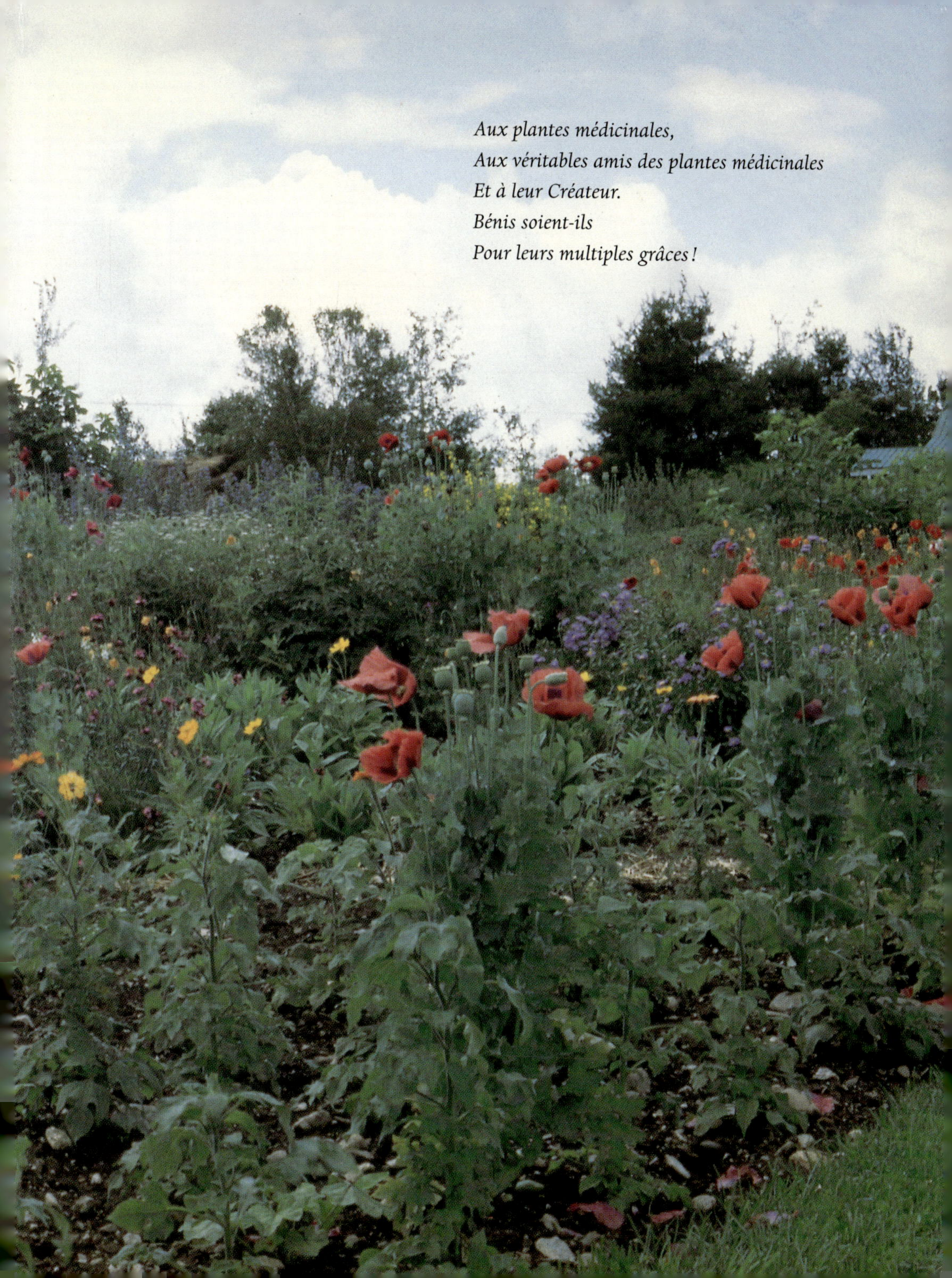

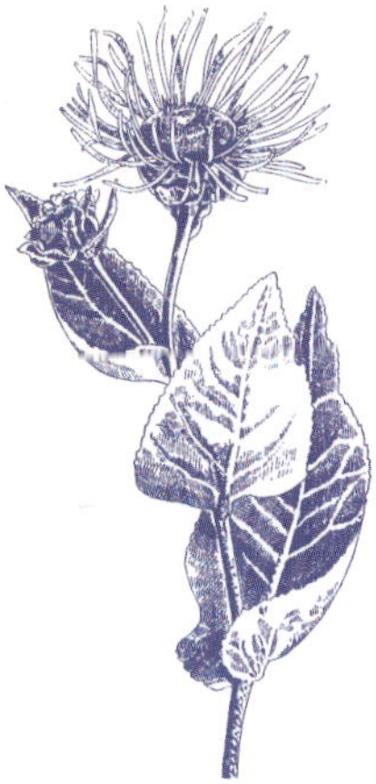

À Ulysse Charette, pour son dévouement, sa patience et sa persévérance.
À Danièle Laberge, pour m'avoir ouvert son magnifique jardin, son cœur et son immense puits de connaissances.
Aux frères Miel, pour m'avoir prêté leur beau domaine toutes ces années.
À Lise Côté pour son ouverture d'esprit.

Anny Schneider

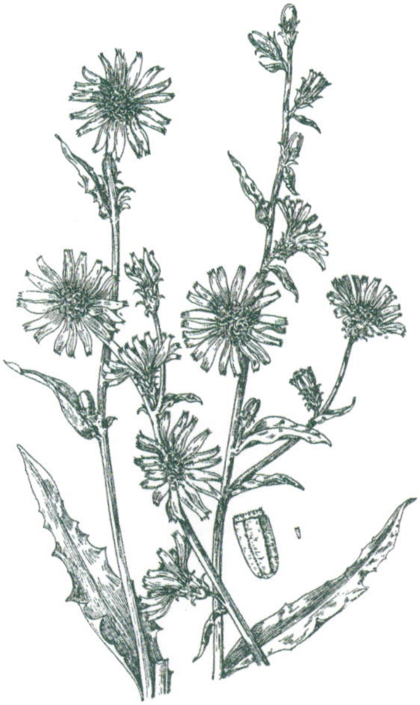

Avertissement

Ce guide d'utilisation des plantes sauvages médicinales traite entre autres des méthodes traditionnelles pour se soigner précisément avec des recettes éprouvées depuis des siècles par des herboristes, des apothicaires ou des médecins d'hier et d'aujourd'hui.

Aucune de ces indications n'exclut le recours préalable à un diagnostic précis d'un praticien homologué par le système de santé officiel, surtout en ce qui concerne les maladies chroniques.

Je ne suis que l'interprète imparfaite de cet art merveilleux de guérir et dans ma courte vie je n'ai pas encore pu vérifier tous les détails de tout ce que je transmets, mais pour moi, ma famille et tous ceux que j'ai conseillés et soignés depuis 20 ans, les plantes curatives, quand elles sont bien employées et bien choisies, avec la grâce de Dieu, viennent à bout de presque toutes les maladies.

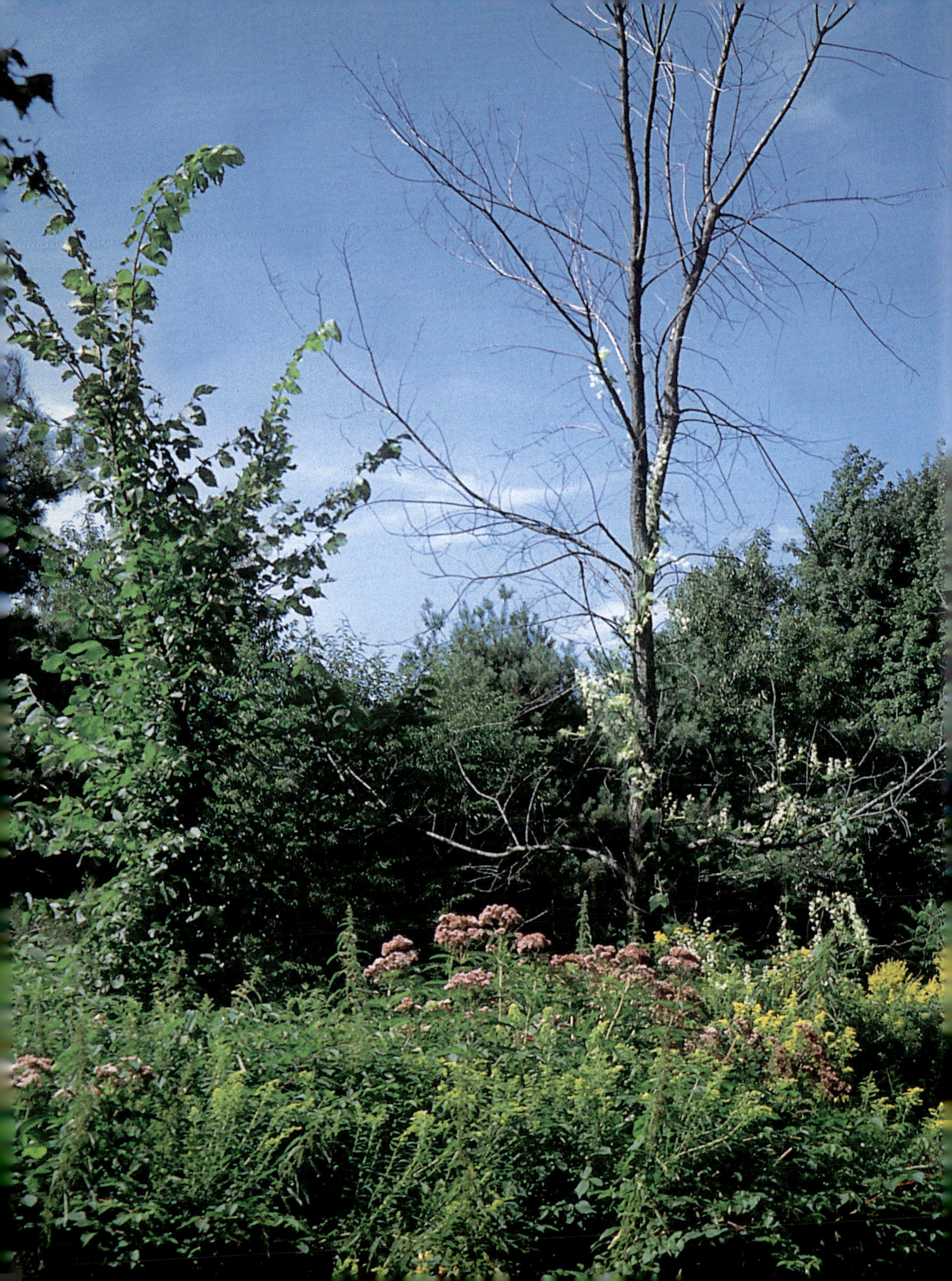

Introduction

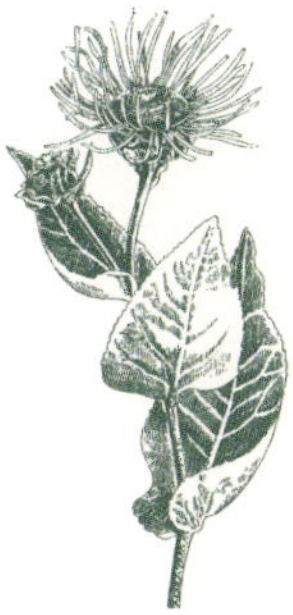

L'étude des plantes est pour ceux qui s'y livrent
une source inépuisable de joies innocentes et douces
qui portent dans leurs mœurs,
je ne sais quoi de délicat,
de pur, de sacré.

L. F. JÉHAN

Depuis l'aube des civilisations, le monde végétal a contribué à la survie de l'humanité, non seulement en lui procurant nourriture et oxygène, mais aussi en lui fournissant des remèdes naturels. On assiste actuellement en Occident à un véritable raz de marée d'informations à ce propos, les magazines vantant les mérites et l'efficacité des plantes. Malheureusement, les étapes d'extraction, de standardisation et de commercialisation font de ces simples herbes curatives des produits anormalement chers et de moins en moins efficaces. Le bon sens et l'expérience le prouvent: les plantes fraîchement cueillies et peu transformées conservent davantage leurs principes actifs et leurs vertus thérapeutiques.

Dans cet ouvrage, je vous présente mes douces et vertes amies, les plantes sauvages médicinales. La nature nous les offre gratuitement, mais il est important de les récolter en gardant à l'esprit la survie des espèces, autant pour elles-mêmes que pour nos descendants.

Je suis une femme des bois et des champs, fière de mon héritage ancestral, fille du peuple et de la Terre. Au cours de mon enfance champêtre en Alsace, j'ai commencé à m'intéresser à la flore sauvage. Quelles découvertes fascinantes! Plus tard, grâce à mes études en phytothérapie, j'ai pu nommer les plantes médicinales et découvrir leurs particularités et leurs vertus. Je les fréquente maintenant assidûment depuis plus de 20 ans. On ne devient pas herboriste en quelques mois... Malgré ce long apprentissage, je ne peux me vanter de connaître toutes les plantes et encore moins toutes leurs qualités, car la nature est trop généreuse et prolifique. Il reste cependant que ce monde fascinant est à la portée de tous les esprits ouverts.

J'ai choisi délibérément de décrire les plantes sauvages et les arbres les plus répandus dans l'hémisphère Nord. Je ne suis ni une spécialiste en biologie végétale, ni une botaniste, ni une phyto-pharmacologue, mais une herboriste au service des gens et de la nature. Je cherche à rendre intelligible une science populaire et vieille comme le monde et je propose un outil de guérison et de survie accessible à tous les enfants de la Terre. Mon seul objectif est de vous faire comprendre que la nature est un beau et grand jardin rempli de bienfaits pour celui qui sait la déchiffrer et la respecter.

Ce guide illustré vous offre un peu de cette immense diversité végétale, malheureusement très menacée au Canada comme en Europe. Je souhaite intensément que ces trésors vivants vous apportent bonheur et santé encore longtemps.

CHAPITRE PREMIER

L'histoire de la phytothérapie

Il est temps de revenir à la médecine simple et naturelle,
celle qui faisait les générations robustes
et les longues vieillesses sereines.

DR MADEUF
La Santé pour tous

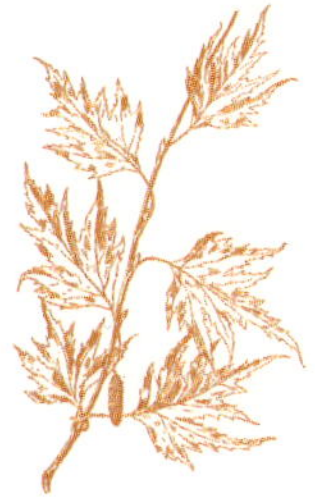

L'utilisation des plantes médicinales remonte à la nuit des temps. Elles ont longtemps servi de moyens de survie et de remèdes contre la maladie dans le monde entier. De nombreux sites préhistoriques ont révélé la présence de grandes quantités de graines, de plantes transformées et d'instruments servant à les broyer. Les premiers écrits sumériens parlant d'herboristerie datent de 3100 av. J.-C. Il s'agit des tablettes d'Alep, tablettes d'argile sur lesquelles on trouve bon nombre de recettes à base de plantes toujours très utilisées comme le cèdre, le genièvre et la lavande, ainsi que des techniques de distillation pour obtenir des huiles essentielles. Mais c'est la Chine qui détient la palme en ce qui concerne l'art de guérir par les plantes. Shen Nung, empereur médecin, aurait écrit en 3400 av. J.-C. le *Classique des herbes,* ouvrage dans lequel les incantations voisinent 237 recettes à base de plantes, sans oublier des notions de diététique et l'identification des 36 pouls — éléments majeurs toujours présents dans la médecine chinoise actuelle.

Déjà en 2500 av. J.-C., en Inde, les médecins écrivaient dans les Védas que «le médecin est le prêtre auquel Dieu a confié la garde du temple humain». En plus des prières et des conseils diététiques, ils recommandaient souvent les herbes aromatiques comme la cannelle, la citronnelle, le santal ou la verveine.

La Bible cite fréquemment les plantes médicinales. L'Ancien Testament donne la recette détaillée de l'huile sainte (Ex 30,22-25) qui nécessite des épices précieuses et parle de la reine de Saba qui, de la région d'Aromata, a rapporté à Salomon des quantités énormes de myrrhe. Celle-ci était utilisée dans les services religieux, pour l'asepsie des maisons et des plaies. Salomon lui-même, le plus grand roi et sage d'Israël, a déclaré : « Le Seigneur fait produire à la terre ses remèdes et l'homme sensé ne les dédaigne pas. »

Les Égyptiens étaient très qualifiés dans l'art de se servir des plantes. Ils étaient obsédés par la propreté et pratiquaient quotidiennement des fumigations aux résines de myrrhe, d'oliban (résines aromatiques purifiantes) et de thym, se faisaient des lavements au kaolin, au séné et à l'huile d'olive et mâchaient de la propolis. Ils pensaient — sans trop se tromper — que les mauvaises odeurs étaient la source des maladies et qu'il fallait se purifier sans cesse. Ils vénéraient aussi l'ail et l'oignon qui éloignaient le mal et les mauvais esprits ; ils en gavaient même leurs esclaves pour les fortifier et les soigner. Le papyrus d'Ebers (1600 av. J.-C.) est un rouleau de 20 m de longueur où sont répertoriées plus de 700 plantes employées en Égypte et dont la plupart sont toujours utilisées de façon identique.

La Grèce a perpétré le savoir égyptien, mais c'est Hippocrate, le « père de la médecine », né en 365 av. J.-C. dans l'île de Cos, qui a jeté les bases de la pratique médicale. Il affirmait, par exemple, qu'il fallait considérer pas moins de 72 facteurs pouvant causer la maladie. Pour retrouver la santé, il conseillait le repos, la diète, l'hydrothérapie et les massages sans oublier l'utilisation possible de 300 plantes.

Dans son traité de sciences naturelles, *La Physique,* le grand philosophe Aristote attribuait une âme aux plantes. Théophraste, son disciple, a écrit en 300 av. J.-C. l'*Histoire des plantes,* un traité médical répertoriant 455 plantes avec leur utilisation. Bien plus tard, au Ier siècle, Dioscoride Pedianos, médecin grec au service de l'empereur Néron, décrit en détail la forme de plus de 600 plantes et la manière de s'en servir dans le fameux *De materia medica (Sur la matière médicale).* Claude Galien, médecin grec nommé le « père de la pharmacie », avait des connaissances en anatomie et en chimie. Il a découvert quelques remèdes fort complexes dont la Thériaque (« remède universel ») qui contenait pas moins de 84 plantes. Elle a été copiée et vendue jusqu'à aujourd'hui.

Bien plus tard, le médecin arabe Avicenne (980-1037), ou Ibn Sinna, rédigea en latin une synthèse très intéressante des médecines précédentes, publiée dans *Canon medicina*. Il y ajouta des remèdes africains comme le camphre ou la noix vomique.

Au cours des premiers siècles de la chrétienté, l'Occident connut de nombreuses guerres, des famines et des épidémies. En cas de maladie, seule la guérisseuse locale, qui tenait son savoir d'un parent ou d'un maître, soignait les malades. Les femmes guérisseuses étaient plus nombreuses que les hommes pour différentes raisons. Tout d'abord, les hommes valides partaient à la guerre. Mais surtout, l'approche thérapeutique druidique choisissait le plus souvent des femmes, les ovates, guérisseuses qui vénéraient la déesse-mère personnifiée par la terre. Enfin, la femme, qui, par nature, donne et perpétue la vie, est plus proche des secrets de la nature, de la terre et des récoltes qu'elle effectue inlassablement.

Sainte Hildegarde, abbesse de Bingen en Allemagne à l'aube du XIe siècle, établira un pont entre deux grandes approches thérapeutiques qui marqueront le deuxième millénaire : elle fait le lien entre la santé du corps et celle de l'âme grâce à la foi et à la connaissance de la nature, autant celle du corps humain que celle des plantes. C'est aux Nestoriens, des moines syriens exilés en Inde vers le VIe siècle — et aux Bénédictins qui les ont recopiés siècle après siècle — que nous devons tous les manuscrits concernant la phytothérapie, y compris ceux de Hildegarde de Bingen. Si elle avait vécu deux siècles plus tard, on l'aurait brûlée comme sorcière, tant comme des milliers de femmes en Europe entre les XIIIe et XVIIe siècles, sous l'Inquisition, purge orchestrée par les dévots de l'Église catholique.

L'école de Salerne, créée au XIe siècle en Italie, et celle de Montpellier, en France, en 1220, forment les premiers médecins reconnus. Leur formation est basée sur la connaissance du monde végétal. Aujourd'hui encore, on retrouve de nombreux écrits relatifs à leurs enseignements et des jardins de simples (plantes récoltées pour leurs vertus médicinales) qui rassemblent comme jadis les plantes médicinales d'Orient et d'Occident.

À la Renaissance, où la raison devait évincer la superstition, on assiste étrangement à l'avènement de l'alchimie, issue du sein même de l'Église, avec Albert le Grand (1200-1280) et ses traités de magie *Grand Albert* et *Petit*

Albert, ainsi qu'avec Roger Bacon et ses expériences étranges répertoriées dans ses *Opus*. Surnommé le « père de la chimie », Paracelse, de son vrai nom Philippus Aureolus Theophrastus Bombastus von Hohenheim, médecin et alchimiste né en Suisse en 1493, fut le premier à remettre en question les théories d'Hippocrate et de Galien. Il énonça sa théorie des *Signatures,* selon laquelle il existe un lien entre l'aspect d'une plante et ses propriétés intrinsèques, donc entre sa forme et sa fonction. Cette théorie se justifie : par exemple, si on considère la similitude entre la pivoine, ses vertus et la couleur du sang, le suc de la chélidoine et la bile, la douceur et la forme du stachys ou oreille de mouton et l'oreille. Bien qu'on doive à Paracelse une médecine plus efficace, on lui doit aussi la mort prématurée de bien des patients. C'est lui qui a concentré les principes actifs du pavot dans le laudanum et le mercure dans le calomel, un purgatif puissant. Ces deux médicaments étaient fort dangereux.

L'Anglais John Gerard a le mérite d'avoir publié le premier best-seller de la Renaissance, *The Herbal,* en 1597.

En 1652, Culpeper publie son *Herbier*. Il a été réédité une centaine de fois, mais a été décrié parce que son auteur était protestant et qu'en plus, il faisait constamment référence à l'astrologie.

Avec la conquête du Nouveau Monde apparurent de nouveaux remèdes comme la coca, la quinine, la cascara, l'hydraste, la lobélie et la salsepareille. Nombre de colons survécurent en Amérique du Nord grâce aux Amérindiens et à leurs connaissances des plantes médicinales.

Le colon anglais Samuel Thompson (1760-1843) est l'exemple type de l'alliance entre la tradition et la modernité de l'Amérique du Nord. Il a étudié le pouvoir des plantes avec les autochtones et les guérisseuses de sa région et a créé une école, la « Société médicale réformée », qui formait des médecins naturopathes. Il s'opposait officiellement aux « Réguliers » qui pratiquaient surtout les purges et les saignées. De cette branche rebelle naquirent les « Éclectiques » qui ont éduqué des milliers d'herboristes jusqu'en 1939, et les « Physiomédicalistes » qui ont influencé la médecine anglaise. Celle-ci utilise toujours bon nombre de plantes nord-américaines.

Au début du XIXe siècle ont lieu les premières expériences de synthèse des principes actifs des plantes : la digitaline pour le cœur est issue de la digitale, l'héroïne et la morphine, des alcaloïdes calmants, du pavot, et l'acide salicylique (qui sert à la préparation de l'aspirine) est tirée du saule blanc. Petit à petit, l'utilisation des plantes médicinales évolue. Les herboristes et les phytothérapeutes, autant en Europe qu'en Amérique du Nord depuis le début du siècle, ont reçu de nombreuses amendes, des condamnations à des peines de prison et des interdictions de pratique. Malgré cela, la médecine par les plantes connaît un remarquable regain de vitalité, et tous les espoirs sont permis à l'aube de ce nouveau millénaire.

En France, les Drs Yves Gattefossé, Henri Leclerc, Jean-Marie Pelt et Jean Valnet, et MM. Fabrice Bardeau, Maurice Mességué, Jean Palaiseul et Yves Rocher ont contribué à restituer aux plantes médicinales leur statut de « vraies guérisseuses ». En Amérique du Nord, les vedettes de la phytothérapie sont nombreuses, qu'elles soient mortes ou vivantes : John Christopher, John Lust, Jethro Kloss, Michael Castleman, Michael Tierra, Varro Tyler et Fritz Weiss pour les hommes célèbres. Les femmes aussi se distinguent de nouveau. Rosemary Gladstar, Alma Hutchens et Susan Weed aux États-Unis, ainsi que Danièle Laberge et Marie Provost au Québec, représentent quelques-uns des nombreux visages féminins de la phytothérapie moderne. Les herbes constituent encore aujourd'hui 80 p. 100 de tous les remèdes utilisés dans le monde et représentent 40 p. 100 des bases des remèdes allopathiques. Paradoxalement, les plus grands laboratoires de la planète recherchent de nouvelles molécules thérapeutiques copiées sur celles de plantes méconnues avant, ou nouvellement étudiées chimiquement. Plutôt que de se fier à la tradition et au savoir-faire des herboristes, on préfère les ignorer et standardiser la vie végétale pour des raisons purement lucratives. En effet, l'industrie pharmaceutique constitue la première source de capital mondial.

Malgré tout, les choses évoluent et les esprits s'éveillent au bon sens. Les individus prennent conscience de la générosité de la nature et de leur responsabilité concernant leur santé et celle de leurs enfants. On assiste à une nouvelle compréhension des besoins affectifs et psychiques vitaux, et les conseils des naturopathes sont de plus en plus suivis par la population qui cueille dorénavant les plantes pour se soigner à peu de frais.

En Amérique du Nord et en Europe (Espagne, Allemagne et Angleterre), les herboristes forment des corporations. Ils unissent leurs forces, agissent et définissent des objectifs basés sur l'échange et l'ouverture. Près de la moitié des universités américaines offrent des cours concernant les thérapies alternatives. Comme en France, les plantes reprennent de plus en plus de place dans les pharmacies, dans les magasins de produits naturels et même dans les épiceries. Je m'en réjouis, car je participe consciemment à ce mouvement en enseignant et en réhabilitant les mérites des plantes médicinales et leurs innombrables qualités.

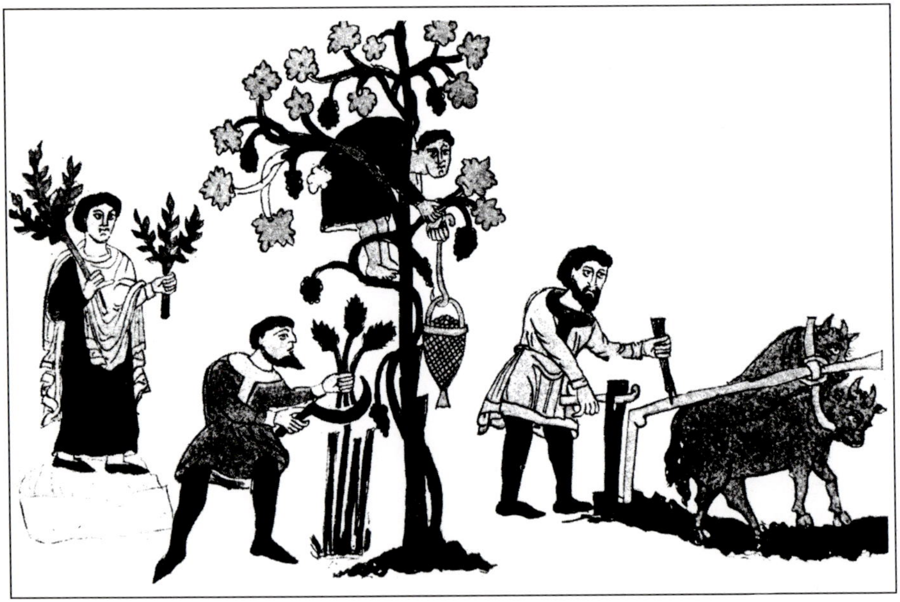

Culture et cueillette de plantes médicinales au Moyen Âge (Anonyme).

LES FIGURES MARQUANTES DE LA PHYTOTHÉRAPIE

Un médecin n'a nul besoin d'éloquence ni de savoir littéraire mais d'une profonde connaissance de la nature et de ses bienfaits.

PARACELSE
Labyrinthis medicorum

L'Antiquité

- **Hippocrate** (460-377 av. J.-C.), surnommé «le père de la médecine» ou «le Maître de Cos», a jeté les bases de la médecine moderne en privilégiant l'observation plutôt qu'en se fiant aux mythes et aux superstitions. Il a défini le code d'éthique de la profession médicale, encore utilisé et connu sous le nom de serment d'Hippocrate, il a établi un questionnaire de diagnostic très complet et écrit de nombreux traités dont le *Corpus Hippocratum* spécialement consacré au traitement des maladies par les végétaux.
- **Caton l'Ancien** ou Marcus Porcius Cato (234-149 av. J.-C.) était un homme politique et un écrivain qui a essayé de freiner la décadence de la civilisation romaine. On l'appelait «le Censeur» en raison de sa sévérité légendaire. Il prônait, entre autres choses, le retour à la terre pour contrer le relâchement des mœurs. Il cultivait les plantes médicinales. Il en parle dans son traité sur l'agriculture *De re rustica.*
- **Pline l'Ancien** ou Caïus Plinius Secundus (23-79) était un écrivain romain. Dans les 37 volumes de son *Histoire naturelle,* il a compilé plus de 2000 ouvrages. Il évoque souvent avec passion les vertus médicinales des plantes.
- **Pedanius Dioscorides** (40-90) était un médecin d'origine grecque au service de l'armée de Néron. Il est l'auteur du traité majeur de phytothérapie *De materia medica* dans lequel il décrit 600 plantes ainsi que leur usage thérapeutique.
- **Claude Galien** (131-201), médecin grec, devint célèbre à Rome en soignant l'empereur Marc Aurèle et ses fils. Il a écrit autour de 500 traités médicaux. Il est le premier à avoir décrit l'anatomie du corps humain, à avoir révélé l'utilité des métaux et l'importance des mauvaises humeurs dans les maladies. Il a influencé la pensée médicale pendant 10 siècles. Il a donné son nom à la galénique (partie de la pharmacie qui traite de la mise

en forme des produits pharmaceutiques). Il ne craignait pas de mélanger jusqu'à 100 substances dans ses remèdes absolus ou thériaques.

Le Moyen Âge

- **Avicenne** ou Ibn Sinna (980-1037), médecin d'origine perse éclectique, auteur de *Canon de la médecine* et du *Livre de la guérison,* amenait enfin une vision originale de la médecine, approche imprégnée de philosophie nord-africaine, à laquelle il a rajouté la pharmacopée.
- **Hildegarde de Bingen** (1098-1179) était une abbesse bénédictine allemande très érudite et visionnaire qui soignait essentiellement par les plantes et les prières. Elle a écrit trois traités de guérison majeurs et marqué l'histoire de la phytothérapie par son approche globale de la santé. On l'appelait la « sainte guérisseuse ».
- **Trotula Plantearius,** femme médecin, travaillait au XIIe siècle à l'école de Salerne, en Italie ; c'était une école de médecine laïque exceptionnelle où l'on privilégiait l'étude des plantes. Très compétente, elle est devenue célèbre grâce à son traité de gynécologie, *Les Maladies des femmes avant, pendant et après l'accouchement.*

La Renaissance

- **Philippus Aureolus Theophrastus Bombastus von Hohenheim** ou Paracelse (1493-1541) se surnommait lui-même Paracelsus (« meilleur que Celse »), car il affirmait que ses théories étaient supérieures à celles des médecines grecques et romaines, désormais désuètes. Ce médecin suisse était aussi alchimiste et philosophe. Il a formulé la théorie des *Signatures* dans laquelle il attribue des vertus aux plantes en fonction de leur analogie avec les organes. Il a toutefois fabriqué des médicaments dangereux à base de métaux. On l'a aussi appelé le « Luther de la médecine ».
- **Rembert Dodoens** (1517-1586), médecin néerlandais, a été au service de l'empereur Maximilien, puis de son fils Rodolphe. Ses meilleurs amis étaient Clusius (1526-1609) et Lobelius (1538-1616), deux autres compatriotes et botanistes célèbres de l'époque. Dodoens a écrit *L'Herbier* et *La Pratique médicinale des simples,* outrageusement plagié plus tard en Angleterre par John Gerard.

- **Pierre-André Matthiole** (1500-1577), médecin italien et fameux botaniste superviseur du jardin botanique de Florence, est l'auteur de plusieurs traités botaniques et médicaux dont *Les Commentaires,* publié en 1507, qui explique l'œuvre de Dioscoride.
- **Olivier de Serres** (1539-1619). Attaché à la pratique d'une polyculture d'avant-garde, cet agronome français est un herboriste très compétent. Il est l'auteur d'un merveilleux traité, *Théâtre d'agriculture et ménage des champs.*
- **John Gerard** (1545-1612). Jardinier passionné, il voyagea beaucoup. Riche d'expériences médicinales, il ramena aussi en Angleterre des plantes exotiques et entra au service d'un aristocrate. Il a été surtout connu comme barbier-chirurgien. Son traité, *Gerard's Herbal,* était ni plus ni moins que la traduction de l'ouvrage de Rembert Dodoens, *L'Herbier,* et ses illustrations ressemblaient étrangement à celles de Tabernamontaeus, un herboriste allemand de l'époque.
- **Nicolas Culpeper** (1616-1654), herboriste et médecin anglais, était un paradoxe vivant; aristocrate mais antimonarchiste, protestant mais féru d'astrologie. Il avait l'ambition de rendre la médecine accessible au peuple. Il a réussi puisque son traité, *Herbal,* a été réimprimé plus de 100 fois depuis sa publication en 1652.
- **Nicolas Lemery** (1645-1715), chimiste et médecin français, est l'auteur de deux ouvrages qui firent longtemps autorité en France: *Le traité des drogues simples* et *La pharmacopée universelle.*

Le Siècle des lumières

- **Samuel Thomson** (1760-1843), un colon anglais, a étudié la médecine avec les shamans amérindiens et les sages-femmes. Il a guéri sa fille d'une fièvre maligne. Emprisonné pour exercice illégal de la médecine, il est resté toutefois très populaire. Il est à l'origine d'un courant de pensée proche de la médecine traditionnelle indigène qui a eu des millions d'adeptes. Il fonda la Société médicinale réformée, école qui a formé les premiers naturothérapeutes américains.
- **Carl von Linné** (1707-1778), naturaliste suédois, est connu mondialement à cause de son système de classification des plantes, sensiblement modifié depuis. D'abord très critiqué dans son pays, il y termina sa vie comme botaniste émérite et médecin officiel du roi.

Les incontournables du XIXe siècle

- **Sebastian Kneipp** (1821-1897), prêtre guérisseur allemand, s'est lui-même guéri de la tuberculose avec des bains froids. Il a élaboré une méthode de guérison efficace basée sur l'hydrothérapie, la diététique et la phytothérapie. Il a soulagé des milliers de malades, notamment le pape Pie IX.
- **Jean Kunzle** (1870-1955), abbé suisse du Valais, a publié plusieurs livres sur les plantes dont *Le Grand Ouvrage : Plantes médicinales,* un atlas illustré : *Bonnes et Mauvaises Herbes,* un calendrier, une revue mensuelle et une série de remèdes à base de plantes vendues partout en Occident.
- **Maud Grieve.** Née vers la fin du XIXe siècle et décédée vers les années 50, cette jardinière anglaise passionnée a cultivé elle-même plusieurs centaines de plantes décrites dans son remarquable traité de phytothérapie, *A Modern Herbal,* publié pour la première fois en 1931, et souvent réimprimé.
- **Dr Edward Bach** (1886-1936). D'abord médecin orthodoxe puis homéopathe, ce visionnaire anglais a découvert, grâce à l'expérience et à son extrême sensibilité, les effets des fleurs sur les états d'âme. Encore aujourd'hui, dans le monde entier, on utilise ses 38 élixirs floraux et ses vaccins homéopathiques.
- **Jethro Kloss** (1863-1946). Cet Américain a vraiment été le pionnier du végétarisme aux États-Unis. Il a créé une usine de produits naturels, un magazine et un sanatorium. Son ouvrage *Back to Eden* touche à tous les domaines de la santé. Il a été réédité une dizaine de fois depuis 1939 et a fait de nombreux adeptes.

Les contemporains européens

- **Maria Treben.** Autrichienne née au début du siècle et décédée il y a quelques années, elle a été une herboriste autodidacte de grand talent. Son ouvrage, *La santé à la pharmacie du Bon Dieu,* s'est vendu à huit millions d'exemplaires dans le monde entier.
- **Dr Alfred Vogel.** Ce formidable naturopathe suisse fut nommé docteur *honoris causa* par une université américaine. Deux traités de naturopathie l'ont rendu célèbre : *Le Petit Docteur* et *Docteur Nature*. Grand voyageur, il a fait connaître au monde bien des plantes exotiques, notamment l'échinacée.

- **Dr Jean Valnet.** Médecin dans l'armée française pendant la guerre d'Indochine, il devint un naturopathe convaincu, ardent défenseur des plantes médicinales et fabricant de célèbres huiles essentielles. Ses trois ouvrages majeurs (présentés dans la bibliographie) sont des références reconnues et importantes dans le monde de la phytothérapie.
- **Maurice Mességué.** Pionnier du renouveau de la phytothérapie populaire, philosophe écologiste, ce sympathique herboriste est aussi un auteur prolifique très apprécié et un homme d'affaires redoutable.
- **Dr Henri Leclerc.** Décédé depuis peu, ce généraliste est devenu un naturiste très convaincant. Ses livres tels que *Guérir par les plantes* et *Précis de phytothérapie,* sont remarquables.
- **Raymond Dextreit.** Avant tout naturopathe et hygiéniste, cet auteur très prolifique a écrit des dizaines de brochures concernant les maladies et leurs traitements. Il rend tout le mérite aux plantes.

Les contemporains américains

- **John Lust.** Neveu de Benedict Lust, un grand naturopathe allemand immigré aux États-Unis, il a ouvert les premières chaînes de magasins et les sanatoriums naturels en Amérique du Nord. Il a publié en 1974 un remarquable traité, *The Herb Book*.
- **John Christopher.** Ardent défenseur de la phytothérapie, il a été emprisonné plusieurs fois avant d'être reconnu comme un grand expert. Il a fondé une célèbre école d'herboristerie par correspondance et écrit un guide très complet, souvent plagié, *School of Natural Healing*.
- **Dr Varro Tyler.** Chercheur et enseignant spécialisé en pharmacognosie, ce scientifique a une vision très rationnelle des plantes et de leurs principes actifs. Ses écrits sont dignes d'intérêt, notamment, *The Honest Herbal* (1982) et *Herbs of Choice* (1994).
- **Michael Tierra.** Il représente une nouvelle génération d'herboristes américains ouverts à toutes les influences positives des plantes sur la santé. Spécialisé dans l'approche chinoise des herbes, il fait preuve d'une véritable passion qu'il communique dans son livre *The Way of Herbs*.

- **David Hoffman,** herboriste médicinal en Californie, est un authentique amoureux des plantes et un grand phytothérapeute reconnu par ses pairs. Il a écrit *The Holistic Herbal* (1983).

Les meilleures herboristes nord-américaines

- **Alma Hutchens.** Élève d'un couple d'herboristes russes très connus dans leur pays, les Tretchikoff, elle a énormément voyagé. Pour parfaire ses connaissances des plantes indigènes du continent nord-américain, elle a consulté les herboristes amérindiens. Elle s'est aussi intéressée à l'approche empirique et scientifique russe (voir la bibliographie).
- **Jeanne Rose.** L'approche de cette herboriste américaine est très colorée, érudite et sensible. Ses deux traités illustrés — deux petits bijoux faciles à consulter — sont axés sur la beauté et le bien-être : *Herbs and Things* (1972) et *Jeanne Rose's Herbal Body Book* (1976).
- **Susun Weed,** guérisseuse par les herbes, a un côté *new age* teinté d'ésotérisme et de féminisme. Deux de ses livres sont d'ailleurs consacrés uniquement aux femmes. Elle est très compétente, pleine d'esprit et d'humour, et ses livres sont très joliment illustrés (voir la bibliographie).
- **Rosemary Gladstar,** une Américaine d'origine arménienne, est surtout une éducatrice populaire connue depuis 20 ans. Jardinière, herboriste et thérapeute, elle a aussi écrit un traité de gynécologie très complet, *Herbal Healing for Women,* New York, Five Side Books, 1993.
- **Danièle Laberge.** D'abord psycho-éducatrice au Québec et au Mexique, elle est devenue agricultrice bio-dynamique au Michigan. Elle a reçu d'une guérisseuse ukrainienne un enseignement très éclectique auquel il faut ajouter celui du Dr Christopher ainsi que celui d'une chamane hopi. Revenue au Québec depuis 15 ans, elle cultive le plus beau jardin de fleurs et de plantes médicinales de la province. Elle a créé une entreprise pour les transformer et les distribuer, et a écrit de nombreux ouvrages exceptionnels concernant la santé physique, mentale et spirituelle. Elle donne le seul cours par correspondance complet en herboristerie en Amérique du nord francophone (Herbart).

CHAPITRE II

Cueillette et transformation des plantes sauvages

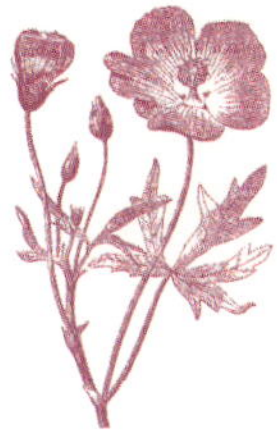

Nous n'héritons pas la terre de nos ancêtres,
nous l'empruntons à nos enfants.
PENSÉE AMÉRINDIENNE

ÉCOLOGIE ET ÉTHIQUE

On doit plus que jamais cueillir les plantes sauvages en étant conscient que le nombre et la variété des espèces végétales sont limités, et que leur habitat naturel rétrécit partout sur la planète. Nous devons restreindre les récoltes à nos besoins essentiels.

En effet, j'ai vu ici, dans ce vaste pays qu'est le Canada, diminuer et aussi disparaître dans un rayon de 20 km autour de mon terrain, une vingtaine de plantes médicinales précieuses, notamment à cause de l'agriculture intensive, de l'urbanisation et du développement touristique de la région. Je sais que ce phénomène est mondial. Avec l'expansion démographique et technologique prévue, il n'y a d'autre frein possible à la destruction du noble règne végétal que la compréhension juste du problème et l'application de moyens d'action. Partout, heureusement, les citoyens sont conscients de la beauté et de la richesse de la nature et travaillent concrètement à la préservation des plus beaux sites sauvages.

En Europe les partis « verts » croissent en force et en nombre. Au Québec, le gouvernement consulte des experts et va même, sous peu, légiférer pour préserver les espèces végétales en danger. Par mes enseignements et mes écrits, je ne souhaite en aucun cas contribuer au pillage des trésors de nos bois et de nos champs, mais, au contraire, vous sensibiliser aux particularités et au caractère unique et irremplaçable des plantes sauvages. Si vous souhaitez cueillir les plantes citées dans cet ouvrage, limitez-vous à des quantités raisonnables. Qui sait, vous pouvez peut-être aussi contribuer à préserver une espèce et son habitat naturel, voire à la multiplier?

UNE CUEILLETTE INTELLIGENTE

Voici quelques principes de base pour cueillir les plantes en respectant la nature.

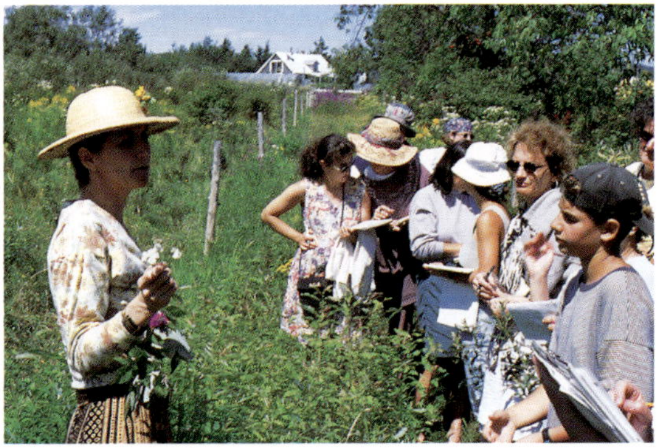

Endroits à privilégier: Prairies sauvages, grandes forêts, collines et montagnes. Tous ces endroits doivent être situés le plus loin possible des villes et des villages, des routes fréquentées, des troupeaux d'animaux domestiques et des lacs et des cours d'eau pollués.

Savoir-vivre et respect: Les espaces publics sauvages se faisant de plus en plus rares, surtout en Europe, il est de mise de demander la permission au propriétaire d'explorer son terrain, et, pour les croyants, de remercier le Créateur, les esprits des lieux et aussi l'âme des plantes de vous livrer ainsi leur énergie pour décupler la vôtre.

La quantité: Limitez-vous à 1 plant sur 10 et à 1 sur 20 quand il s'agit de racines et d'espèces rares. Privilégiez la fabrication de teintures-mères plutôt que des tisanes: elles nécessitent de bien moindres quantités pour autant, sinon plus, d'efficacité. En automne, ressemez en enfouissant les graines autour de l'espèce visitée. Si ce sont des vivaces, laissez les racines, sinon laissez les bourgeons de croissance ainsi qu'une partie des racines dans la terre.

Le bon moment : Chaque espèce se développe à son propre rythme et a une période de maturité propice à la cueillette. Pour plus de détails, consultez le calendrier et les monographies. Il y a toutefois des règles communes à respecter : choisir impérativement une journée ensoleillée, cueillir après l'évaporation de la rosée, ne pas mélanger des espèces différentes dans le même sac ou le même panier — celui-ci doit respirer, donc être en papier épais ou en bois — et, éventuellement, couvrir les plantes si la cueillette se prolonge.

En général, chaque partie se cueille séparément :

- les racines, en automne ou tôt au printemps ;
- les feuilles, juste avant la floraison, la deuxième année chez les bisannuelles ;
- les fleurs, au début de leur épanouissement, jamais flétries ;
- les graines, en automne, quand elles sont prêtes à se détacher du plant mère ;
- les fruits, quand ils sont mûrs et bien colorés ;
- les écorces, sur les arbres adultes, à la fin de l'hiver : se limiter à un petit rectangle par individu — le cautériser avec de l'argile ou de la boue —, ou choisir les rameaux.

LES MEILLEURS OUTILS

Voici les outils indispensables pour une cueillette réussie :

- des mains propres pour toutes les parties délicates comme les fleurs et les graines ;
- des gants pour les espèces piquantes ;
- un sécateur bien affûté pour les tiges rigides ;
- une petite pelle maniable pour les racines ;
- un sac en toile, un panier d'osier et des sachets de papier épais pour le transport.

Si l'expédition s'annonce longue, pensez à bien vous chausser, à vous protéger les jambes et la tête, à apporter de l'eau, de la nourriture, du feu, voire une carte de la région ou une boussole si vous ne connaissez pas la contrée. Il va de soi que le meilleur moyen de trouver la plante que l'on cherche reste la connaissance des lieux où l'on s'aventure et du type d'habitat qu'elle privilégie. Si ce n'est pas le cas, prenez un guide familier des lieux.

LES RÈGLES DE BASE DE LA TRANSFORMATION DES PLANTES

Le mot «drogue» a donné le mot «droguerie», et «*drugs*», «drugstore» qui signifie pharmacie. Ce terme vient de l'allemand *trocknen* qui signifie sécher.

Quelques consignes

- On ne lave jamais les plantes entières avant de les faire sécher.
- On rince seulement les racines, ensuite on les brosse et on les étale quelques heures au soleil pour les désinfecter avant de les entreposer coupées en morceaux. On les fait sécher deux semaines avant de les ensacher dans du papier. Pour de grandes quantités, on glisse le sac en papier dans du plastique ou dans un bocal en verre entreposé à l'abri de la lumière.
- On ébranche les feuilles pour activer le séchage. Parfois on les laisse sur les plants suspendus en bouquets dans un grenier aéré en les recouvrant de toile ou de papier. Généralement, une semaine de séchage dans un lieu sec, sombre et aéré suffit.
- On étale les fleurs, le plus souvent individuellement, sur du papier de soie. On les recouvre du même papier et on les retourne quotidiennement pour qu'elles conservent leur couleur, leur parfum et leurs propriétés.
- On fait sécher rapidement les fruits pour qu'ils gardent leur couleur, leur saveur et leurs vitamines. Une claie bien ventilée dans un grenier chaud fait l'affaire, mais si l'humidité est persistante, il faut recourir au four chauffé à basse température ou au déshydrateur électrique.

Il est facile de fabriquer un séchoir domestique en bois avec des claies en plastique. L'important est de garder une bonne circulation d'air. Rappelez-vous que la conservation, l'efficacité et la salubrité des plantes dépendent

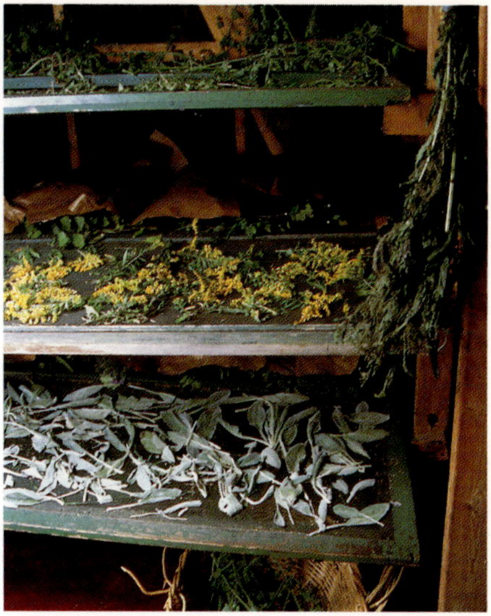

d'un bon séchage. Cette opération nécessite de l'air, de la chaleur, de l'obscurité, du temps, de l'attention, et en plus de l'expérience !

Ma méthode préférée

Selon moi, la teinture-mère reste le meilleur moyen de soigner avec les plantes, que l'on utilise alors en très petites quantités. Il n'y a aucune perte des principes actifs, on économise beaucoup d'espace et de temps. Cette préparation est facile à transporter dans un petit flacon et se consomme telle quelle. Vous pouvez quand même prévoir quelques « classiques » de base séchés pour les infusions chaudes et miellées si réconfortantes au cœur de l'hiver.

CRITÈRES DE QUALITÉ

Pour que les plantes médicinales soient efficaces, elles doivent être de qualité optimale. Leur commercialisation est régie selon des normes particulières à chaque pays. En revanche, le sigle Demeter ou la mention Organic Crop Improvement Association (OCIA) sont des normes internationalement reconnues. Bien sûr, la renommée d'un producteur ou d'un commerçant est particulièrement importante. Lors de vos achats, pour vérifier la fraîcheur et la méthode de séchage, fiez-vous à vos sens. Si la texture, la couleur, l'odeur et le goût peuvent vous guider assez précisément, l'expérience et la vigilance feront le reste.

Conservation

- Les fleurs et les feuilles sont efficaces, parfois jusqu'à 2 ans.
- Les écorces, les graines et les racines de qualité restent actives durant 3 ans, et jusqu'à 5 ans si elles sont parfaitement conservées.

- Les teintures-mères à l'alcool restent efficaces pendant 5 ans, celles au vin ou au vinaigre, 3 ans maximum.
- Les comprimés, les gélules, les extraits et les nébulisats sont sujets aux normes des fabricants, qui sont particulières à chaque produit.
- Les cérats, les pommades et les onguents sont actifs de 6 mois à 1 an, plus longtemps s'ils sont gardés au froid et s'ils contiennent des conservateurs.

CONSOMMATION, IMPORTATION ET MONDIALISATION

Le marché des plantes médicinales est en pleine expansion et se chiffre en milliards de dollars à l'échelle planétaire. Bien que ce commerce concerne la santé des individus, ses normes de production et de vente sont loin d'être fiables et sécuritaires. En voici quelques exemples.

- Certains gros pays producteurs comme le Maroc, le Mexique ou la Pologne ont un taux de pollution extrême et, très souvent, ils emploient des insecticides et des pesticides achetés à rabais aux pays du Nord qui, eux, les considèrent dangereux et périmés.
- Beaucoup de stocks de plantes importées dans les pays développés sont traités aux douanes à grand renfort de fumigations, de pulvérisations microbicides, sans compter l'irradiation. Les plantes courantes comme la camomille, la menthe, le tilleul et la verveine sont les plus consommées donc les plus polluées par ces traitements.
- Les analyses de contrôle phytosanitaire sont relativement sécuritaires, parfois même exagérées, mais les analyses microscopiques pour détecter les métaux lourds ou la teneur en pesticides sont négligées, car elles sont trop coûteuses, complexes et fastidieuses, tant pour l'État que pour les commerçants.

Pour être certain de la qualité des plantes que vous utilisez, choisissez une des solutions suivantes :

- Achetez un produit identifié comme étant conforme aux normes de l'agriculture biologique, ou d'un producteur local ou régional renommé.

- Cultivez et transformez vos propres plantes : c'est agréable, bénéfique et de plus en plus indiqué sur les plans écologique, psychologique et sanitaire.
- Cueillez les plantes vous-même, en suivant votre bon sens et les conseils de ce guide !

Pour terminer ce chapitre, voici une liste non exhaustive de plantes en voie de disparition. Elle vous permettra de les ménager en protégeant leur habitat, en limitant les cueillettes et en facilitant leur reproduction par la culture et la multiplication dans leur milieu naturel.

Plantes sauvages en voie de disparition	
Aigremoine eupatoire	*Agrimonia eupatoria*
Angélique archangélique	*Angelica archangelica*
Asaret du Canada ou d'Europe	*Asarum canadense* ou *eurapeanum*
Aubépine épineuse	*Craetaegus oxyacantha*
Aunée (grande)	*Inula helenium*
Benoîte des ruisseaux	*Geum rivale*
Busserole	*Arctostaphyllos uva ursi*
Capillaire	*Adiantum capillus veneris*
Cataire	*Nepeta cataria*
Églantier	*Rosa eglanteria*
Épine-vinette	*Berberis vulgaris*
Genévrier commun	*Juniperus communis*
Lobélie enflée	*Lobelia inflata*
Mauve musquée	*Malva moschata*
Menthe pouliot	*Mentha pulegum*
Molène	*Verbascum thapsi*
Orme rouge	*Ulmus rubra*
Reine-des-prés	*Filipendula ulmaria*
Scrofulaire	*Scrofularia nodosa*
Serpolet	*Thymus serpyllum*
Sureau noir	*Sambucus nigra*
Tanaisie vulgaire	*Tanacetum vulgare*
Tilleul européen	*Tilia cordata*
Tussilage	*Tussilago farfara*
Valériane	*Valeriana officinalis*
Violette	*Viola odorata*

Calendrier des récoltes des plantes sauvages médicinales

Mois de l'année / Parties à cueillir	Avril	Mai	Juin	Juillet	Août	Septembre	Octobre
Baumes Résines	Chêne Sapin						
Bourgeons	Bouleau Chêne Saule	Aubépine Sapin					
Feuilles et tiges	Fraisier Lierre terrestre Mouron des oiseaux Pissenlit	Agripaume Angélique Bardane Consoude Framboisier Oxalide Patience Prêle Saule	Armoise Capillaire Chélidoine Cresson Fougère Frêle Gaillet Menthe Ortie Plantain Potentille Ronce Tanaisie Varech	Aubépine Benoîte Bouleau Bourse-à-pasteur Busserole Cataire Chêne Chicorée Chiendent Molène Orme Scrofulaire Serpolet	Laitue Liseron Lobélie Luzerne Renouée Tussilage		

Fleurs	Tussilage Violette	Aubépine Moutarde Pensée sauvage Pissenlit Véronique	Angélique Brunelle Églantier Mauve Millepertuis Sureau	Achillée Angélique Camomille Eupatoire Onagre Reine-des-prés	Aigremoine Bardane Chardon Épilobe Euphraise Piloselle Salicaire	Verge d'or	
Racines	Asaret					Aunée Benoîte Potentille Raifort	Aigremoine Bardane Carotte sauvage Fougère Pissenlit Valériane
Fruits				Cerise Fraise Framboise Myrtille	Houblon Sureau		Genièvre
Graines					Angélique Lobélie Millepertuis	Bardane Carotte sauvage Onagre Plantain	Toute les graines se ressèment

N.B. Les récoltes en Europe précèdent parfois d'un mois celles d'Amérique du Nord. Ce tableau fait la moyenne entre les deux continents.

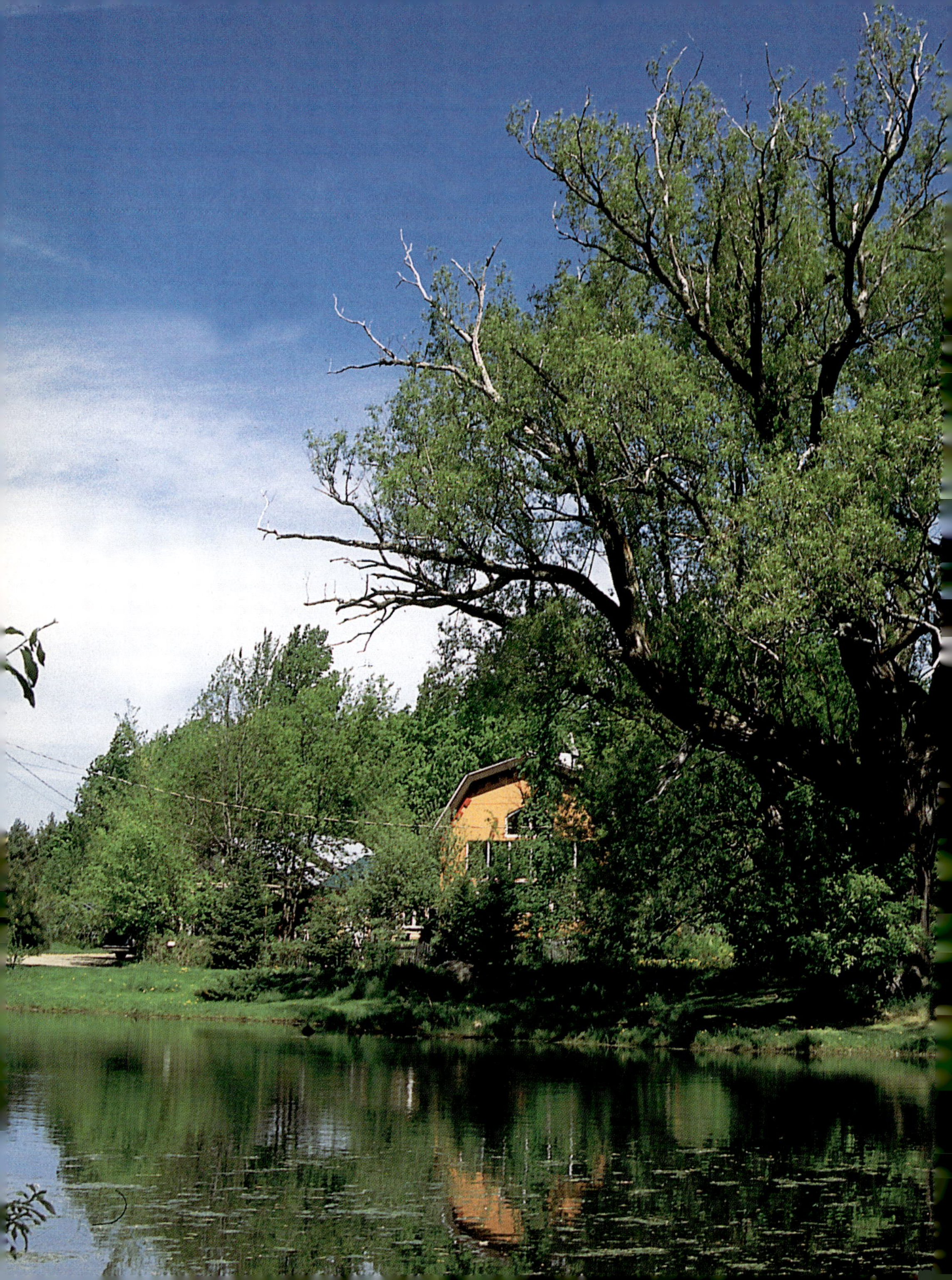

CHAPITRE III

Méthodes d'utilisation des plantes sauvages médicinales

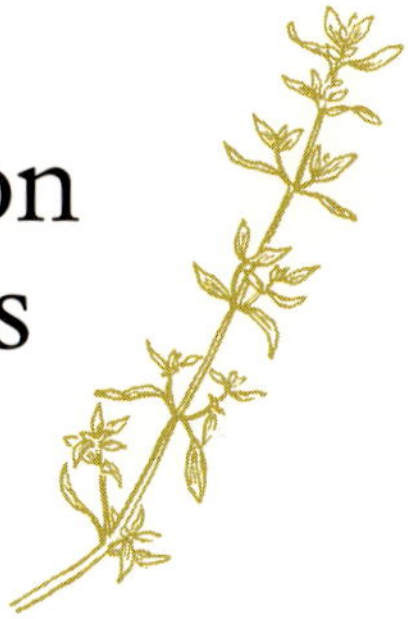

Les herboristes traditionnels utilisent les plantes de mille manières, les plus simples et les plus efficaces ayant survécu au passage du temps. Cependant, peu d'alchimistes de la nature recueillent encore la rosée de l'alchémille pour confectionner des élixirs sacrés, ou encore récupèrent le latex des pissenlits pour faire un onguent virucide. Nous sommes passés de la magie à l'industrie. Nous ingérons, souvent à notre insu, les plantes médicinales au quotidien. Voici quelques domaines où elles sont bien présentes.

- Dans la cuisine, sous forme d'assaisonnement (aromates), en salade (cresson) et dans les fruits (framboises).
- Dans les produits de beauté et d'hygiène : bain moussant, dentifrices, savons, poudre, mascara, rouge à lèvres. Les meilleurs parfums sont faits d'huiles essentielles issues de fleurs distillées (lavande, jasmin, néroli, rose).
- En agriculture, comme fertilisant (algues), activateur de compost (camomille, prêle, valériane) et parasiticide (ail, pyrèthre).
- En médecine : environ 40 p. 100 des médicaments de synthèse sont issus des plantes. La cardiotonique est faite de digitale, le remède contre le cancer (le tamoxifène) est issu de l'if et celui contre la leucémie est dérivé de la pervenche. C'est sans compter les nombreux analgésiques externes à base de menthol et les antiseptiques locaux à base de thym.

LA CONSOMMATION DE LA PLANTE FRAÎCHE

Consommer les plantes crues et vivantes comme les animaux est la façon la plus simple de bénéficier des bienfaits de la nature. Il est important toutefois de bien les rincer, car les déjections d'animaux sauvages contiennent beaucoup de parasites. Par exemple, on peut faire une salade de printemps, digestive et reminéralisante, avec de jeunes feuilles de marguerite, de menthe, de mouron des oiseaux, d'oseille, de pissenlit, de plantain et de violette, le tout assaisonné d'une bonne vinaigrette. De cette manière, on recueillera presque tous les principes actifs, les antioxydants, les enzymes et les vitamines de la plante. N'exagérez pas sur la quantité ingérée, car votre cure de vitalité pourrait se tranformer en purge drastique. Une portion de salade par jour suffit.

Le jus des plantes obtenu par extraction est aussi efficace. Par exemple, le jus de feuilles de chiendent nettoie la peau et le sang.

LA DÉCOCTION

Comme nous ne possédons ni les enzymes ni les trois panses des herbivores pour digérer la cellulose et certains acides organiques, nous faisons cuire les végétaux pour mieux les assimiler. La décoction est une bonne manière de faire éclater l'enveloppe protectrice externe des plantes et de dissoudre les principes actifs dans l'eau. Dans une casserole, placer les plantes fraîchement cueillies : 1 c. à soupe pour 250 ml (1 tasse) d'eau suffit. Porter à ébullition et couvrir. Le tout ne doit pas cuire plus de trois minutes pour les parties tendres des plantes fraîches. On peut toutefois les laisser macérer un certain temps avant de les filtrer. Consommer à petites gorgées ou utiliser en compresses.

LA TEINTURE-MÈRE

Pour conserver plus longtemps les principes actifs de la plante, la teinture-mère reste la meilleure technique. Elle est surtout utilisée par les spécialistes et les herboristes chevronnés, surtout en Europe, où on préfère encore les nébulisats (voir

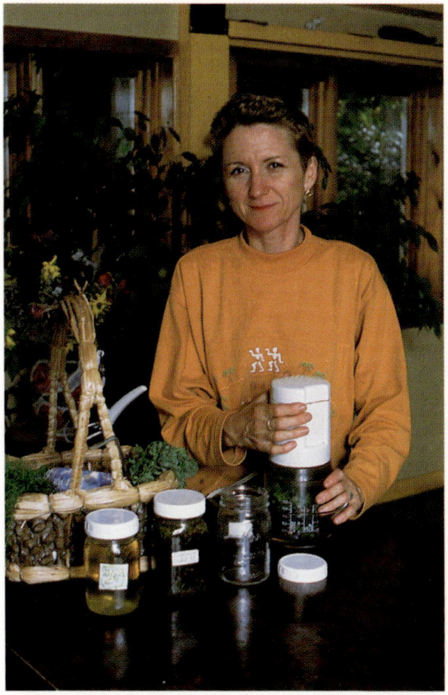

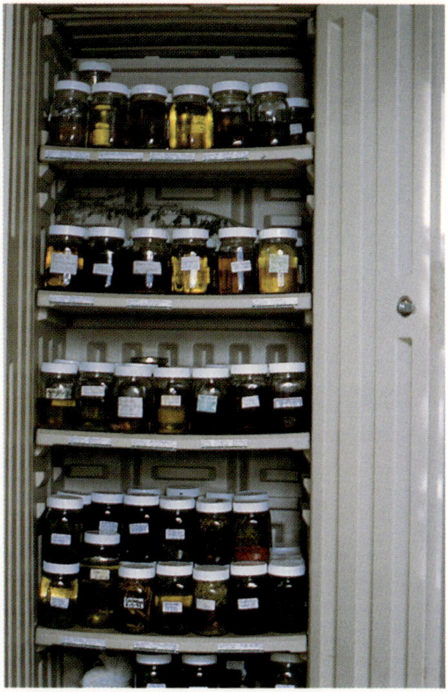

p. 39) et les tisanes (voir p. 38). C'est pourtant la manière la plus simple et la plus efficace pour bénéficier de toutes les qualités thérapeutiques d'une plante.

La technique est simple à comprendre et à réaliser : cueillir la plante à maturité, la broyer finement (sans faire une bouillie) dans un mélangeur électrique avec le double de sa quantité en alcool fort (entre 60 et 80 % d'alcool). Verser le tout dans un bocal en verre. Laisser macérer un mois (une lune, disaient les anciens !) à l'abri de la lumière, tout en agitant vigoureusement le bocal de verre tous les 2 ou 3 jours. Filtrer soigneusement le mélange dans un tamis très fin, un filtre à café ou un coton à fromage en pressant le tout pour perdre le moins possible de concentré. À la place de l'alcool, certains herboristes utilisent de la glycérine végétale (glycéré), du vinaigre de cidre de pomme dynamisé au miel (oxymel), du vin de miel sec à 12 % (hydromelat), ou encore des vins blancs secs ou des vins rouges tanniques (œnolés). Toutes ces techniques sont traditionnelles, et les résultats varient selon le talent des fabricants et la valeur des matières premières.

LES INFUSIONS (OU TISANES)

Pendant longtemps, cette façon de consommer les plantes a été associée aux grands-mères assises au coin du feu pendant les longues veillées d'hiver. Aujourd'hui, tous les cafés et les restaurants en proposent, à la demande croissante de la clientèle. Malheureusement, aux yeux de l'herboriste, on trouve peu de plantes séchées de bonne qualité, y compris dans les magasins de produits naturels, et même dans la plupart des herboristeries européennes ou des pharmacies qui vendent quelques variétés bien « inoffensives » ! J'ose prétendre être une experte en ce domaine et, en France comme au Québec, j'ai très rarement trouvé des plantes biologiques bien séchées et bien emballées (à l'abri de l'air et de la lumière), et encore moins récoltées la même année. Seuls certains magasins de produits naturels, dont les propriétaires ont des connaissances solides, en offrent. Vous aurez compris que pour être vraiment bonne et surtout efficace, une plante séchée nécessite de nombreux soins.

Une fois la plante choisie, préparer l'infusion à raison de 1 cuillère à thé dans 250 ml (1 tasse) d'eau frémissante. Laisser infuser de 3 à 5 min dans une théière en faïence ou en terre cuite si possible. Pour préserver le goût et les propriétés, éviter le contact prolongé des plantes avec du métal. Si la passoire n'est pas incorporée dans la théière, servez-vous d'un tamis chinois en osier ou en plastique. Les infusions chaudes ou tièdes — comme les décoctions — ont plus d'effet si on les boit l'estomac vide. Elles se diffusent plus rapidement dans le sang par les intestins. Le sucre blanc, surtout pris en grosses quantités, interfère avec les vertus de la plante. Quant au miel, même s'il est inutile, on l'ajoute sous forme barattée et non pasteurisée, quand la tisane a refroidi pour conserver le plus possible les enzymes.

Selon moi — et bien des patients peuvent l'attester —, 500 à 750 ml (2 à 3 tasses) d'infusion par jour, prises au cours d'une période de temps suffisante, peuvent régler des malaises chroniques même très sérieux. Rappelez-vous vos grands-mères : dans toute leur sagesse, elles savaient utiliser à bon escient les remèdes de « bonne femme », en latin *bona fama,* ce qui signifie de bonne renommée !

LES TECHNIQUES INDUSTRIELLES

Pratiquées à grande échelle en laboratoire, ces techniques donnent des produits dénaturés. Les extraits, les nébulisats et les huiles essentielles sont de plus en plus présents dans les pharmacies.

L'extrait standardisé

On sèche la plante très rapidement et on la broie mécaniquement. Elle est diluée ensuite dans un solvant alcoolique qu'on fait évaporer. La plante se retrouve sous forme de poudre concentrée que l'on transforme en gélules ou en comprimés. Il y a un avantage à cela : on absorbe la plante de façon pratique. Mais la transformation nécessite l'utilisation de beaucoup de liquide et de chaleur, supprimant ainsi les enzymes, les vitamines et les autres principes actifs de la plante au profit d'une seule composante jugée comme essentielle.

Le nébulisat

Ce produit est obtenu par le séchage ultrarapide en turbine électrique d'une teinture non filtrée. Les particules pulvérisées sont ensuite transformées en gélules ou diluées dans de l'alcool ou de la glycérine. Que ce soit pour fabriquer un atomisat, un lyophilisat, un extrait ou un nébulisat, je suis persuadée que les plantes perdent le meilleur d'elles-mêmes dans ces transformations *high tech*. Vive le bon mortier en marbre de l'apothicaire.

L'huile essentielle

La distillation des plantes pour obtenir des huiles essentielles est une technique qui date des premières civilisations. Leur pouvoir thérapeutique dû à la formidable concentration des principes actifs est indéniable.

En tant qu'herboriste, je déplore tout simplement les énormes pertes d'éléments nutritifs qu'entraîne la distillation et une certaine inconscience concernant les problèmes écologiques et énergétiques causés par cette technique. Il faut en moyenne entre 100 kg (200 lb) de thym ou 500 kg (1000 lb) de genièvre pour obtenir un seul litre d'huile essentielle. Je remets ici en question la récolte inconsidérée de tonnes de plantes à une époque où les lieux sauvages préservés rétrécissent à vue d'œil partout en Occident, au profit d'une urbanisation galopante extrêmement vorace en espaces sauvages et en habitats naturels. Toutefois, l'aromathérapie pratiquée avec discernement et professionnalisme constitue un art de guérir extrêmement efficace et puissant.

Voici le procédé simplifié : dans un alambic semblable à celui utilisé pour fabriquer de l'eau-de-vie, on chauffe la plante à 100 °C et on envoie à travers une colonne la vapeur d'eau qui, par sa condensation, concentre les huiles essentielles à sa surface.

LES TRAITEMENTS EXTERNES

Le cataplasme

Ce procédé nécessite des herbes entières, broyées ou diluées dans de l'eau ou sous une autre forme (poudre, teinture). On applique le mélange directement sur la peau, soit pour stimuler la cicatrisation ou pour résoudre un problème de peau. Il peut être utilisé chaud ou froid.

- Pour soigner une piqûre d'abeille : après avoir ôté le dard, placer sur la plaie des feuilles de plantain broyées ou mâchées que l'on fixe avec une bande de coton propre ou, si on est dans les bois, avec une feuille de bardane.
- Pour guérir un furoncle : faire une pâte en mélangeant 20 g (3 c. à soupe) de scrofulaire fraîchement broyée avec 20 g (1 ¼ c. à soupe) de poudre d'orme et en diluant le tout avec 20 ml (1 ¼ c. à soupe) d'eau bouillie. Appliquer sur une gaze et garder le cataplasme toute la nuit.

La compresse

Préparer une infusion ou une décoction filtrée. Y faire tremper un morceau de coton qu'on applique ensuite sur la peau.

Une compresse à la tisane de camomille est excellente pour soigner la conjonctivite.

L'huile médicinale

Elle est généralement utilisée en cataplasme en cas de douleurs arthritiques ou musculaires et de rétention. Elle peut aussi servir de base à un cérat. On la fabrique avec une huile de grande qualité, idéalement certifiée biologique et de première pression à froid, et de préférence peu oxydable à la température de la pièce, donc une huile d'olive, de ricin ou de sésame, ou même un mélange des trois. On doit toujours cueillir les plantes très saines, par temps sec, et très bien les sécher pour éviter les surfermentations. Sinon, faire chauffer le mélange huile et herbes pendant de longues heures au bain-marie à très basse température.

Une huile médicinale devrait être préparée avec une plante à la fois, macérée au moins un mois, filtrée et, plus tard, combinée à d'autres plantes. Il faut toujours l'entreposer à l'abri de la lumière et l'utiliser dans les neuf mois suivants. On s'en sert pour des frictions ou des massages, ou encore en cataplasmes.

Exemples d'huiles traitantes

- ail : douleur, champignons, rhumatisme, verrue ;
- calendula : engelure, dartre, érythème, rougeur ;
- consoude : brûlure, fracture, ulcère variqueux ;
- eupatoire : blessure, plaie, œdème ;
- lobélie : eczéma, urticaire, psoriasis ;
- menthe : otite, douleur musculaire, migraine ;
- millepertuis : brûlure, névralgie, spasme ;
- noyer noir : dermatose, infection, mycose ;
- plantain : conjonctivite, eczéma, piqûre d'insecte ;
- rose : couperose, peau sèche, rides.

Le cérat et l'onguent (ou pommade)

Ce sont des préparations semi-solides pratiques à utiliser pour toutes les affections de la peau et faciles à conserver. Le cérat est une pommade épaisse constituée d'huile médicinale cuite au bain-marie avec de la cire d'abeille : 20 g (1 ¼ c. à soupe) de cire pour 80 ml (env. 5 c. à soupe) d'huile.

L'onguent est un mélange de corps gras avec un concentré de plantes (en poudre, macérées ou mijotées). On choisit couramment les gras animaux suivants : l'axonge ou graisse de porc, la lanoline ou graisse de mouton, le suif de bœuf ou la graisse d'oie ou d'ours. Le plus souvent, on place les plantes fraîches ou séchées dans le gras et on laisse mijoter longtemps, à basse température. Pour gagner du temps, on peut ajouter des huiles essentielles, des teintures ou des poudres de plantes.

MA RECETTE DE BAUME PROTECTEUR POUR LA PEAU

80 ml (8 c. à soupe)	Huile d'olive au millepertuis
80 ml (8 c. à soupe)	Huile d'olive à l'églantier (fleur)
80 ml (8 c. à soupe)	Huile de ricin à la feuille de consoude
50 g (5 c. à soupe)	Cire d'abeille pure
50	Gouttes d'huile essentielle de sapin
10	Pots de verre ambré de 30 ml

Mélanger les trois huiles. Dans une casserole, faire fondre la cire d'abeille et ajouter en remuant le mélange d'huiles florales, puis les gouttes d'huile essentielle. Mélanger de nouveau, verser dans les petits pots et laisser refroidir avant de fermer.

Ce baume est cicatrisant, hydratant, régénérant et protecteur. Une toute petite quantité bien étalée suffit à combattre la peau sèche et sensible du visage, des mains ou des pieds.

LES BAINS AUX HERBES

C'est un traitement agréable, facile à réaliser et efficace. J'ai personnellement soigné mes enfants, même nouveau-nés, avec beaucoup de succès, en les plongeant dans des bains thérapeutiques. L'hydrothérapie est largement recommandée, en France notamment, pour traiter bien des maladies.

Toutes les plantes sont solubles dans l'eau. La manière la plus simple de s'en servir est de verser directement l'infusion ou la décoction dans le bain. La peau absorbe alors les principes actifs et les draine dans le circuit sanguin et lymphatique. Les teintures-mères sont aussi très solubles dans l'eau fraîche. Les herbes fraîches ou séchées, ficelées dans un tissu fin (pour éviter de boucher les tuyaux) et simplement infusées le temps d'un bain prolongé, dégageront leurs principes actifs dans l'eau. Les bains de mains et de pieds, réactualisés par Maurice Mességué, un des pères français de la nouvelle médecine par les plantes, sont très efficaces et tout à fait indiqués pour les personnes ayant des irritations gastriques et celles qui sont réfractaires aux tisanes. En fait, toutes les plantes en décoction concentrée (50 % de plantes pour 100 % d'eau*) conviennent pour les bains. Voici les plus populaires:

Fleurs des prés d'été: rhumatisme et sueur désagréable.
Agripaume: angoisse, palpitation, spasme neuromusculaire.
Camomille: hypertension, indigestion, insomnie.
Thym: ballonnement, fatigue, infection.
Sapin: affection pulmonaire, constipation, nervosité.

L'INJECTION ANALE, LE LAVEMENT, LE BOLUS OU PESSAIRE

Les problèmes de côlon et d'élimination sont de plus en plus répandus. Deux des meilleurs moyens de les soulager sont les injections anales et les lavements, délaissés à tort aujourd'hui après des siècles d'abus!

Pour une simple injection anale, on peut utiliser une petite poire en caoutchouc ou en plastique à bout effilé bien désinfectée et choisir la solution liquide végétale indiquée.

Exemples

- constipation chronique: émulsion d'huile d'olive avec une décoction de mauve (la moitié du mélange);
- parasites intestinaux: décoction d'ail et de noyer noir. Faire bouillir 5 gousses d'ail et 5 g (3 c. à soupe) de feuilles de noyer noir, dans 500 ml (2 tasses) d'eau. Filtrer et laisser refroidir. Injecter après être allé à la selle;

* Tout au long de cet ouvrage, cette formulation qu'on applique particulièrement aux teintures-mères signifie de mesurer ½ tasse de feuilles et 1 tasse d'alcool, de vin ou d'eau.

- colite, diarrhée : 250 ml (1 tasse) de décoction d'écorce de chêne avec 10 ml (1 c. à soupe) d'huile de lin et 60 g (4 c. à soupe) de poudre d'orme.

Les lavements nécessitent de plus grandes quantités de liquide, parfois quelques litres, et un système de drainage à robinet relativement simple mais précis. Pour plus de détails, consulter les ouvrages du Dr Jensen (voir la bibliographie). On répète ces purges plusieurs jours consécutifs. Il est préférable, pendant ce temps-là, de jeûner. L'ail, le café, le gingembre et la guimauve sont les plantes les plus utilisées comme adjuvants à ces purges salutaires.

Le bolus, ou pessaire, est une pâte à base de poudre d'herbes introduite dans le rectum ou dans le vagin pour un effet régénérant prolongé.

BOLUS CONTRE LES VAGINITES ET LES MONOLIASES

(Pâte suffisante pour 30 bolus)

60 ml (¼ tasse)	Eau bouillie
60 g (¼ tasse)	Argile blanche
150 g (¾ tasse)	Poudre d'orme
50 gouttes (1 c. à thé)	Teinture-mère de scrofulaire
50 gouttes (1 c. à thé)	Teinture-mère de serpolet

Mélanger tous les ingrédients et rouler la pâte en forme de petit cylindre d'environ 15 g (1 c. à soupe) en y incorporant une fine cordelette (comme les tampons hygiéniques). L'insérer dans le vagin et le laisser toute la nuit. Le retirer au lever et faire une douche vaginale avec une décoction de framboisier. On peut les garder au congélateur pour les durcir et les conserver longtemps.

Méthode plus simple : On peut aussi tremper dans ce mélange, un tampon hygiénique ou une éponge périodique.

UTILISATIONS INUSITÉES DES PLANTES MÉDICINALES

Les inhalations

- Inhaler la vapeur sous forme de décoction. Par exemple, contre les obstructions nasales, la décoction de menthe ou de sapin.
- Inhaler la fumée de la plante brûlée sur du charbon de bois et placée dans un récipient métallique. Contre l'asthme : camomille, menthe, molène, tussilage. Essayer une sorte à la fois et faire attention aux allergies.

Les sachets de protection

Faire des petits sacs en tissu et les remplir de plantes. Les porter sur soi pour se protéger des maladies et des mauvais esprits. Voici les plus utilisées : l'achillée, l'aubépine, l'armoise, le chêne, la fougère, le millepertuis, l'ortie. On peut aussi les glisser dans l'oreiller pour faciliter le sommeil.

L'ÉLIXIR FLORAL OU LA PSYCHOTHÉRAPIE PAR LES FLEURS

Le Dr Bach, un médecin anglais du début du siècle, a relancé la fabrication et l'utilisation des élixirs floraux. Il en a lui-même créé et recommandé 38. Un élixir floral est fait avec la fleur cueillie à son apogée. Idéalement, on doit se servir de 2 cristaux de quartz pur pour cisailler chaque corolle individuellement.

Pour faire un élixir d'achillée par exemple, cueillir chaque petite fleur séparément. Placer les fleurs dans de l'eau pure dans une jatte en cristal exposée pendant 2 à 3 heures au soleil au moment où il est à son zénith. Tout ce processus paraît bien compliqué, mais il est nécessaire pour obtenir un produit de qualité. Filtrer soigneusement et conserver le mélange avec un peu de cognac, de teinture de benjoin ou de myrrhe. On peut le diluer jusqu'à 100 fois son volume. On le dynamise* ensuite en l'agitant, un peu comme les produits homéopathiques.

* Dynamisation : action d'accroître l'efficacité d'un remède par des procédés de préparation spécifiquement homéopathiques : dilution, trituration.

Chaque fleur a sa personnalité propre et peut nous influencer en nous transfusant goutte à goutte ses vertus grâce aux quatre éléments : la terre dans la silice du bol de cristal, le feu par le soleil qui sert de catalyseur, l'air comme échangeur et oxydant, et l'eau pure comme véhicule. Je ne fabrique pas moi-même d'élixirs floraux, mais je les recommande régulièrement et les utilise à l'occasion. Je suis toujours émerveillée par leur force et par la précision de leurs effets.

Dans le prochain chapitre, je souligne parfois les vertus psychothérapiques des plantes. Je suis convaincue qu'elles nous transmettent parfois leurs qualités alors que nous ne faisons que les admirer.

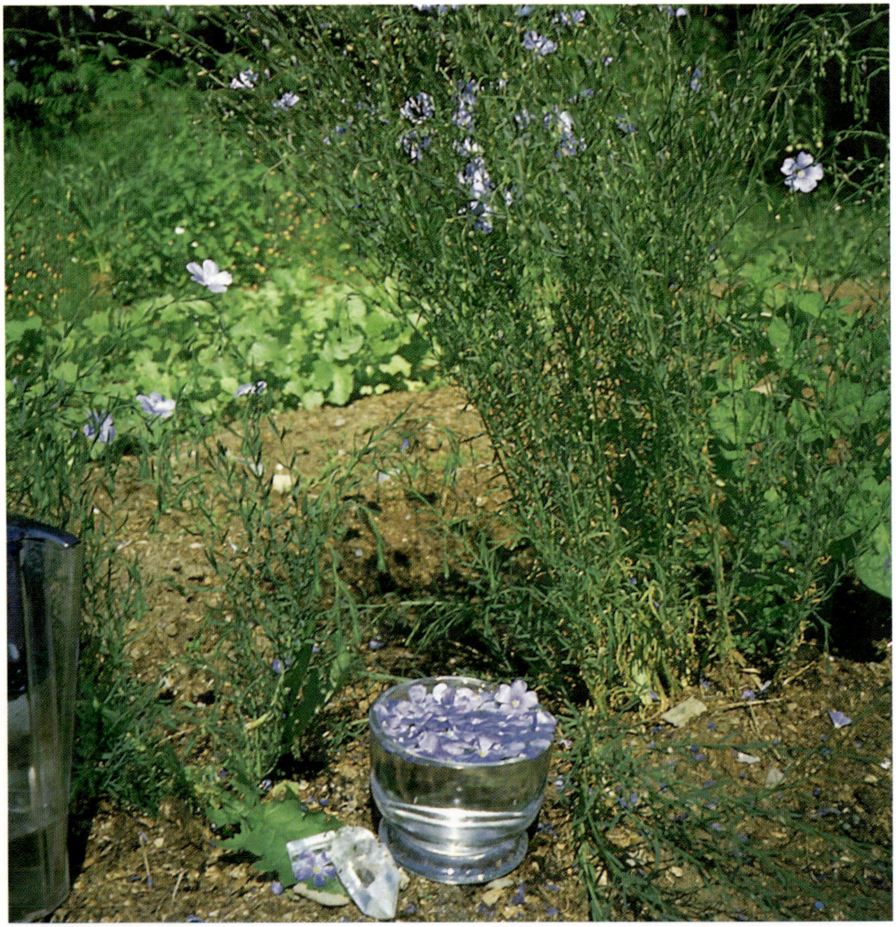

LA TISANE SOLAIRE OU MACÉRATION DYNAMISÉE

Certaines plantes libèrent leurs principes actifs par une simple macération d'eau froide. C'est le cas de fleurs délicates comme la mauve et la violette, de graines et de racines gluantes comme le plantain et la consoude. Pour obtenir de l'eau dynamisée, mettre simplement les plantes dans un bocal en verre transparent rempli d'eau et le placer une heure ou deux au soleil.

LE SIROP

Utilisé généralement pour soulager les problèmes pulmonaires, le sirop plaît aux enfants et aux hommes qui apprécient moins les goûts forts ou fades des autres préparations. Le problème principal du sirop est l'énorme quantité de sucre nécessaire pour le conserver et le stabiliser. Choisir de préférence du sucre biologique, plus coûteux mais bien meilleur au goût et plus sain, ou du miel. Dans ce cas, il faut conserver le sirop au réfrigérateur.

SIROP PECTORAL

500 g (2 tasses)	Miel ou sucre brut
5 g (1 c. à soupe)	Mauve (fleur)
10 g (2 c. à soupe)	Pousses de sapin
15 g (1 c. à soupe)	Racine d'aunée
500 ml (2 tasses)	Eau

Faire bouillir les plantes pendant 15 min en faisant évaporer la moitié d'eau. Laisser macérer 15 min. Filtrer, verser le miel ou le sucre et laisser mijoter pendant 10 min tout en remuant constamment. Refroidir, filtrer et embouteiller. Se garde au frais pendant 6 mois.

Selon l'âge, prendre 1 c. a thé ou 1 c. à soupe de sirop, pur ou dilué, avant chaque repas.

L'ÉLUCTUAIRE OU MIEL MÉDICINAL

On trouve ce produit thérapeutique souvent sous forme de mélange de miel et d'huile essentielle, mais les anciens herboristes se servaient souvent de miels médicinaux aux plantes entières, en usage interne ou externe, surtout pour soigner les enfants.

ÉLUCTUAIRE DIGESTIF

250 g (1 tasse)	Miel crémeux
25 g (½ tasse)	Menthe poivrée pulvérisée
10 g (2 c. à soupe)	Poudre d'orme
25 g (½ tasse)	Feuilles de consoude en poudre

Chauffer le miel au bain-marie. Ajouter les plantes en poudre en remuant consciencieusement. Verser le mélange dans des petits bocaux. Prendre le miel médicinal pur ou dilué en insalivant bien — pour bien absorber les principes actifs —, une cuillère à thé ou à soupe, au besoin.

J'ai tenté de faire le tour des moyens les plus connus pour utiliser les plantes médicinales et profiter de leurs multiples vertus. J'espère leur avoir fait honneur et je vous souhaite d'expérimenter ces techniques avec succès.

CHAPITRE IV

Plantes sauvages médicinales

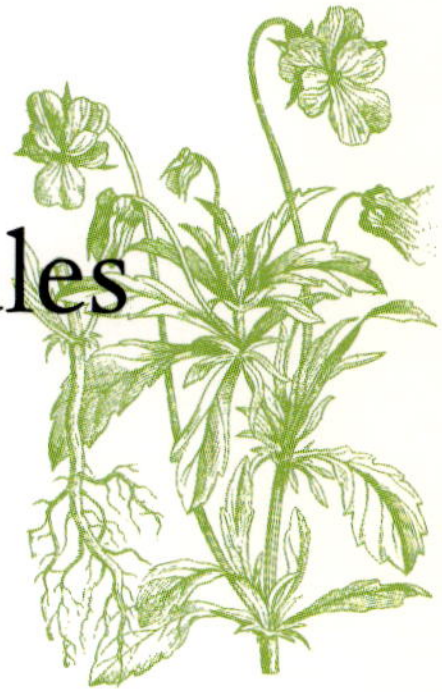

1.	Achillée millefeuille	*Achillea millefolium*
2.	Agripaume	*Leonorus cardiaca*
3.	Aigremoine eupatoire	*Agrimonia eupatoria*
4.	Angélique archangélique	*Angelica archangelica*
5.	Armoise commune	*Artemisia vulgaris*
6.	Asaret	*Asarum canadense* ou *europeanum*
7.	Aubépine épineuse	*Craetaegus oxyacantha*
8.	Aunée (grande)	*Inula helenium*
9.	Bardane commune	*Arctium lappa*
10.	Benoîte des ruisseaux	*Geum rivale*
11.	Bouleau blanc	*Betula alba*
12.	Bourse-à-pasteur	*Capsella bursa-pastoris*
13.	Brunelle	*Prunella vulgaris*
14.	Busserole	*Arctostaphylos uva ursi*
15.	Camomille	*Anthemis nobilis*
16.	Capillaire	*Adiantum pedatum*
17.	Carotte sauvage	*Daucus carota*
18.	Cataire	*Nepeta cataria*
19.	Cerisier	*Prunus cerasus*
20.	Chardon	*Cirsium vulgare*
21.	Chélidoine	*Chelidonium majus*
22.	Chêne	*Quercus alba*
23.	Chicorée	*Cichorium intybus*
24.	Chiendent	*Agropyron repens*
25.	Consoude	*Symphytum officinale*
26.	Cresson	*Nasturtium officinale*

27. Églantier	*Rosa eglanteria*
28. Épilobe	*Epilobium parviflorum*
29. Épine-vinette	*Berberis vulgaris*
30. Eupatoire	*Eupatorium maculatum*
31. Euphraise	*Euphrasia officinalis*
32. Fougère	*Dryopteris filix mas*
33. Fraisier	*Fragaria vesca*
34. Framboisier	*Rubus idaeus*
35. Frêne	*Fraxinus exelsior*
36. Gaillet	*Galium aparine*
37. Genévrier	*Juniperus communis*
38. Houblon	*Humulus lupulus*
39. Lierre terrestre	*Glecoma hederacea*
40. Liseron	*Convolvulus sepium*
41. Lobélie	*Lobelia inflata*
42. Luzerne	*Medicago sativa*
43. Mauve	*Malva moschata*
44. Menthe poivrée	*Menta piperita*
45. Menthe pouliot	*Mentha pulegium*
46. Millepertuis	*Hypericum perforatum*
47. Molène	*Verbascum thapsus*
48. Mouron des oiseaux	*Stellaria media*
49. Myrtille	*Vaccinium myrtillus*
50. Noyer	*Juglans regia*
51. Onagre	*Oenothera biennis*
52. Orme rouge	*Ulmus rubra*
53. Ortie dioïque	*Urtica dioïca*
54. Oxalide	*Oxalis acetosella*
55. Patience	*Rumex crispus*
56. Pensée sauvage	*Viola tricolor*
57. Piloselle	*Hieracium pilosella*
58. Pissenlit	*Taraxacum officinale*
59. Plantain	*Plantago major*
60. Potentille ansérine	*Potentilla anserina*

61. Prêle des champs	*Equisitum arvense*
62. Raifort	*Cochlearia armoracia*
63. Reine-des-prés	*Spriraea ulmaria*
64. Renouée des oiseaux	*Polygonum aviculare*
65. Salicaire	*Lythrum salicaria*
66. Sapin	*Abies balsamea*
67. Saule	*Salix alba*
68. Scrofulaire	*Scrofularia nodosa*
69. Serpolet	*Thymus serpyllum*
70. Sureau	*Sambucus nigra*
71. Tanaisie	*Tanacetum vulgare*
72. Tilleul	*Tilia americana*
73. Trèfle rouge	*Trifolium pratense*
74. Tussilage	*Tussilago farfara*
75. Valériane	*Valeriana officinalis*
76. Varech	*Fucus vesiculosis*
77. Verge d'or	*Solidago virgaurea*
78. Véronique	*Veronica officinalis*
79. Vigne	*Vitis vinifera*
80. Violette	*Viola odorata*

ACHILLÉE MILLEFEUILLE

FAMILLE DES ASTÉRACÉES

Nom latin : *Achillea millefolium*

Noms communs : Herbe aux charpentiers, herbe aux coupures, herbe à dindes, herbe militaire, herbe Saint-Jean

Noms anglais : *Yarrow, thousand weed, badman's plaything*

Historique : Achille, héros homérique, soignait ses soldats blessés avec cette herbe, d'où son nom « achillée ». Elle lui avait été recommandée par Chiron, le Centaure médecin et il l'avait reçue de Vénus, la déesse de la végétation et de l'amour. Jusqu'au XIXe siècle, tous les guerriers l'ont utilisée comme cicatrisant. On lui donna alors le nom d'« herbe militaire ».

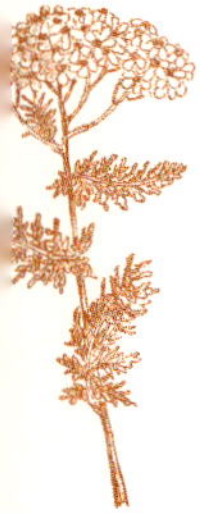

Depuis plus d'un millénaire, les Suédois l'appellent le « houblon des champs » et l'ajoutent à la bière. Les Polonais s'en servaient pour conserver le vin, et beaucoup de peuples nordiques mélangeaient ses feuilles hachées à leur salade purgative du printemps.

Au Québec, l'achillée est la plante la plus populaire et la plus utilisée depuis trois siècles pour soigner les fièvres. Elle a aussi fait ses preuves en gynécologie : dans son *Traité des plantes usuelles,* le célèbre Dr Cazin la déclare irremplaçable pour arrêter les hémorragies utérines anormales, pour régulariser les règles, pour traiter les varices dues à un déséquilibre pelvien et à la suite d'un accouchement.

Habitat : Commune dans tout l'hémisphère Nord de la planète, dans les champs, les prés, les talus et au bord des routes. Elle aime la chaleur, la lumière et une relative sécheresse.

Description : Plante vivace de 30 cm à 60 cm de hauteur. Son unique tige carrée est surmontée d'une ombelle composée de multiples fleurs blanches à cœur jaune. Ses feuilles sont finement découpées et dégagent, comme le reste de la plante, une odeur camphrée et sucrée.

Parties utilisées : Les sommités fleuries de juin à octobre. Bien l'inspecter avant de la cueillir, car les pucerons aiment son nectar.

Composition chimique : Huiles essentielles, glucoside, tanins et minéraux (calcium, potassium, phosphore).

L'achillée a une aura puissante. Elle représente la protection contre le mal et les malins, la force dans l'adversité et la pureté des intentions. On peut en cultiver autour de sa maison, la garder en bouquet près de soi ou, encore mieux, l'absorber régulièrement en élixir floral.

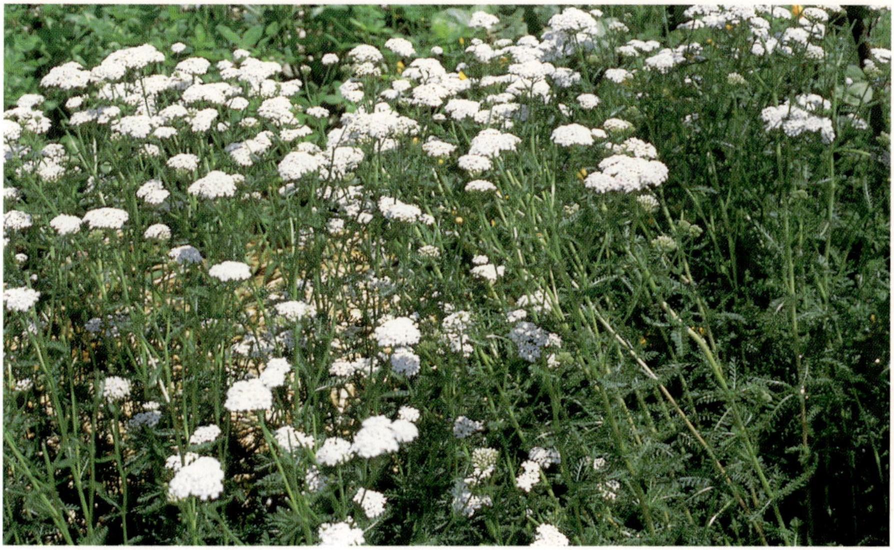

Propriétés médicinales : Apéritive, digestive, vermifuge, antiseptique, cicatrisante, fébrifuge et tonique.

Applications : En cas de fièvres intenses ou de bouffées de chaleur pénibles (ménopause), boire une infusion refroidie : 1 sommité fleurie pour 250 ml (1 tasse) d'eau. Pour cicatriser les plaies, appliquer une compresse. Pour arrêter les saignements, faire une décoction plus concentrée : 3 plantes bouillies dans 250 ml (1 tasse) d'eau pendant 3 min et filtrées.

Anecdote : Les Chinois utilisent encore aujourd'hui des tiges d'achillée séchées comme baguette pour déchiffrer l'oracle sacré du Yi-king *(Classique des Mutations)*. Voici ce que raconte la tradition populaire slave : on bouchait la narine avec une fleur en chantant :

Achillée, achillée, par ton puissant souffle blanc

Si mon amour m'aime, fais saigner mon nez maintenant !

VIN AMI DE L'ESTOMAC

120 g (2 tasses)	Fleurs d'achillée
1 ½ litre (6 tasses)	Vin blanc sec

Broyer les fleurs au mortier ou au mélangeur électrique. Laisser reposer pendant 1 mois à l'abri de la lumière dans un bocal en verre, puis filtrer.

Amer mais salutaire pour digérer, combattre les crampes d'estomac et les flatulences.

En apéritif ou en digestif, en prendre 15 ml (1 c. à soupe).

AGRIPAUME

FAMILLE DES LAMIACÉES

Nom latin: *Leonorus cardiaca*

Noms communs: Agripaume cardiaque, cardiaire, cœur de lion, herbe maternelle, herbe aux tonneliers, queue de lion

Noms anglais: *Motherwort, lion heart, throwwort, motherwomb*

Historique: En Chine, autour de 500 ans av. J.-C. sous la dynastie Chou, on utilisait l'agripaume pour régulariser le cycle menstruel et les fonctions reproductives de la femme, et comme sédatif nerveux et régulateur cardiaque. Dans le langage énergétique taoïste, on la dit amère, piquante et rafraîchissante. Dioscoride, dans *De materia medica,* l'a qualifiée de cardiaque. Culpeper disait qu'elle dissipe le «flegme froid de la mélancolie qui oppresse le cœur».

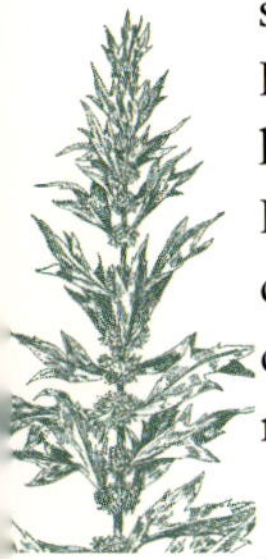

Les Éclectiques la prescrivaient comme tranquillisant. De nos jours, des guérisseurs ukrainiens, les «znakaris», la recommandent contre l'artériosclérose, l'hypertension, l'épilepsie, l'hystérie, l'insomnie, la diarrhée et la gastrite, sans oublier les règles douloureuses et les accouchements pénibles.

L'agripaume est une plante banale, mais réellement efficace pour le cœur et les nerfs. Elle ramène l'équilibre physique et psychique, surtout chez les femmes.

Habitat: Dans les décombres, à proximité des étables où les sols sont riches en nitrates, le long des fossés, dans les haies, dans les terrains incultes, humides et ombragés de préférence.

Description: Plante vivace pouvant atteindre 1,5 m de hauteur avec une tige carrée centrale et des feuilles dentées disposées à l'horizontale. Les fleurs sont bilabiées d'un beau rose pâle maculé de points rouge foncé. La plante se reproduit aussi par la racine, d'où son nom anglais *Motherwomb, womb* signifiant «utérus», ou «fondement» en ancien français.

Parties utilisées: Les sommités fleuries, les feuilles fraîches.

Composition chimique: Alcaloïdes, glycosides, huile essentielle, acides, tanins, chlorure de calcium.

Propriétés médicinales: Anti-inflammatoire, antitumorale, antidiarrhéique, antispasmodique, emménagogue, ocytocique, hypotensive, tonicardiaque, calmante, sédative, tonique nerveux et utérin.

Applications: On prépare la tisane avec la plante fraîche entière ou séchée à raison de 1 plant complet adulte pour 1 litre (4 tasses) d'eau brièvement bouillie.

On utilise aussi la teinture-mère : prendre 10 à 15 gouttes 3 à 6 fois par jour.

Elle soigne les fluctuations hormonales, les syndromes prémenstruels, les bouffées de chaleur et les insomnies dues à la ménopause. L'agripaume est contre-indiquée en cas d'hémorragie utérine et durant la grossesse, mais elle peut être d'un grand secours pendant l'accouchement. Elle rend les contractions plus efficaces, car elle tonifie l'utérus. Elle empêche aussi les hémorragies *post-partum*. L'agripaume est aussi un aphrodisiaque pour les femmes, car elle régularise le taux d'hormones. Les messieurs ne s'en plaindront pas !

Anecdote : L'astrologue et herboriste Culpeper disait de l'agripaume : « Elle ne fait pas qu'expulser l'urine retenue ou les menstrues accumulées mais elle aide aussi celle qui doit délivrer l'enfant au bon moment. »

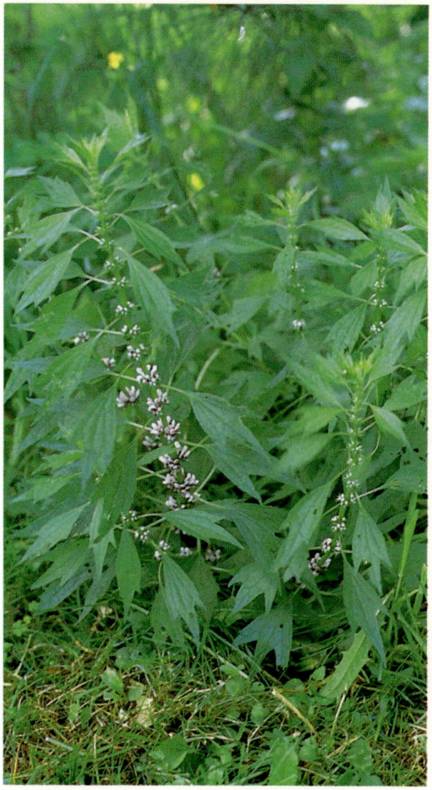

TEINTURE-MÈRE HARMONISANTE

250 ml (1 tasse)	Alcool fort (60° à 90°) : eau-de-vie, gin, vodka
30 g (1 oz)	Feuilles d'agripaume fraîches

Mélanger le tout et laisser reposer dans un bocal en verre à l'abri de la lumière pendant un mois. Filtrer.

Prendre 10 gouttes à la fois 3 fois par jour pour les cas aigus. On peut prolonger le traitement jusqu'à 3 mois consécutifs. Son goût est amer, mais elle agit rapidement et efficacement. Contre les crises d'angoisse, d'hystérie, de gastrite et les palpitations cardiaques.

AIGREMOINE EUPATOIRE

FAMILLE DES ROSACÉES

Nom latin : *Agrimonia eupatoria*

Noms communs : Herbe de Saint-Guillaume, herbe de Sainte-Madeleine, thé des bois, thé du Nord, soubeirette

Noms anglais : *Agrimony, church steeples, philanthropos*

Historique : On a retrouvé des traces de culture d'aigremoine dans les jardins des premières cités lacustres vieilles de 10 000 ans. Son nom a pour origine le mot grec *agrimonos* qui signifie « taie de l'œil » — les Égyptiens l'utilisaient alors pour soigner les infections oculaires — et « Eupator », le nom d'un roi médecin perse qui s'en servait comme dépuratif. Les soldats l'ont employée très longtemps pour cicatriser les blessures de guerre. En 1476, le médecin Philippe de Comines la recommande comme ingrédient principal de l'eau d'Arquebuse, une teinture d'aigremoine et d'armoise à base de vinaigre. Sainte Hildegarde la louait pour traiter les fièvres intermittentes et même l'amnésie. John Gerard et le Dr Hill, quelques siècles plus tard, sont convaincus que l'aigremoine est un draineur hépatique remarquable.

Maurice Mességué raconte une expérience concluante. Il a soigné l'aphonie d'un chanteur célèbre grâce à des gargarismes répétés 8 à 10 fois par jour. Il conseille aussi l'aigremoine contre les ulcérations générales de la bouche et de la gorge.

Habitat : Dans les terrains argileux et mal drainés, dans les pâturages maigres, les clairières et les chemins forestiers humides et ombragés.

Description : Plante vivace de 30 cm à 70 cm de hauteur. Sa tige cylindrique est poilue et se termine par une grappe de fleurs d'un beau jaune d'or. La racine est dense, petite mais profonde, brune à l'extérieur et jaunâtre à l'intérieur. Les graines sont hérissées de petits crochets qui s'accrochent aux poils et aux vêtements, permettant ainsi à la plante de se disséminer.

Parties utilisées : Toute la partie aérienne vers la fin de juin et les racines en automne.

Composition chimique : Huiles essentielles, tanins, glucides, vitamines A, C, P et K, minéraux (calcium, silicium), phytostérine, principes amers, xantophylline (piment jaune), protéine.

Propriétés médicinales : Antidiarrhéique, hypoglycémiante, astringente,

Qu'elle soigne les vers chez les enfants ou le diabète chez les vieillards, l'aigremoine est une alliée sûre pour régler bien des problèmes sérieux du système digestif.

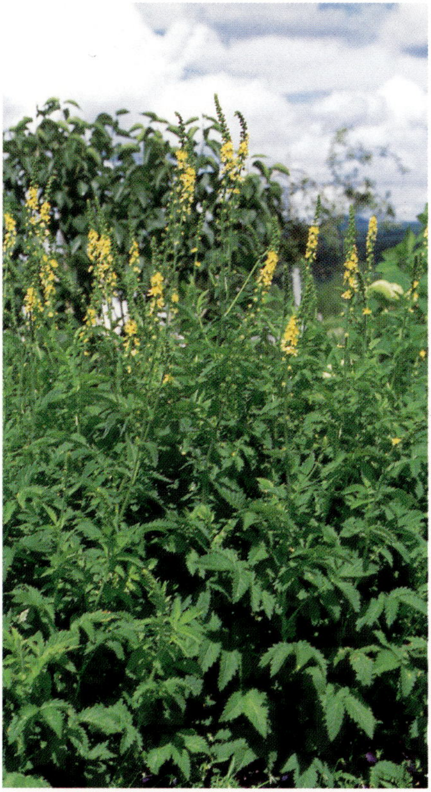

vulnéraire, cholagogue, cholérétique, diurétique, désobstruante, emménagogue, hémostatique, nutritive, tonique, parasiticide, vermifuge.

Applications : On peut utiliser l'aigremoine entière fraîchement bouillie ou infusée en tisane à raison de 1 c. à soupe par 250 ml (1 tasse) de feuilles séchées (simplement suspendue entière pendant une semaine) : contre les aphtes, la diarrhée et le diabète. La teinture-mère (plante entière ou racine seule) est intéressante pour les traitements prolongés en hiver, les feuilles et la racine contre la diarrhée. L'aigremoine est excellente en cure prolongée contre le diabète, car elle abaisse le taux de sucre et apaise la soif. Elle soigne l'hépatite en désintoxiquant le foie en profondeur. Elle ralentit aussi le péristaltisme et répare la muqueuse des personnes souffrant de coliques. En usage externe : faire une décoction concentrée avec 1 plant complet avec la racine, bouilli ou infusé quelques minutes dans 250 ml (1 tasse) d'eau. Excellente pour soigner les conjonctivites, les hémorragies, les suppurations pathologiques, des champignons à l'eczéma suintant.

Anecdote : L'aigremoine fait partie des célèbres remèdes de l'âme répertoriés par le Dr Bach. Elle convient surtout aux personnes dissimulant une profonde souffrance et aux toxicomanes qui veulent se défaire de leur dépendance.

ŒNOLÉ OU VIN ANTIACIDE

750 ml (3 tasses)	Vin rouge
40 g (1 tasse)	Feuilles fraîches d'aigremoine
20 g (½ tasse)	Feuilles de luzerne
10 g (¼ tasse)	Écorce de chêne

Laisser macérer les plantes broyées dans le vin pendant 1 mois. Filtrer. Boire 25 ml (2 c. à soupe) 3 fois par jour pour supprimer l'hyperacidité de l'estomac.

ANGÉLIQUE ARCHANGÉLIQUE

FAMILLE DES APIACÉES

Nom latin : *Angelica archangelica*

Noms communs : Angélique vraie, angélique de Bohême, herbe aux anges, herbe ou racine du Saint-Esprit

Noms anglais : *Angelica, archangel, herb of the angels, dead nettle, masterwort*

Historique : Depuis des millénaires, l'angélique est utilisée en Inde comme un tonique général et en Chine comme tonique utérin. Les Chinois utilisent la variété *Sinensis* appelée « Dang-qui » pour fortifier la matrice avant et après l'accouchement. Les hommes s'en servent aussi contre les rhumatismes et la grippe et pour fortifier le *chi* ou « souffle vital ».

Relativement inconnue en Europe avant les invasions barbares scandinaves, l'angélique a été d'abord cultivée en Bohême et utilisée par des moines après que saint Michel archange eut révélé à l'un d'entre eux son efficacité contre la peste. On dit aussi qu'elle tient son nom de la date de sa floraison aux alentours de la Saint-Michel, le 8 mai, date à laquelle avait lieu la Fête du renouveau. On la tenait en si haute estime qu'on la nommait « racine du Saint-Esprit ». Les Amérindiens la préconisaient contre les maladies respiratoires, infectieuses et obstructives, de l'asthme à la tuberculose.

L'angélique étant considérée comme une herbe chrétienne, les femmes qui en cultivaient dans leur jardin ne pouvaient être accusées de sorcellerie. Les paysans en faisaient des colliers à leurs enfants pour les préserver du mauvais sort. L'angélique fit partie des plus célèbres panacées digestives, pectorales et toniques. Au XIXe siècle, l'angélique tomba en désuétude. Roques, cité par Jean Palaiseul dans *Nos grands-mères savaient,* affirma : « Nous voyons avec peine qu'une plante si riche en propriétés soit si peu utilisée de nos jours tandis qu'on adopte avec tant de facilité quelques remèdes exotiques dont tout le monde parle et dont le mérite se trouve dans la rareté et la cherté. »

Habitat : En Europe, dans les lieux humides, montagneux et relativement tempérés. Au Canada, près des cours d'eau ombragés et dans les fossés humides.

Ne pas confondre l'angélique avec la « belle angélique » *(Acore calamus)* bien différente et d'une autre famille, et

L'angélique fait partie des élixirs de longue vie. Belle, haute et féconde, elle transmet généreusement ses qualités aux êtres manquant de vitalité.

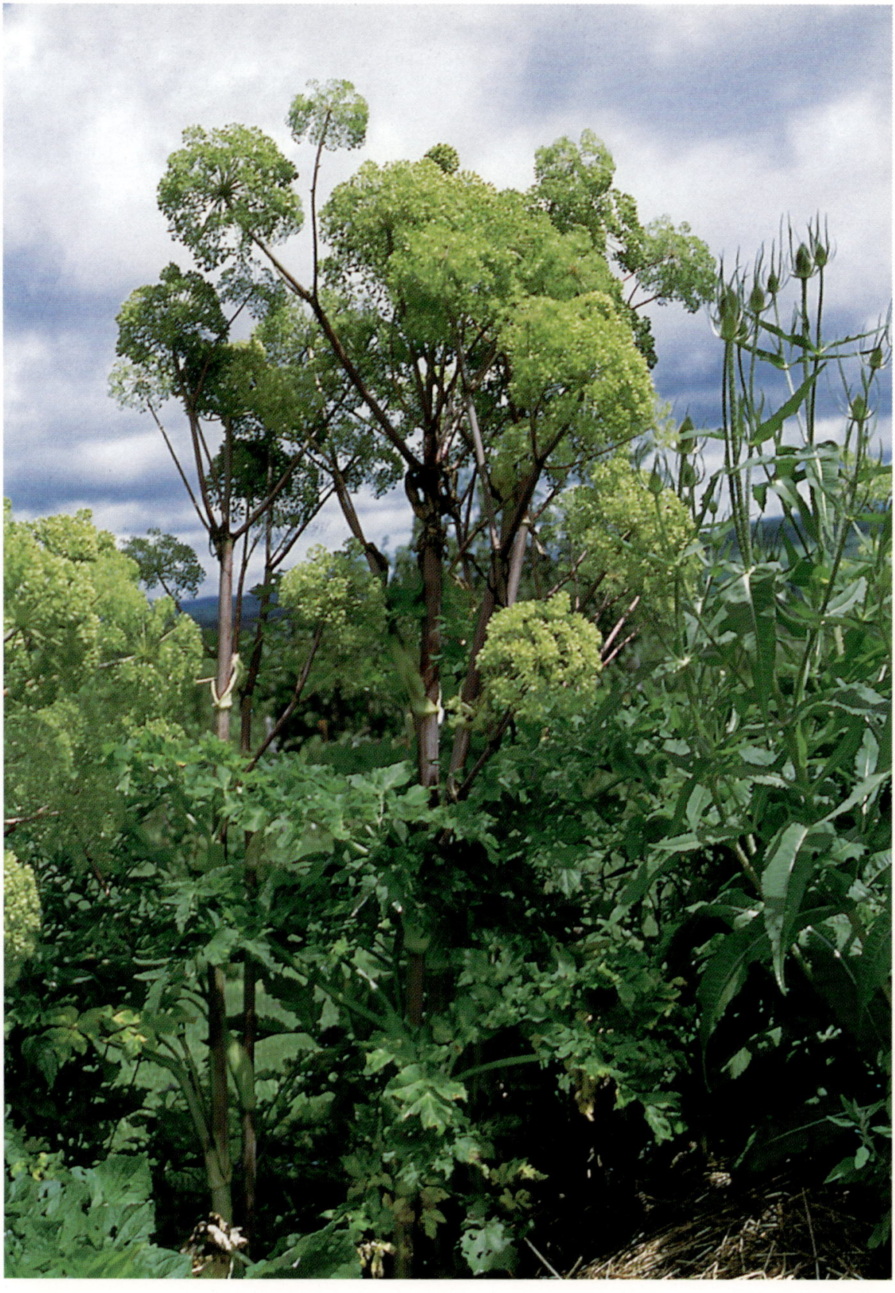

encore moins avec la ciguë *(Cicuta maculata)*. (Voir le chapitre sur les plantes toxiques)

Description: Plante de 1 m à 2,5 m de hauteur, normalement bisannuelle (peut exceptionnellement fleurir dans la même année et même quatre années consécutives dans de bonnes conditions). Sa haute tige est vert violacé, creuse et divisée. Ses feuilles plutôt triangulaires sont fixées à la tige par un long pétiole. Les fleurs sont regroupées en une ombelle blanchâtre terminale. Elles dégagent une odeur suave et musquée. Le fruit jaune pâle renferme des graines ovoïdes. La racine est charnue, brune à l'extérieur et blanchâtre à l'intérieur, pivotante et ramifiée.

Parties utilisées: Toute la plante: les feuilles et les tiges, puis les fleurs, les graines et, enfin, en automne, les racines de la première année.

Composition chimique: Huile essentielle, acide valérianique, psoralènes iridoïdes. Semences: fucocoumarines. Racines: œstrogènes, toniques, tanins, acides organiques, sels minéraux (potassium, zinc), dérivés coumariniques.

Propriétés médicinales: Antispasmodique, tonique amère, apéritive, carminative, cholagogue, stomachique,

ANGÉLIQUE CONFITE

250 g (8 oz)	Tiges d'angélique
400 g (13 oz)	Sucre brut (biologique)
100 ml (env. ⅓ tasse)	Eau
1	Terrine en terre cuite

Couper les tiges d'angélique à la même longueur et les faire cuire à l'étouffée dans un peu d'eau pour les attendrir. Les retirer et les peler avant de les remettre à cuire à la vapeur jusqu'à ce qu'elles soient vert foncé. Égoutter et sécher.

Placer les tiges cuites dans la terrine. Couvrir avec 250 g (8 oz) de sucre. Laisser reposer le tout pendant 3 jours. Ensuite, cuire le mélange pendant quelques minutes à feu vif. Filtrer les plantes et le sirop, tout en prenant soin de conserver le liquide.

Faire de nouveau mijoter le sirop avec le reste de sucre. Y faire bouillir les tiges d'angélique quelques minutes. Égoutter et faire sécher dans un endroit frais à l'abri des mouches. À conserver dans un bocal en verre à l'abri de la lumière et à utiliser comme décoration de gâteau, pour aromatiser une compote ou un flan ou simplement comme friandise digestive entre les repas.

emménagogue, dépurative, expectorante, mucolytique, diurétique, lipotropique, galactagogue, ocytocique.

Applications: La première année, on cueille seulement une partie des feuilles pour ne pas tuer le plant. On cueille les tiges à la même période, les plus grandes étant les plus intéressantes du point de vue arôme et texture notamment pour les confire (voir la recette, p. 60). Séchées en décoction ou en tisane: 50 g (env. 2 oz) dans 500 ml (2 tasses) d'eau, elles soignent les indigestions, la fatigue ou la rétention d'eau.

On se sert des fleurs cueillies à la mi-mai, en tisane, séchées rapidement à l'ombre, et fraîches, en décoction ou en teinture-mère.

On ramasse les graines au milieu de l'été quand le fruit est brunâtre. On les fait sécher à l'ombre ou on les prépare en teinture-mère dans du vin, du vinaigre ou de l'alcool fort: 20 g (¾ oz) de graines dans 500 ml (2 tasses) d'eau. Leur arôme est très corsé. En tisane, limitez-vous à de faibles doses (5 graines dans 250 ml d'eau), car en grosse quantité, elles anesthésient les papilles gustatives. Elles facilitent la digestion, surtout dans l'estomac.

Les racines aussi contiennent un maximum de principes actifs. Il est recommandé de les faire sécher pour neutraliser les psoralènes qui peuvent provoquer des dermites (mettre des gants pour la cueillette). Les racines sont les plus actives. En prendre 3 fois par jour 5 g (1 c. à thé) dans 250 ml (1 tasse) d'eau bouillie comme digestif, tonique et diurétique.

Mise en garde: L'angélique est déconseillée en début de grossesse, aux personnes à la peau très claire et sensible et à celles qui souffrent de cancer et de diabète, car elle est tonique pour les surrénales et hyperglycémiante.

Anecdote: Les Indiens d'Amérique utilisaient l'angélique dans trois situations très différentes:

- Les chanteurs se gargarisaient avec des décoctions de tiges avant les longues cérémonies sacrées des *pow-wows*.
- Les vieux Indiens prenaient de grandes quantités de racine d'angélique pour mettre fin à leurs jours.
- Les chasseurs et les joueurs plaçaient de la racine séchée dans leurs poches pour attirer la chance.

ARMOISE COMMUNE

FAMILLE DES ASTÉRACÉES

Nom latin : *Artemisia vulgaris*

Noms communs : Absinthe sauvage, herbe de feu, herbe aux sorcières, herbe de la Saint-Jean, herbe aux cent goûts, herbe sans goût, remise, tabac de Saint-Pierre

Noms anglais : *Mugwort, felon herb, naughty man, sailors tobacco, witch herb*

Historique : Hippocrate mentionne souvent l'armoise pour nettoyer l'utérus après un accouchement ou en cas d'hémorragie ou de règles difficiles. Dès le Moyen Âge, les médecins russes s'en servaient contre les crises d'épilepsie. Au IXe siècle, les Mongols s'en enroulaient les mollets pour éviter les crampes et la fatigue musculaire pendant les longues chevauchées. En Chine, l'armoise est l'ingrédient principal des *moxas* ou « cônes de feu », très utilisés en acupuncture, car ils concentrent la chaleur en un point. La médecine chinoise traite la malaria avec l'armoise annuelle, une variété proche de la nôtre — de récentes expériences scientifiques américaines confirment ses effets antipaludiques. Depuis le Moyen Âge, dans tous les pays nordiques de l'Europe, à la Saint-Jean on en portait une couronne sur la tête pour danser autour du feu, s'immunisant ainsi contre les maladies pour l'année à venir. Les grands marcheurs en placent dans leurs souliers pour se protéger des ampoules, de l'échauffement et de la douleur.

L'armoise, puissant dépuratif, purifie surtout le sang. Sa forte et franche personnalité nous aide à nous centrer et à nous conforter dans nos choix.

Habitat : Les endroits ensoleillés, au bord des chemins et des fossés, dans les décombres et les ruines sous forme de colonie serrée visible de loin.

Description : Plante vivace de 1,5 m de hauteur soutenue par des tiges rameuses et rigides, rougeâtres à maturité. Les feuilles sont très découpées, vert foncé sur le dessus, argentées et velues en dessous. Les capitules sont d'un étrange jaune verdâtre. Les fleurs hermaphrodites fleurissent de juillet à octobre. Les fruits renferment beaucoup de minuscules graines grises.

Parties utilisées : La plante entière, surtout les feuilles.

Composition chimique : Tanins, vitamines A, B_1 et B_2, minéraux (calcium, potassium, fer), mucilages, résine, huiles essentielles, flavonoïdes, inuline, lactones, artémisine, thuyone.

Propriétés : Apéritive, digestive, anticonvulsivante, antispasmodique,

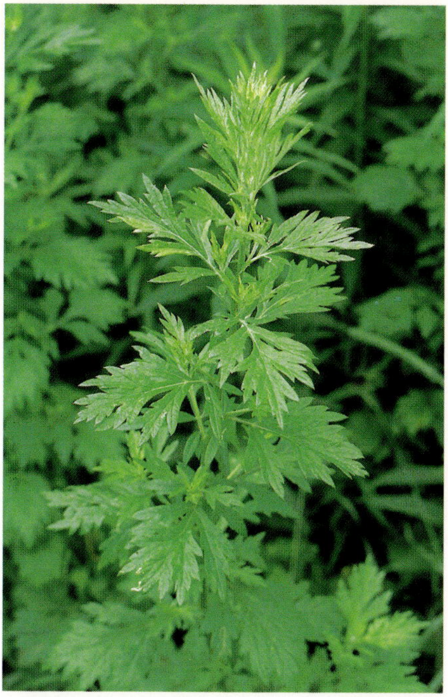

astringente, régénérante, cholérétique, dépurative, emménagogue, ocytocique, antianémique, tonicardiaque, tonique, sympathomimétique, parasiticide, vermifuge.

Applications: On utilise la plante fraîche hachée dans les salades et les soupes du printemps, mélangée à d'autres jeunes feuilles comme le cresson, le plantain, le mouron des oiseaux ou les feuilles de violette. En cataplasme: 10 g de feuilles écrasées (⅓ oz), elle soigne les abcès, les furoncles, les piqûres et les plaies même infectées. En teinture-mère: 20 g (¾ oz) de feuilles dans 100 ml (env. ½ tasse) d'alcool, de vin ou de vinaigre, et filtrées, on peut s'en servir pendant deux ou trois années: contre les règles irrégulières, l'anémie, la fatigue, la diarrhée et les vers. En tisane, mêlée à des plantes plus aromatiques et aux propriétés congruentes, elle est apéritive, emménagogue, tonique ou vermifuge: 10 g (⅓ oz) dans 1 litre (4 tasses) d'eau. Des bouquets d'armoise dispersés sur le plancher font fuir les puces.

Anecdote: Le nom d'armoise vient d'Artémise (déesse grecque) ou Diane (déesse romaine) qui représente la femme émancipée. Cette plante aide vraiment à fortifier, à nettoyer ou à tonifier les organes féminins. Pour cette raison, on l'appelle aussi «herbe aux sorcières».

AMULETTE DE PROTECTION

Velours pourpre: 1 rectangle de 10 cm sur 5 cm (4 po sur 2 po)

Armoise séchée fraîche de l'année: environ 5 g

Fabriquer un petit coussin et le remplir d'armoise séchée. Le porter sur soi dans une poche pour se protéger contre toutes sortes de mauvaises influences extérieures et le glisser sous son oreiller pour faire des rêves révélateurs.

ASARET

FAMILLE DES ARISTOLOCHIACÉES

Noms latins : *Asarum Canadense* ou *Asarum Europeanum*

Noms communs : Asarabacca, cabaret, nard sauvage, oreille d'homme, rondelle

Noms anglais : *Coltsfoot, indian ginger, snakeroot*

Historique : Avant la découverte de l'Amérique, on utilisait la poudre d'asaret comme vomitif, mais, à partir du XIIIe siècle, l'ipéca l'a supplanté. Pourtant la poudre de Saint-Ange, un remède de sorcière célèbre à base d'asaret circulant secrètement à Paris pendant l'Inquisition, a sauvé bien des vies grâce à ses effets émétiques. Elle était considérée comme maléfique à cause de l'ellébore et de la poudre de crapaud qui en faisait aussi partie. Elle était aussi l'ingrédient principal de la poudre sternutatoire du *Codex* français ; on la nommait alors « poudre capitale » ou « poudre céphalique ». Les Amérindiens l'administraient lors d'un accouchement long et pénible pour fortifier le système nerveux et activer les contractions, propriétés confirmées présentement par les médecins de l'American Physic Medical School.

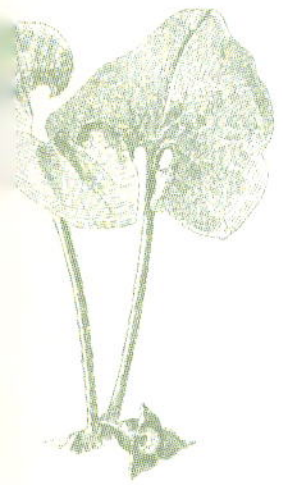

L'asaret est une des plantes les plus aromatiques des régions nordiques. Longtemps utilisée comme base de parfum, elle contrebalance en plus tous nos excès !

Comme le révèle le *Dictionnaire des plantes qui guérissent,* les Russes l'utilisaient comme émétique et contrepoison en cas d'ivresse, d'où son surnom de « cabaret », et comme antidote en cas d'absorption de champignons vénéneux.

Habitat : Les vieilles forêts de feuillus à humus épais, les terres acides et les lisières ombragées où elle s'étend en colonies. Elle fleurit de mai à juillet.

Description : Magnifique plante vivace de petite taille avec des feuilles vert foncé sur le dessus, cordées ou en forme de cœur. Son unique fleur pourpre a la forme d'une clochette. La plante est hermaphrodite, mais survit surtout grâce à son rhizome rampant vert clair et très aromatique, parfois long de plusieurs mètres.

Parties utilisées : Le rhizome tôt au printemps ou en automne, et les feuilles.

Composition chimique : Principe amer, résine, acide aristolochique, amidons, camphre, mucilages, alcaloïde.

Propriétés médicinales : Antispasmodique, analgésique, aromatique, apéritif, déodorant, désinfectant, diurétique,

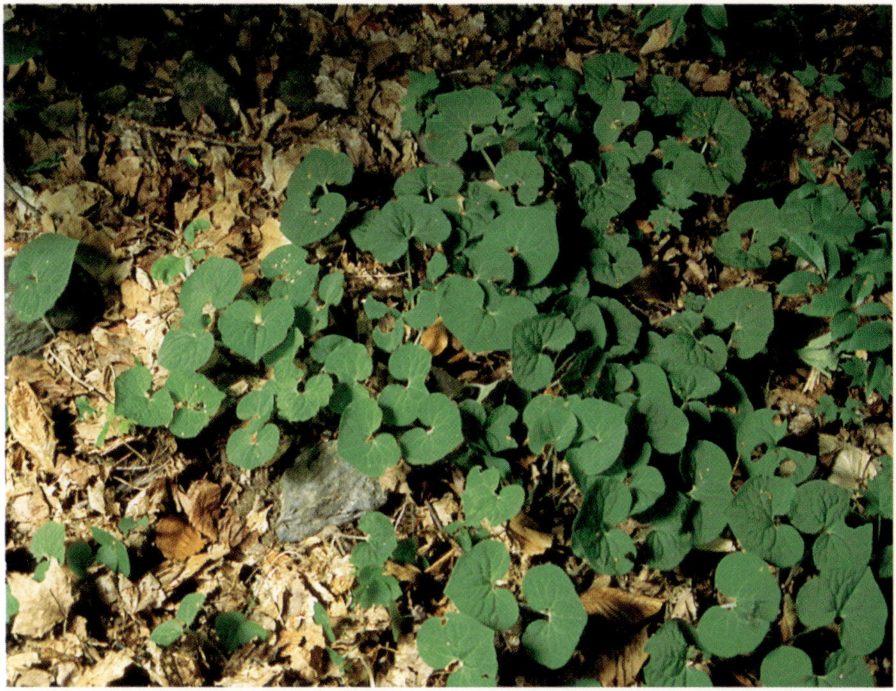

sudorifique, emménagogue, ocytocique, sternutatoire, immunostimulant, stomachique, antiputride, vomitif antitoxique.

Applications : En été, boire des décoctions de feuille : 1 feuille pour 250 ml (1 tasse d'eau) : excellent pour nettoyer le sang, fortifier le cœur et purifier les poumons. On peut aussi la faire sécher mais elle perd alors beaucoup de vertus.

Il en est de même pour le rhizome, bien plus efficace à l'état frais. Après le séchage, il reste à peine actif six mois. On peut toutefois se servir des racines aromatiques pour fabriquer des pots-pourris ou des sachets en tissus pour les armoires à linge, car l'asaret est désodorisant. Il éloigne aussi les mites et autres indésirables. Si on croque un morceau de rhizome gros comme une tête d'allumette, l'haleine reste parfumée pendant des heures. Concentrée et macérée dans une huile de qualité, la racine donnera une agréable et puissante huile analgésique. Râpée et séchée, elle sert de poudre à éternuer efficace contre la migraine due à une rhinite ou à une sinusite obstructive.

En usage externe, la teinture-mère à base d'alcool peut servir d'eau de parfum. En usage interne, elle est apéritive

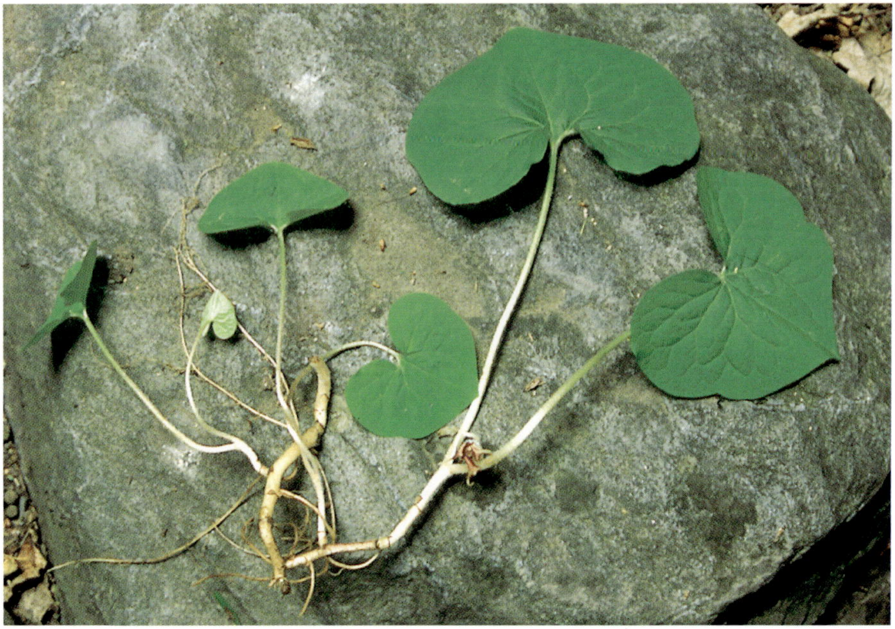

ou digestive : entre 5 et 10 gouttes maximum. En triplant la dose diluée dans de l'eau chaude ou du lait, elle est un excellent vomitif.

La décoction (50 % de plante, 100 % d'eau) servira en compresse antiseptique en cas de plaie ou de dermatose à champignons, ou encore de tonique revitalisant pour la peau du visage.

Mise en garde : Éviter les hauts dosages et les cures prolongées en cas de prise d'anticoagulants, d'anorexie, de gastrite, de colite ou de diarrhée, et en début de grossesse.

Anecdote : Les Amérindiennes l'utilisaient comme contraceptif dans la deuxième partie de leur cycle. Son contenu et son parfum invitent d'ailleurs aux débordements amoureux…

POTION CONTREPOISON

250 ml (1 tasse)	Lait entier
5 g (1 c. à thé)	Asaret (rhizome)

Faire bouillir l'asaret dans le lait pendant 3 min. Boire le liquide le plus chaud possible à grandes gorgées. Efficace contre les intoxications aux alcaloïdes, aux médicaments, à l'alcool et aux champignons.

AUBÉPINE ÉPINEUSE

FAMILLE DES ROSACÉES

Nom latin: *Crataegus oxyacantha*

Noms communs: Bois de mai, bonnet de nuit, herbe tranquille, épine noble, senellier, valériane du cœur

Noms anglais: *Hawthorn, cheese tree, mayblossom, white thorn*

Historique: Originaire d'Afrique du Nord, elle a été ramenée en Angleterre par Joseph d'Arimathie (celui qui ensevelit le Christ) et les siens. Ils la considéraient comme sacrée, car la couronne d'épines du Christ en était faite. Elle est un symbole de protection et de pureté depuis la Grèce antique: on en garnissait la chambre nuptiale et le berceau des nouveau-nés pour éloigner les mauvais esprits.

Au XVIIIe siècle, le médecin irlandais K'Eogh et ses collègues français Huchard et Reilly lui ont donné son statut de cardiotonique d'entretien contre l'angine de poitrine, l'artériosclérose, l'hypertension et les palpitations. Le Dr Vogel a, quant à lui, confirmé la douce puissance des fleurs et des feuilles en teinture-mère (sans danger même en cure prolongée) comme substitut de la digitaline. Le Dr Binet l'appelle la «valériane du cœur».

Habitat: Les anciennes friches, les prairies abandonnées et les lisières des forêts.

Description: Arbuste vivace de 2 m à 5 m de hauteur dont le tronc central se subdivise en de nombreuses branches fines qui portent des épines longues et piquantes. Les fleurs blanches au cœur rose sont disposées en grappes. Les fruits rouge vif ont un noyau central qui renferme les graines.

Parties utilisées: Les toutes jeunes pousses des extrémités des branches, les fleurs au début du mois de mai, les feuilles, les fruits et l'écorce.

Composition chimique: Bioflavonoïdes, rutine, vitexine, acides organiques, protéine. Fruit: amidons, polyphénols, sucres, mucilages, vitamine C. Feuilles, écorce et fruit: minéraux (calcium, potassium, zinc, cuivre), coumarine.

Propriétés médicinales: Antispasmodique, calmante, antidiarrhéique, astringente, régénérante, hypotensive, vasodilatatrice, nutritive, reconstituante fébrifuge.

Sa grande concentration en antioxydants justifie son retour en force à une époque où tant de gens souffrent de maladies cardiovasculaires.

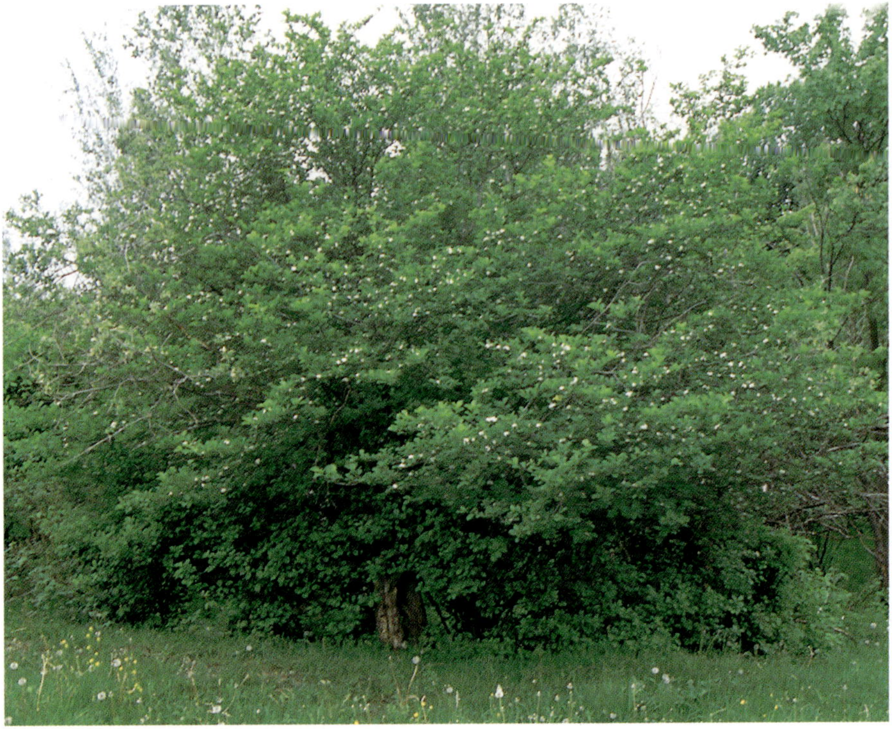

LA TEINTURE AMIE DU CŒUR

60 g (1 tasse)	Fleurs d'aubépine
500 ml (2 tasses)	Gin, eau-de-vie ou, idéalement, kirsch

Broyer les fleurs au mortier. Verser l'alcool et laisser macérer un mois à l'abri de la lumière. Filtrer.

Prendre 5 ml (1 c. à thé) dans un peu d'eau le matin et le soir avant les repas pendant 20 jours consécutifs : contre l'arythmie, l'hypertension, les palpitations. Pour un entretien vasculaire général, suivre le même traitement au début de chaque saison.

Applications : Avec les jeunes pousses, faire de la teinture-mère (double de volume d'alcool) : excellente contre les troubles du rythme cardiaque, l'hypertension et l'hyperactivité. Cueillir les fleurs délicatement, les sécher sur du papier fin. Elles calment le système nerveux. Fraîches en décoction, sèches en tisane : 1 sommité fleurie dans 250 ml (1 tasse) d'eau : contre l'angoisse, les chaleurs dues à la ménopause et les palpitations. La teinture-mère a les mêmes effets : 30 sommités dans 250 ml (1 tasse) d'alcool ; en prendre 20 gouttes 3 fois par jour avant les repas ou en urgence, la dose normale.

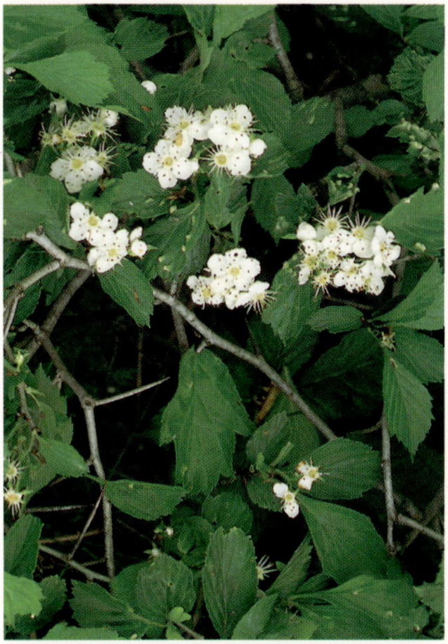

En teinture ou en tisane, les feuilles soulagent les troubles circulatoires, facilitent la vasodilatation, légère mais bénéfique, du muscle cardiaque. Elles sont aussi diurétiques. On mange les fruits crus en août ou en septembre. Séchés à l'ombre ou en teinture-mère, ils sont conseillés contre la diarrhée ou pour fortifier les vaisseaux sanguins: 5 baies dans 250 ml (1 tasse) de liquide. En hiver, on ramasse l'écorce des jeunes rameaux pour ses vertus fébrifuges en décoction: 5 g (1 c. à thé) d'écorce pour 500 ml (2 tasses) d'eau bouillie pendant quelques minutes.

Anecdote: Si l'aubépine était un symbole de l'amour et de la naissance dans l'Antiquité, en Angleterre, au Moyen Âge, on l'associait à la peste, son odeur rappelant celle des cadavres en décomposition.

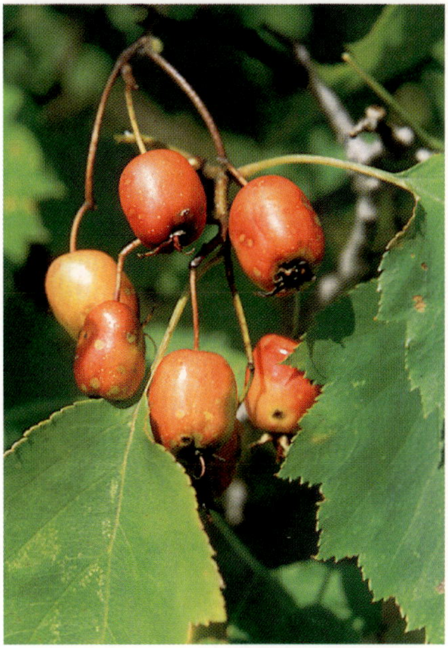

AUNÉE (GRANDE)

FAMILLE DES ASTÉRACÉES

Nom latin : *Inula helenium*

Noms communs : Anti-venin, astre de chien, hélénine, inule, lionne, œil de cheval, panacée de Chiron, quinquina indigène, soleil vivace

Noms anglais : *Elecampane, elf dock, horseheal, velvet dock*

Historique : L'aunée serait née des larmes d'Hélène enlevée par Paris, d'où son nom latin. Dioscoride et Galien étaient unanimes pour reconnaître ses vertus digestive, emménagogue et pectorale. Les Romains l'ont apportée en Europe du Nord au cours de leurs campagnes. Pline affirme que le fait d'en mâcher régulièrement purifie l'haleine et fortifie les gencives et les dents.

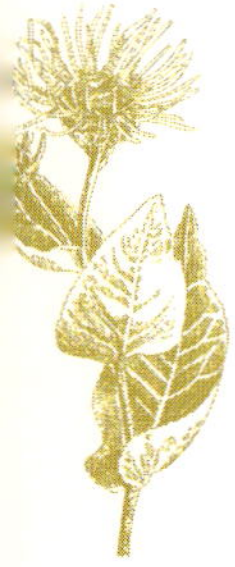

Sainte Hildegarde en vantait les mérites : « Aux entrailles l'aunée est saine et bienfaisante. » Sur les marchés et chez les apothicaires on trouvait des bonbons d'aunée contre l'asthme et les maladies contagieuses.

Son nom de *Horseheal* (guérit-cheval) vient de ses effets thérapeutiques puissants contre les infections de la peau des chevaux. Mais elle guérit aussi chez les êtres humains les suppurations dermatologiques chroniques et, selon John Gerard, les morsures de vipères. Culpeper disait que l'aunée guérissait les maladies des poumons, les fièvres épidémiques, la goutte et la sciatique.

Aux États-Unis, les Éclectiques la conseillaient comme emménagogue, antilithiasique et contre les affections pulmonaires chroniques.

En 1885, en Allemagne, des recherches pharmaceutiques prouvent que l'aunée neutralise le bacille de Koch (tuberculose). Des scientifiques européens ont confirmé tout récemment les vertus parasiticides de l'aunée, notamment contre les levures parasites, les lambliases et les oxyures.

Habitat : Les prés argileux et humides, les friches en lisière des forêts, les prairies acides mais rocailleuses, les pâturages en raison de l'azote des déjections animales, et aussi les terres proches des cours d'eau.

Description : Plante vivace vigoureuse de 1 m de hauteur faite d'une tige centrale cylindrique ornée de fleurs terminales jaune d'or en forme de soleil. Les feuilles ovales sont rêches sur le dessus et cotonneuses et blanchâtres en dessous. La racine charnue peut atteindre plusieurs kilos.

Le grand pouvoir purificateur de cette plante solaire en voie de disparition est une raison suffisante pour encourager sa culture.

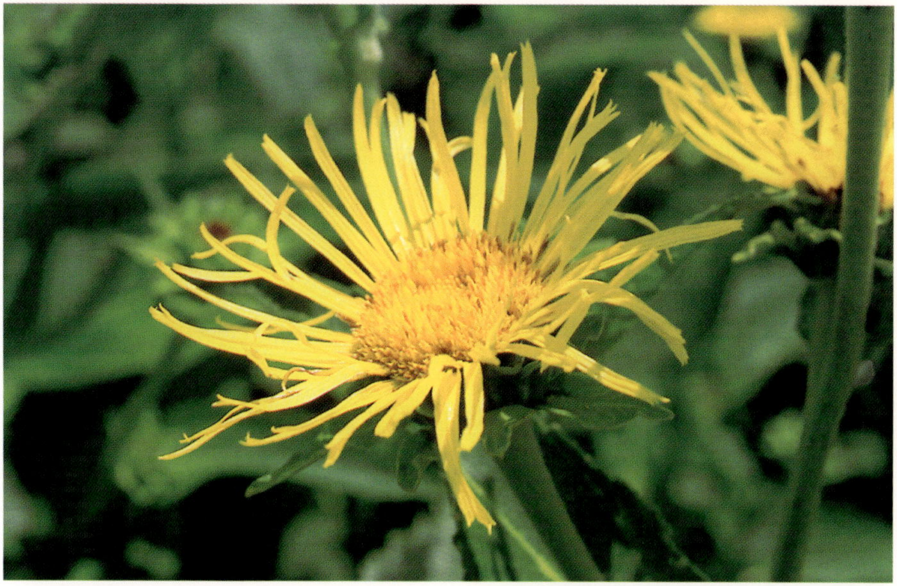

Parties utilisées : Essentiellement la racine d'une plante de 2 ou 3 ans, déterrée au printemps ou en automne ; les feuilles au début de l'été, avant la floraison.

Composition chimique : Inuline, huile essentielle, hydrocarbures, saponines, albumine, résines, pectine, inositol, vitamine C, sels minéraux (calcium, magnésium, potassium, phosphate de sodium), mucilages, principes amers.

Propriétés médicinales : Antiseptique, antibiotique, aromatique, désodorisante, antifongique, parasiticide, cholérétique, fébrifuge, déchlorurante, uricosurique, emménagogue, dissolvante, hypoglycémiante, digestive, pectorale, virucide, tonique, dépurative, vermifuge, vulnéraire.

VIN VERMIFUGE

250 ml (1 tasse)	Gin ou vodka
200 g (7 oz)	Racine d'aunée hachée fraîche ou séchée
1 litre (4 tasses)	Vin rouge
75 g (¼ tasse)	Sucre de canne

Faire macérer l'aunée dans l'alcool pendant une semaine dans un bocal ambré, à l'abri de la lumière. Ajouter le vin et le sucre. Agiter régulièrement et filtrer au bout d'un mois. Boire un verre à liqueur — 25 ml ou 1 oz — le matin et le soir avant les repas, 3 jours consécutifs. Attendre 10 jours. Recommencer 3 fois le traitement. Ce vin aromatique a aussi des vertus apéritive, digestive et tonique. Éviter de le consommer en cas d'ulcère, de diarrhée et en début de grossesse.

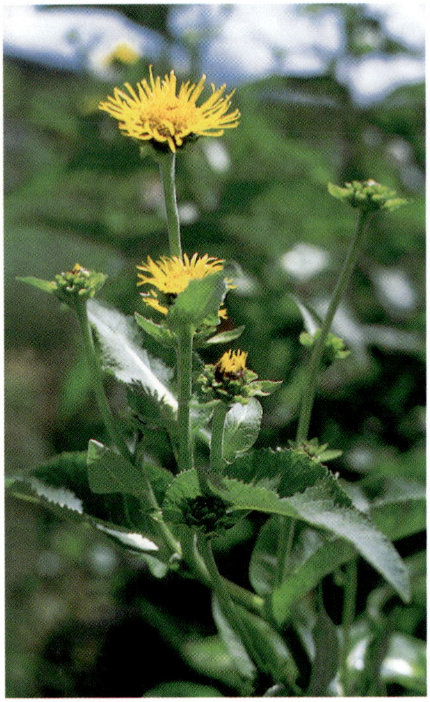

Applications : On utilise la racine fraîche en décoction pectorale, en lavement parasiticide ou en breuvage digestif à raison de 2 g dans 250 ml (1 tasse) d'eau. Traditionnellement, on s'en sert en teinture-mère dans l'alcool, le vin blanc ou le vinaigre : 25 g (1 oz) dans 250 ml (1 tasse), filtrée, à raison de 20 gouttes 3 fois par jour, elle soigne la toux, les champignons, les infections et la fatigue. Pour les infusions, on la conserve en la découpant en lamelles pour activer le séchage (au moins 2 semaines). Il faut l'utiliser rapidement, car au-delà d'une année, l'huile essentielle et l'inuline se sont évaporées.

On peut fumer les feuilles séchées. En plus de chasser les insectes, la fumée tue les parasites aérobies ou dans l'air. Elles servent aussi d'antiseptique externe.

Les fleurs, cultivées en Occident comme décoration, sont utilisées en Chine comme tisane hépatique et, en Amérique du Nord, en élixir floral en raison de leurs vertus purifiantes.

Anecdote : L'aunée serait reliée à la planète, au métal et au dieu Mercure. Elle stimulerait l'imagination et ramènerait la raison à ceux qui souffrent de folie douce !

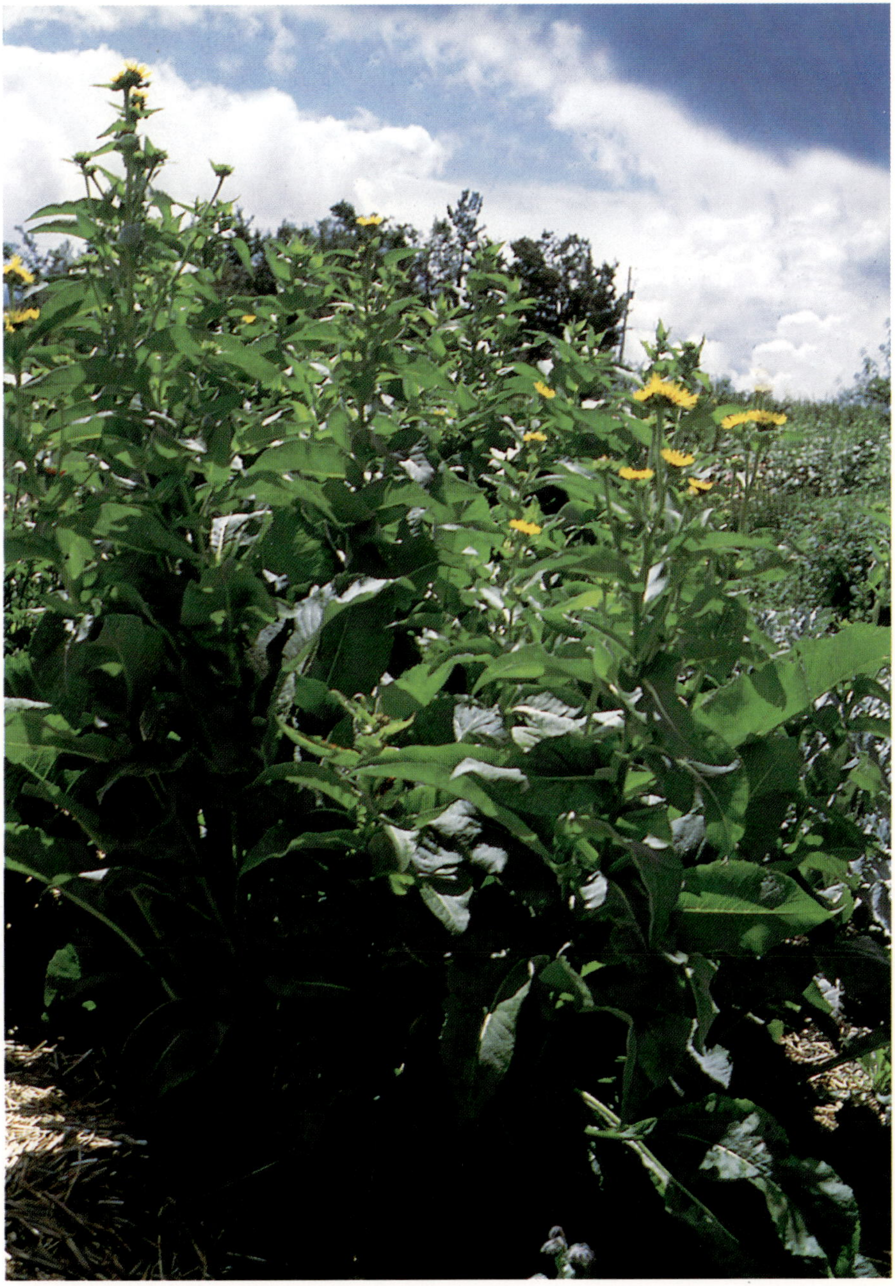

BARDANE COMMUNE

FAMILLE DES ASTÉRACÉES

Nom latin : *Arctium lappa*

Noms communs : Bouillon noir, chou d'âne, herbe aux teigneux, herbe aux pouilleux, gracchia, gratte-chat, grippe-cheveux, gratteron, oreille de géant, peignerolle, rapace, toque

Noms anglais : *Great burdock, burr, batweed, love leaves, philantropos*

Historique : Dioscoride et Pline lui donnaient le qualificatif *philanthropos* (« ami de l'être humain ») à cause de ses multiples vertus dépuratives du sang, des reins et même des voies respiratoires. Les Romains l'appelaient *personnata* (« personnage ») : avec ses feuilles, ils fabriquaient des masques pour les comédiens. Après leurs agapes, les praticiens absorbaient ses racines comme purgatif doux. Son surnom d'« herbe aux teigneux » remonte au Moyen Âge français. Elle était célèbre pour soigner les maladies de peau très visibles comme la teigne et les scrofules. Sainte Hildegarde la recommandait contre les maladies du flegme qui obstrue les poumons, donc contre les bronchites chroniques, et même la tuberculose. Culpeper conseillait le jus des feuilles fraîchement pressées contre les encombrements des sinus et les piqûres de serpent, et la racine râpée et salée contre les morsures de chien enragé. Au Moyen Âge, en Angleterre, on l'appelait aussi *bardona* et on l'utilisait en décoction de semences pour éliminer les pierres aux reins. La racine confite était très recherchée comme friandise. Henri III aurait été guéri de la syphilis grâce à la racine de bardane. En France, au XVIIIe siècle, le guérisseur Lazare Rivière devint célèbre grâce à sa « potion de Rivière », magique pour soigner les maladies vénériennes. Des travaux scientifiques américains relativement récents confirment ses vertus hypoglycémiantes et dépuratives (élimine les métaux lourds dans le sang) et ses vertus antistaphylococciques et antistreptococciques (M. Suter, *Medical Chemistry*, John Willey Publishing, 1951).

Les Chinois l'utilisent depuis des millénaires contre les maladies très « yang » (accumulation, trop-plein) comme le diabète, l'hypertension et les furoncles. Ils la disent capable d'évacuer l'énergie nerveuse négative et de stimuler la libido. Les Japonais la cultivent intensivement sous le nom de *gombo*. Ils la consomment cuite à la vapeur.

Habitat : Les clairières, les remblais, les sols lourds et mal drainés et au bord des chemins.

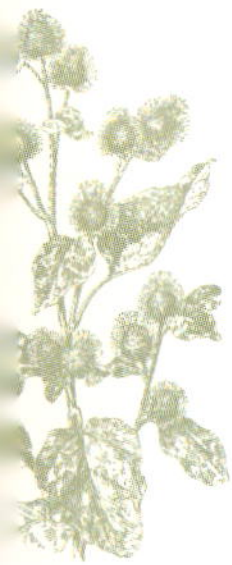

La bardane, à l'origine du Velcro, est un symbole de ténacité et de vitalité.

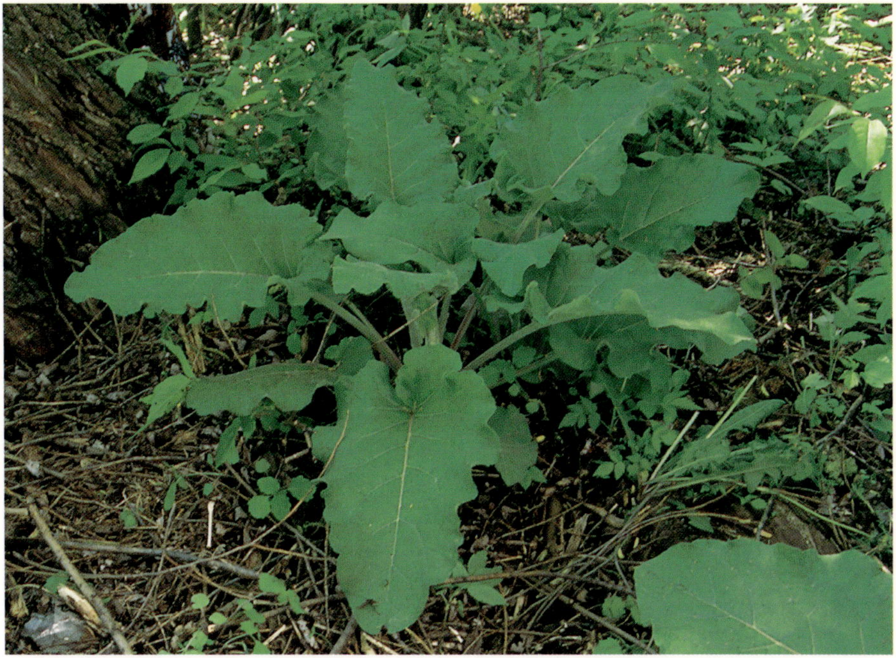

Description : Plante bisannuelle pouvant atteindre 2 m de hauteur avec une tige florale très fournie. Les grandes feuilles sont d'un beau vert foncé sur le dessus, et couvertes d'un fin velours blanchâtre en dessous. Les fleurs pourpres deviennent des boules épineuses qui s'agrippent aux poils des animaux et aux vêtements. En se dispersant, les graines perpétuent l'espèce. La racine est foncée à l'extérieur et blanchâtre, dense et ligneuse à l'intérieur.

Parties utilisées : La première année, les feuilles en été et les racines en automne. La deuxième année, les fleurs en été et les graines en automne.

Composition chimique : Les feuilles : fer, principes amers, résine, tanins, riboflavine. La racine : insuline, amidons, mucilages, nitrate de potassium. Les graines : glucosides, huile essentielle.

Propriétés médicinales : Antiseptique, bactéricide, aphrodisiaque, hormonostimulante, diurétique, lithotritique, dépurative, lipotropique, émolliente, régénérante, hypoglycémiante, tonique, nutritive, reconstituante.

Applications : Les feuilles sont particulièrement indiquées comme remède dermatologique : fraîches, réduites en purée ou ramollies à la vapeur chaude, on les applique directement sur la peau

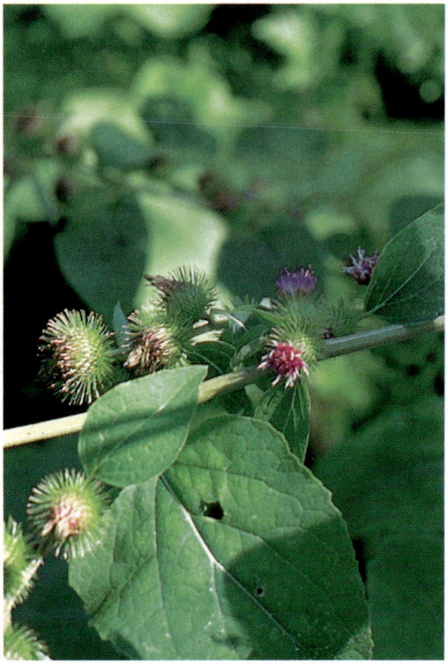

(1 feuille fraîche en moyenne par plaie). Leurs propriétés bactéricides et amères soulagent rapidement l'acné, les brûlures, l'eczéma, les furoncles, l'impétigo, les ulcères et le psoriasis suintant. La vapeur de décoction de bardane enlève les points noirs et même le millium, elle purifie les peaux grasses et nettoie la peau. L'application répétée d'une simple tisane fraîche aura les mêmes effets. En décoction, excellente pour les maladies de peau : 1 feuille pour 250 ml (1 tasse) d'eau (faire bouillir 10 min).

Les fleurs et les graines de bardane, bouillies ou en teinture-mère, sont indiquées contre les infections des reins et de la vessie dues à une mauvaise assimilation des protéines, la goutte, la cystite, la néphrite, l'incontinence urinaire. Suivre le traitement dans la journée pour éviter d'empiéter sur le sommeil réparateur, car elle est diurétique : ½ c. à thé de graines ou 1 sommité fleurie dans 250 ml (1 tasse) d'eau.

La racine est célèbre pour ses effets dépuratifs, ses vertus hypoglycémiantes et ses qualités nutritives. Ce légume, au goût de cœur d'artichaut, est consommé en grande quantité au Japon et comme aliment de survie en cas de guerre (cuisson : 20 min). En teinture-mère (⅓ de racines pour le triple d'alcool ou de vin blanc) : contre le diabète, les crises de goutte, les maladies chroniques du sang et de la peau.

Anecdote : La racine de bardane est riche en hormones de croissance. Elle stimule la repousse des cheveux si elle est appliquée sous forme de lotion quotidienne pendant 40 jours ou plus…

CATAPLASME SAUVE-PEAU

1	Blanc d'œuf battu en neige
1	Feuille de bardane

Dans un linge, faire un cataplasme en mélangeant le blanc d'œuf et la feuille de bardane écrasée. Le renouveler 2 à 3 fois par jour.

En cas de brûlure récente ou de plaie douloureuse, appliquer rapidement ce cataplasme.

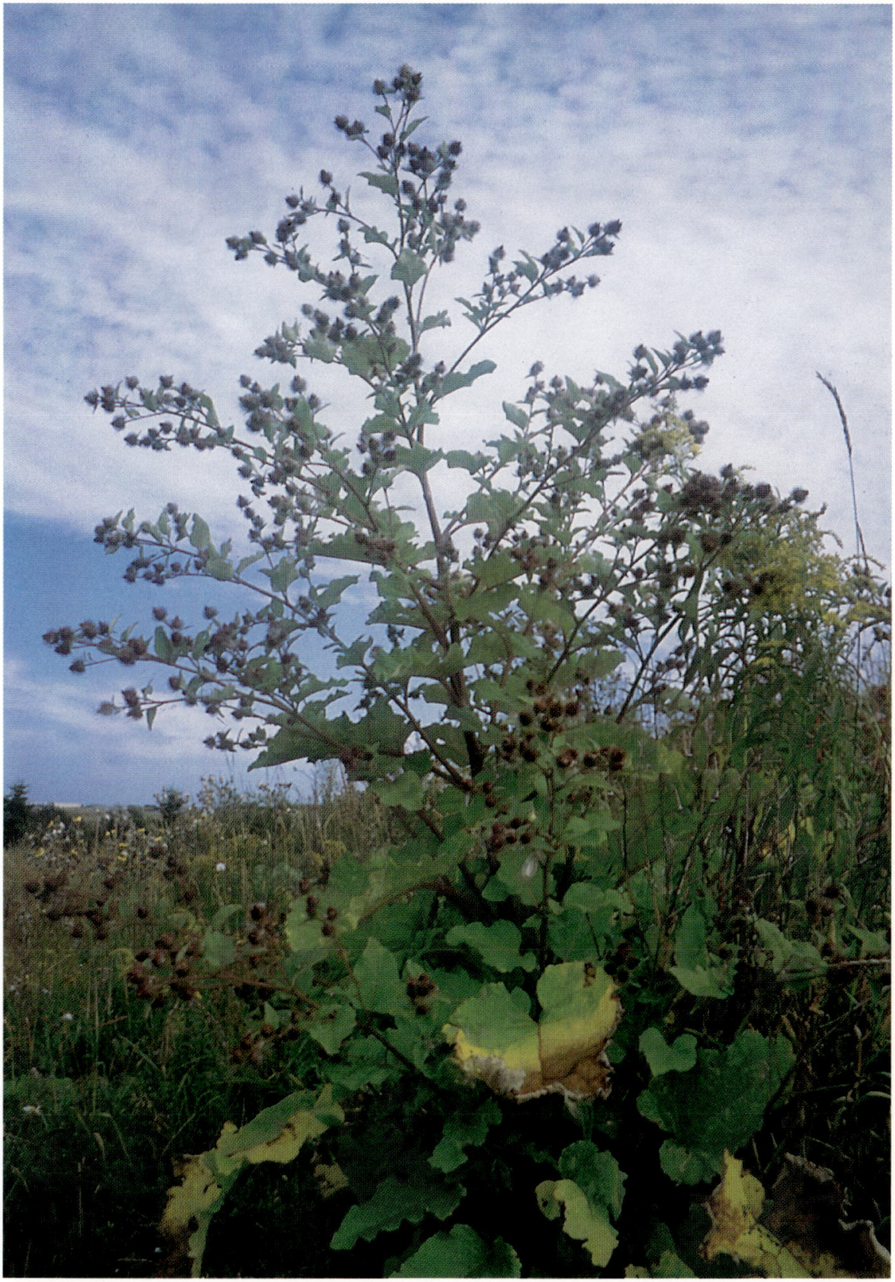

BENOÎTE DES RUISSEAUX

FAMILLE DES ROSACÉES

Nom latin : *Geum rivale*

Noms communs : Galiote, goliot, herbe bénie, herbe de Saint-Benoît, récise, sanicle des montagnes

Noms anglais : *Avens, chocolate root, herb bennet, goldy star, way bennet*

Historique : Le nom latin *Geum* vient du grec *geno* qui signifie « je sens bon ». En effet, la racine fraîchement déterrée sent le girofle. Les apothicaires romains la nommaient aussi *Radix caryophylata* (racine de girofle).

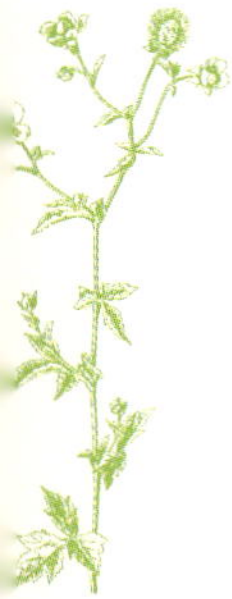

Les moines guérisseurs du Moyen Âge affirmaient qu'il fallait la cueillir le 25 mars en priant saint Benoît.

Là où la racine est dans la demeure, Satan n'a aucune prise et doit fuir. C'est pour cela qu'elle est bénie entre toutes les herbes et à celui qui la porte sur soi aucun venin ne peut l'atteindre.

Ortus Sanitatis
Traité médical latin
destiné aux moines guérisseurs

La racine a vraiment le pouvoir de purifier tous nos émonctoires. Selon Culpeper et l'abbé Kunzle, la benoîte des ruisseaux fortifie admirablement le cœur et rend même la gaieté.

John Gerard recommandait l'absorption d'une teinture-mère de racine de benoîte dans le vin contre les morsures de serpent et les embarras de l'estomac, et la mastication de la racine contre la mauvaise haleine. Culpeper la prescrivait pour combattre les maladies de la poitrine et celles affectant le souffle, les points de côté, les crachements de sang et même contre la peste !

Au XVIIIe siècle, on utilisait la racine en poudre à la place de la quinine et du baume du Pérou contre les fièvres épidémiques et aussi comme sédatif léger en complément de la valériane. Voici ce qu'en dit l'abbé Kunzle : « Dieu a donné à la benoîte la vertu de faire sortir des yeux, du nez, des dents, du cerveau et même du cœur tout ce qui ne doit pas s'y trouver : elle guérit les maux d'yeux, de la tête, des dents, les rhumes de cerveau et même la diarrhée. »

Habitat : Les lieux humides et ombragés, comme les lisières des forêts, au bord des lacs et des ruisseaux.

Description : Plante vivace faite d'une tige centrale ronde divisée en trois branches qui deviennent les pétioles de fleurs jaunes et rose pâle. Les feuilles sont plus petites vers le haut. La racine brune et dense a l'odeur du clou de girofle.

Parties utilisées : Les parties aériennes au début de l'été, les racines déterrées

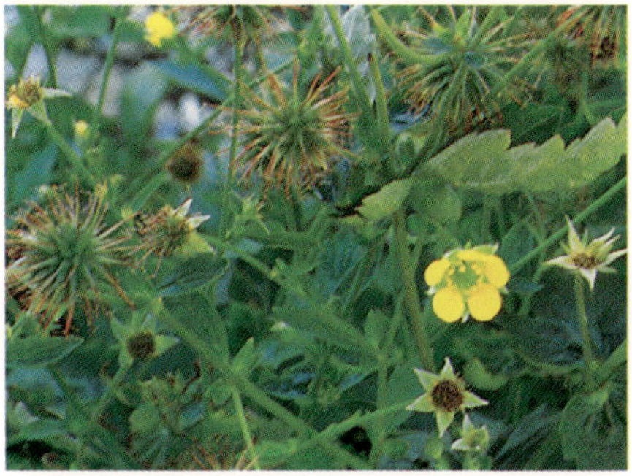

en automne ou tôt au printemps, en Europe le 25 mars, à la Saint-Benoît.

Composition chimique: Glucosides, lactones, tanins, huile essentielle, gomme, minéraux (calcium, sodium, fer), oligoéléments.

Propriétés médicinales: Antibiotique, antiputride, anti-infectieuse, antiseptique, astringente, antidiarrhéique, dépurative, antitoxique, fébrifuge, rafraîchissante, reminéralisante, tonique, sédative, antispasmodique, stomachique, antiacide, vulnéraire, régénérante.

Applications: On utilise les fleurs et les feuilles en teinture-mère ou séchées, en tisane, contre les infections mineures des muqueuses.

Teinture: 20 g (⅔ oz) dans 250 ml (1 tasse) d'alcool, et filtrée: 20 gouttes 3 fois par jour.

Tisane ou décoction: 1 plant dans 250 ml (1 tasse) d'eau.

En compresse sur la peau: faire bouillir 2 plants dans 250 ml (1 tasse d'eau). Filtrer et appliquer. Excellent contre l'eczéma suintant, les allergies topiques.

La teinture-mère dans le vinaigre est intéressante pour solubiliser les tanins et les minéraux, et celle à l'alcool pour exalter les huiles essentielles.

On choisit surtout la racine pour ses vertus médicinales concentrées. Il est préférable de l'ébouillanter et de la faire macérer quelques heures avant de l'utiliser: 5 g (1 c. à thé) dans 500 ml (2 tasses) d'eau: contre les intoxications alimentaires et autres (alcaloïdes et métaux lourds), et les diarrhées.

Anecdote: Sa réputation de contre-poison très puissant lui vient du Moyen Âge: selon la légende, saint Benoît, par sa prière ardente, aurait neutralisé un poison qui était censé le tuer.

TEINTURE TONIQUE COMPOSÉE

50 g (1 ½ oz)	Racine de benoîte
30 g (1 oz)	Racine d'angélique
30 g (1 oz)	Racine de potentille
50 g (1 ½ oz)	Raisins de Corinthe
1 litre (4 tasses)	Eau-de-vie

Mélanger tous les ingrédients dans un grand bocal. Le placer un mois à l'abri de la lumière. Agiter tous les 2 ou 3 jours. Filtrer.

Prendre 25 ml (1 oz) avant chaque repas en cas de manque d'appétit ou d'atonie stomacale et une heure après les repas, en cas de digestion lente ou de flatulences. Elle sert de remontant en cas de convalescence et de grande fatigue et aussi d'antidiarrhéique.

BOULEAU BLANC

FAMILLE DES BÉTULACÉES

Nom latin : *Betula alba*

Noms communs : Arbre de la sagesse, bouleau à canoë, bouleau à papier, bouleau odorant, biole, boulard, sceptre des maîtres d'école

Noms anglais : *White birch, canoë birch, sweet birch*

Historique : L'origine du nom « bouleau » vient du mot celte *berchta* qui signifie « brillante ». Il était dédié à la déesse mère. Du Ier au Xe siècle, tous les peuples nordiques, des Lapons aux Vikings en passant par les Sibériens, le vénéraient. Pour les Amérindiens, le bouleau était même essentiel, non seulement comme médicament, mais aussi pour se chauffer et comme matière première. Les Chippewas utilisaient surtout la sève pour se purifier, les Hurons utilisaient les feuilles pour soigner les articulations et les reins, et les Montagnais récoltaient l'écorce pour guérir les maladies de peau. Ils se fouettaient la peau et brûlaient les feuilles dans les huttes de sudation. Ils s'en servaient aussi au cours des rituels de guérison. Sainte Hildegarde recommandait les fleurs et les chatons en cataplasme sur les plaies. Pierre-André Matthiole appelait le bouleau « l'arbre néphrétique d'Europe ». De nos jours, les Russes fabriquent de la *nastoïka* (teinture-mère) en plaçant les bourgeons dans la vodka et absorbent l'écorce calcinée pour soigner les ballonnements et les empoisonnements alimentaires. Les Japonais ont récemment commercialisé la sève de bouleau en petites bouteilles très pratiques, suivant ainsi la mode des aliments remèdes, les nutraceutiques.

La grande vitalité du bouleau se manifeste autant dans son aspect lumineux que dans son utilisation hautement thérapeutique.

Habitat : Les jeunes forêts humides, mais avec suffisamment d'espace et de lumière pour y prospérer.

Description : Arbre élancé pouvant atteindre 30 m de hauteur et vivre 200 ans. Son tronc est blanchâtre, lisse et strié de lignes rouges. L'écorce fine comme du papier se détache en longues bandes horizontales flexibles. Le dessus des feuilles est vert et brillant. Les fleurs sont faites de chatons cylindriques qui libèrent un pollen jaune et poudreux. Les racines sont brunes, dures et profondes.

Parties utilisées : Au début du printemps, la sève du bouleau, puis les bourgeons, les chatons et les fleurs ; les feuilles en été et l'écorce en hiver.

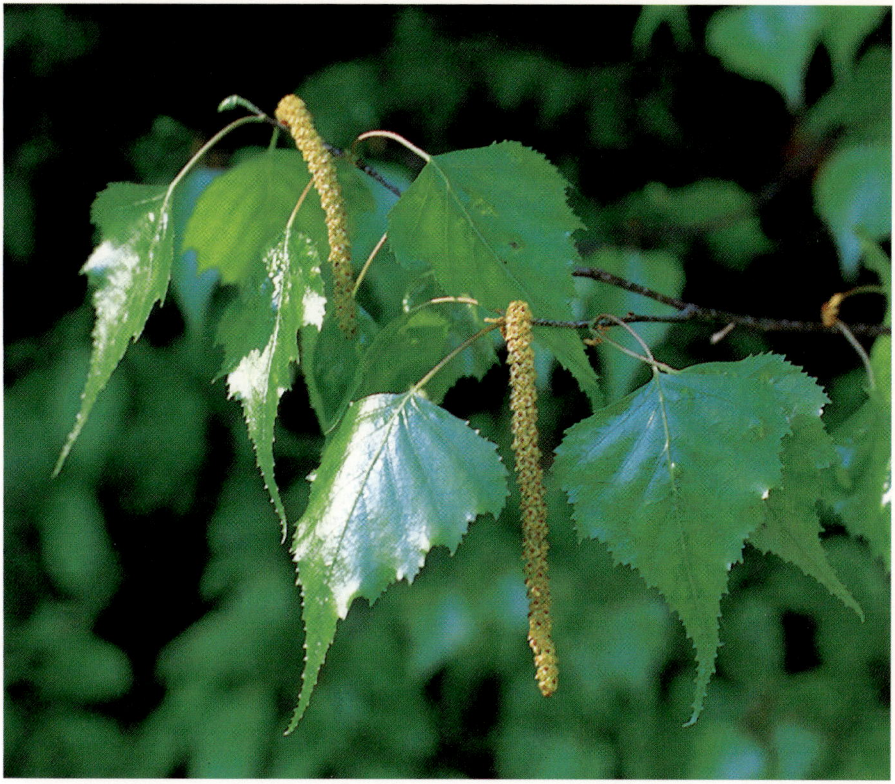

Composition chimique : Feuilles : acides, vitamines A, C et E, bioflavonoïdes, chlorophylle, saponines. Écorce : huile essentielle riche en salicylate de méthyle, goudron, résine, tanins, minéraux (calcium, phosphore, potassium, sodium).

Propriétés médicinales : Antiseptique, antifongique, cholérétique, lipotropique, cicatrisant, régénérant, dépuratif sanguin et lymphatique, diurétique, lithotritique, fébrifuge, sudorifique, reminéralisant, tonique.

Applications : Beaucoup de peuples nordiques font des cures de printemps avec de l'eau de bouleau pour nettoyer la lymphe, le sang et les reins : pendant une dizaine de jours, boire 250 ml (1 tasse) d'eau de bouleau 2 fois par jour.

On préconise les bourgeons (la variété *pubescens* et la variété *verrucosa* contre les problèmes de peau ; les fleurs et les chatons en cataplasmes sur les plaies infectées : 5 chatons ou fleurs dans 250 ml (1 tasse) d'eau bouillie.

On se sert des feuilles de bouleau fraîches et broyées en cataplasme rafraîchissant dans le cas de brûlures ou de plaies infectées. En usage interne, les feuilles jeunes et brillantes en tisane diurétique : 750 ml (3 tasses) par jour à raison de 5 feuilles par 250 ml (1 tasse) d'eau.

L'écorce externe peut servir de bandage hémostatique ; en bandeau autour de la tête, elle est efficace contre les migraines. On fait des cures de décoction d'écorce interne ou aubier pour soigner les maladies chroniques de la peau. Le goudron ou concentré de l'écorce chauffée à haute température sert en dermatologie contre certaines parasitoses et aussi contre les pellicules et la calvitie. L'huile essentielle de bouleau est souvent vendue pour celle du thé des bois (similitude dans la concentration en salicylate de méthyle). Elle est réservée à l'usage externe comme analgésique en concentration de 10 pour 100 d'huile végétale. À la surface de son écorce, le bouleau produit un champignon en forme de coquille riche en phosphore, donc brillant dans la nuit. Les Amérindiens comme les Chinois l'utilisaient en moxa. Le moxa est un bâtonnet d'armoise employé en médecine traditionnelle chinoise, qui est brûlé au contact de la peau et dont les effets sont comparables à ceux de l'acupuncture.

Anecdote : L'élixir de fleur de bouleau élimine notre côté animal et égocentrique. Ses mots-clés sont communication, empathie et support.

BAIN RÉVÉLATEUR

1 kg (2 lb)	Feuilles fraîches
4 litres (16 tasses)	Eau
1	Sac ou taie d'oreiller en coton ou en lin

Faire bouillir l'eau. Pendant ce temps, introduire les feuilles dans la poche en tissu, puis la refermer solidement. Immerger le sac dans l'eau et faire bouillir de nouveau pendant 10 min. Laisser refroidir légèrement. Remplir la baignoire à moitié, y verser le liquide concentré et s'y asseoir. Placer le coussin sur les épaules et se frotter le haut du corps avec le jus gluant tout en étant à l'écoute de son corps. Sortir en cas de palpitations ou, dans certains cas, avant de s'endormir. Les Russes, adeptes de l'hydrothérapie, conseillent de prendre ce bain 30 jours consécutifs pour guérir les maladies articulaires ou dermatologiques.

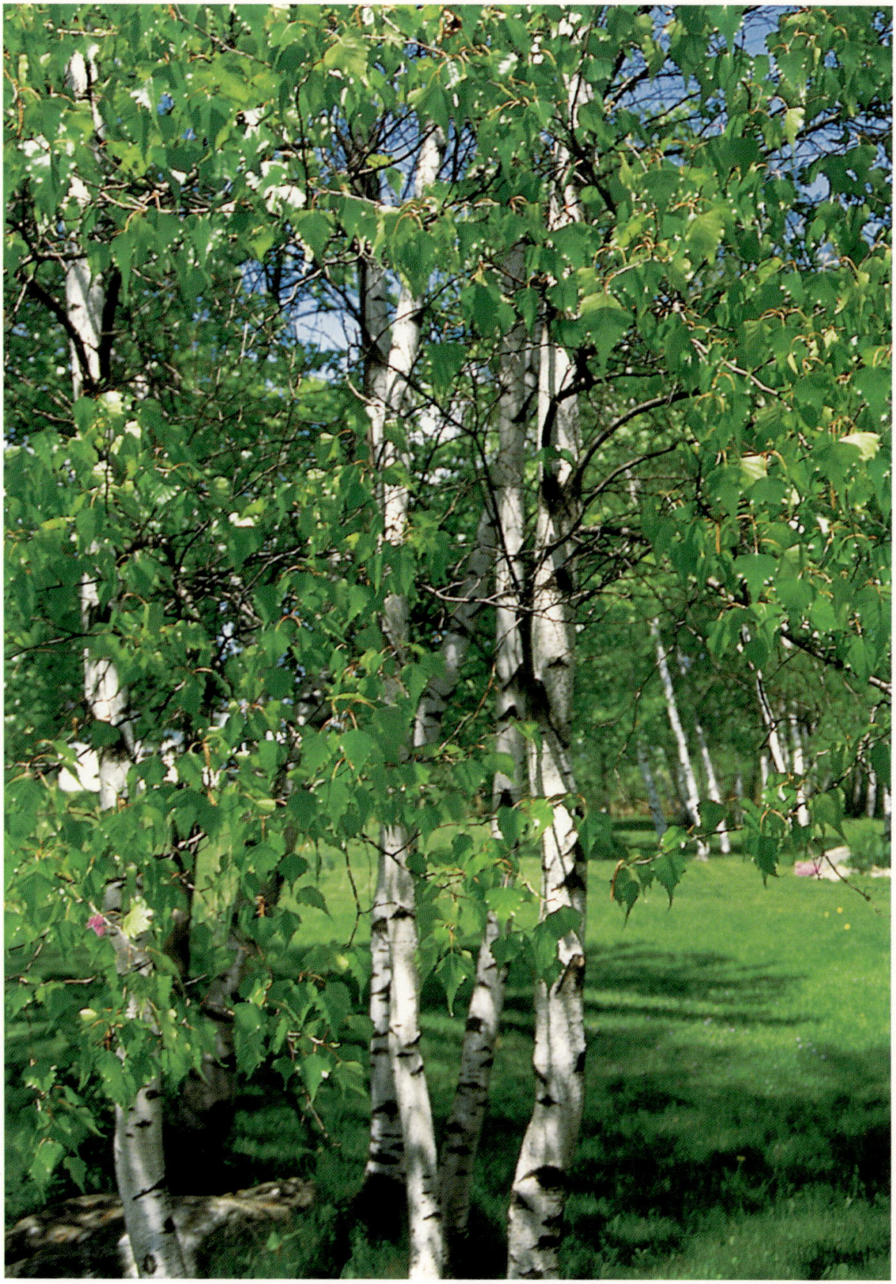

BOURSE-À-PASTEUR

FAMILLE DES CRUCIFÈRES

Nom latin : *Capsella bursa-pastoris*

Noms communs : Bourse-à-berger, bourse de capucin, boursette, capselle, malette, moutarde de Mithridate, tabouret des champs

Noms anglais : *Shepherd's purse, coco-wort, shepherd's heart, pepper grass, pickpocket, poor man's pharmacy, witche's pouches*

Historique : La bourse-à-pasteur fut ainsi nommée à cause de son analogie avec les anciennes besaces des bergers, triangulaires et aplaties. Par ailleurs, ce sont les pasteurs qui ont remarqué que les moutons et les vaches en consommaient en grande quantité après leur mise bas pour réparer leur matrice.

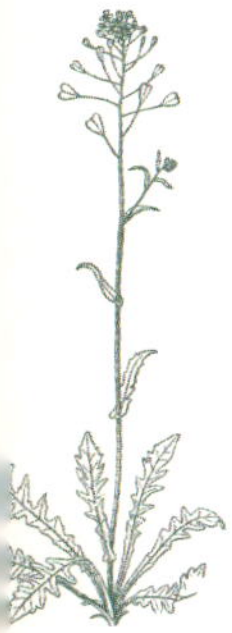

Dioscoride puis Tragus l'ont utilisée pour soigner les hémorragies féminines anormales. Pendant longtemps, les Amérindiens mêlaient les graines de la plante à des racines riches en amidon pour en faire du pain. Au printemps, ils mangeaient les jeunes feuilles pour se revitaliser et se purifier.

Peu de plantes possèdent de plus grandes vertus que celle-ci et peu d'entre elles sont aussi méconnues.

CULPEPER
Complete Herbal an English Physician

Au Moyen Âge, elle redevint très célèbre grâce à un herboriste italien, le comte Mattei, qui en fit l'ingrédient principal de son « fluide électrique » : il était efficace contre les saignements de toutes natures, surtout dans l'urine. Selon Culpeper, elle arrête le sang du dedans et du dehors ; liée aux poignets et autour des chevilles, elle diminue la fièvre et la jaunisse, et son suc pur dans les oreilles supprime les bourdonnements et les douleurs aiguës.

Pendant les deux dernières guerres, en cas d'accouchement difficile, on s'en servait en doses concentrées comme remède hémostatique et ocytocique.

Le renommé Dr Leclerc la conseillait souvent pour soigner l'hémophilie, la métrorragie et les caillots menstruels. Le Dr Vogel ainsi que beaucoup d'herboristes nord-américains en ont commercialisé l'alcoolature pour traiter ces maladies.

Habitat : Les allées des jardins, les friches pauvres et les terres arides où elle se développe en colonie et en pleine lumière, et au bord des chemins.

Description : Plante annuelle de 50 cm de hauteur à tiges dressées, divisées et rondes. Les feuilles sont disposées en rosette à la base. Les petites fleurs blanches, disposées en corymbe, ont les quatre pétales typiques des crucifères. Les fruits, en forme de cœur, renferment de nombreuses petites graines ovales.

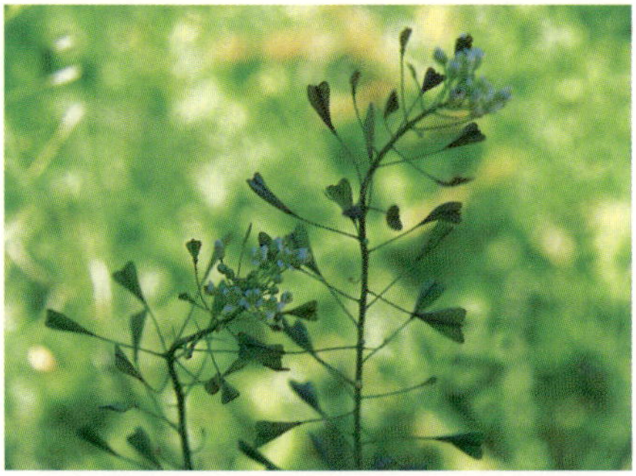

Parties utilisées : Feuilles, fleurs et siliques cueillies quand la plante est encore verte, et en fleurs au milieu de l'été.

Composition chimique : Bioflavonoïdes, acétylcholine, choline, acides composés soufrés, saponines, minéraux (potassium, calcium), lab-ferment (enzyme digestive), acides aminés.

Propriétés médicinales : Antispasmodique, calmante, diurétique, lithotritique, emménagogue, tonique utérin, fébrifuge, sudorifique, hémostatique, cicatrisante, hypotensive, anticoagulante, vulnéraire, astringente.

Applications : La bourse-à-pasteur est plus efficace crue et fraîche. On peut manger ses jeunes feuilles au goût de radis en salade ou cuites à la vapeur. En décoction brève : 1 plant pour 250 ml (1 tasse) d'eau, elle revitalise le sang à la fin de l'hiver. En cas de déminéralisation, d'hémorragies, de diarrhée ou d'ostéoporose, on peut facilement en faire une cure d'un mois. En compresse ou en cataplasme (trois plantes hachées en décoction rapide, filtrée ou non), la bourse-à-pasteur guérit les plaies ou les dermatoses suintantes. La teinture-mère (double de volume d'alcool ou de vin) est très utile en cas d'hémorragies (surtout celles de l'utérus), de lithiases rénales et de cystites : 30 gouttes 3 fois par jour dans 150 ml (½ tasse) d'eau.

Quant aux fruits, une fois séchés, ils peuvent servir d'assaisonnement piquant en cuisine.

Mise en garde : La bourse-à-pasteur étant coagulante et ocytocique, elle doit être évitée en cas d'antécédents de phlébite, de thrombose et en cas de grossesse.

Anecdote : Cette fertile petite crucifère produit en un an 64 000 graines par plant. Elle est le symbole de la féminité, même si dans la tradition alchimique, elle est dédiée à Saturne, le maître du temps.

SALADE REVITALISANTE DU PRINTEMPS

En parts égales :

Feuilles de bourse-à-pasteur

Feuilles de plantain

Feuilles d'oseille

Feuilles de mouron des oiseaux

Feuilles de marguerite

Vinaigrette maison

Laver et essorer les plantes. Assaisonner.

Manger le plus rapidement possible après la cueillette.

BRUNELLE

FAMILLE DES LAMIACÉES

Nom latin : *Prunella vulgaris*

Noms communs : Bonnette, herbe aux charpentiers, petite consoude, toute bonne

Noms anglais : *Self heal, blue curts, heal-all, heart of the earth*

Historique : Au Moyen Âge, les moines emportaient toujours cette plante hémostatique au moment de partir en croisade. John Gerard confirme qu'avec la bugle, sa proche parente, elle est une des meilleures plantes antihémorragiques, encore plus efficace quand la décoction, à moitié mélangée avec du vieux vin rouge, est utilisée en compresse sur les plaies. Selon la théorie des *Signatures,* la brunelle ressemble à un larynx : elle soigne les maux de gorge et les troubles de la voix.

La brunelle revient en force aux États-Unis où on l'utilise dans de multiples remèdes « subtils » (psychothérapeutiques) à base d'élixirs floraux pour stimuler tous les processus d'autoguérison *(self-heal).*

Cette jolie plante pleine de vitalité combat à merveille l'excès de chaleur et d'acidité. Elle calme les irritations, au propre comme au figuré.

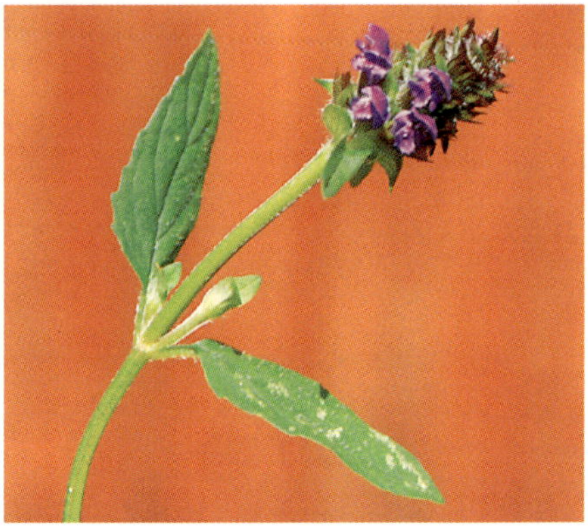

Habitat : Les prairies humides et ensoleillées, les chemins de passage et les lisières des bois.

Description : Plante vivace de 10 cm à 30 cm de hauteur à tige carrée garnie de feuilles médianes et oblongues. Les fleurs violettes fleurissent alternativement sous forme d'éperons à deux lèvres proéminentes.

Parties utilisées : Toute la partie visible de la plante.

Composition chimique : Glucides, acides, minéraux (calcium, magnésium, potassium, cuivre), tanins, principes amers, huiles essentielles, vitamines B_1, C et K.

Propriétés médicinales : Antibiotique, antiseptique, antitumorale, régénérante, cicatrisante, hémostatique, cordiale, nutritive, diurétique, hypotensive, hypoglycémiante, dépurative, rafraîchissante.

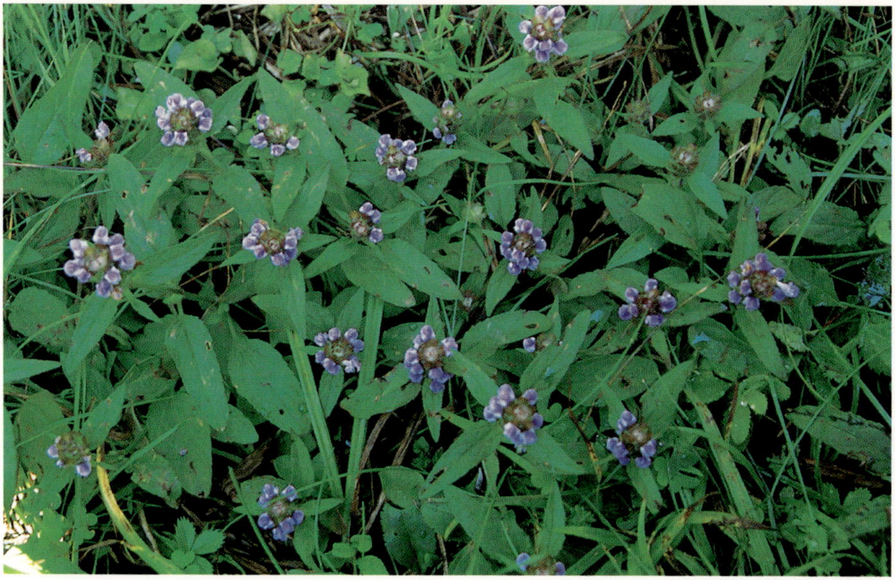

Applications: On peut manger les petites fleurs crues en salade (20 sommités). L'application de la plante crue et mâchée arrête les hémorragies et soigne les infections de la peau ainsi que tous les types de maux de gorge. La tisane, à base de teinture-mère, est excellente pour toutes les muqueuses. En décoction ou en tisane, la brunelle guérit les fièvres bénignes, les diarrhées, les hémorroïdes et même les néphrites : en dose répétée, 5 sommités dans 250 ml (1 tasse) d'eau avant chaque repas. En cérat ou en onguent, elle est cicatrisante, hémostatique et régénérante.

Anecdote : On prend l'élixir de fleurs de brunelle pendant une cure ou un jeûne pour effacer les vieilles blessures physiques et mentales. Elle facilite la mise en place de vrais changements et aide à l'autoguérison.

TISANE POUR LA GORGE

5	Fleurs de brunelle fraîches ou séchées
5 ml (1 c. à thé)	Miel crémeux
250 ml (1 tasse)	Eau
1 pincée	Sel (optionnel)

Faire frémir l'eau avec la plante dedans si elle est fraîche, sinon verser l'eau sur la plante et laisser infuser 5 min. Ajouter le miel lorsque le liquide est refroidi afin de préserver les enzymes. Déguster à petites gorgées.

En cas d'infection purulente, ajouter une bonne pincée de sel de mer et se gargariser. Recracher la tisane.

BUSSEROLE

FAMILLE DES ÉRICACÉES

Noms latins : *Arctostaphylos uva ursi* ou *Arbutus uva ursi*

Noms communs : Arbousier traînant, arbre aux fraises, buisserole, buxerole, petit buis, raisin d'ours

Noms anglais : *Bearberry, bears grape, upland cranberry*

Historique : La busserole est surnommée « raisin d'ours », car cet animal adore ses baies et dévore même les feuilles semi-persistantes. On prétend que c'est Marco Polo qui ramena les graines de busserole de Chine au XIIIe siècle. Chez les herboristes chinois, elle avait la réputation d'être un antiseptique génital et urinaire. Au XVIe siècle, les médecins de la faculté de Montpellier ont loué son action sur les maladies vénériennes. Rabelais, médecin et écrivain français du XVIe siècle, la célébrait ainsi : « Lui prit une pisse chaude qui le tourmenta fort mais ses médecins le secoururent bien avec force drogue diurétique qui lui firent pisser son malheur. » Les Amérindiens l'utilisaient en décoction pour soigner les infections urinaires, ils séchaient ses baies pour leurs vitamines, et ils fumaient ses feuilles au calumet, dans un mélange nommé aux États-Unis *Kinnikinnick* et, au Canada, *Sapack Homi*. Au XVIIIe siècle, elle entre officiellement dans les *London* et *American Pharmacopeia*.

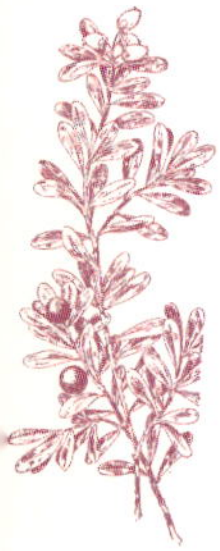

Un des meilleurs antiseptiques urinaire et génital, d'autant plus précieux que la busserole se fait rare.

Habitat : Les chemins ensoleillés des tourbières et des montagnes et à la lisière des vieilles forêts à humus épais et acide.

Description : Petit arbuste rampant avec de longues tiges glabres garnies de feuilles luisantes. Ses fleurs en grappes lâches et terminales sont regroupées par trois ou quatre. Les fruits sont rouges, charnus et luisants.

Parties utilisées : Les feuilles au printemps ou en automne, après la chute des fruits, et, la busserole étant en voie d'extinction, pas plus de 2 tiges par plant.

Composition chimique : Hydroquinones (dont l'arbutine), tanins, minéraux (calcium, potassium), acide citrique, flavonoïdes, huile essentielle.

Propriétés médicinales : Antiblennoragique, fongicide, antilithiasique et diurétique. Astringent et antiseptique. Cholagogue et cholérétique. Fébrifuge et sudorifique

Applications : En tisane ou en décoction : 2 g (1 c. à thé) dans 250 ml

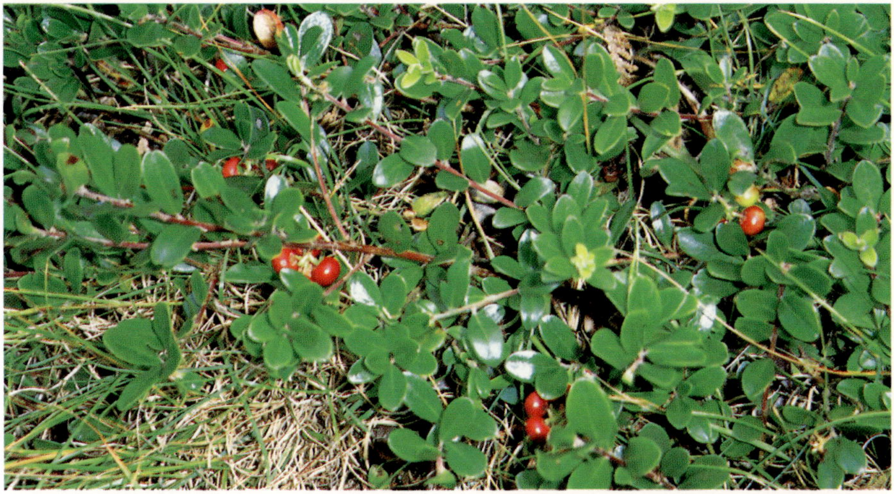

(1 tasse) d'eau 3 fois par jour ; en teinture-mère : 20 g (⅔ oz) dans 250 ml (1 tasse) d'alcool : prendre 20 gouttes 3 fois par jour dans 100 ml (½ tasse) d'eau.

Il est recommandé de faire tremper les feuilles quelques heures avant de les faire bouillir. Éviter de les entreposer dans un récipient en métal. Excellentes contre les infections urinaires et vénériennes.

Mise en garde : Se limiter à une cure antibiotique d'une quinzaine de jours au maximum. Éviter la busserole en cas d'ulcère d'estomac, de constipation chronique et au cours de la grossesse.

Anecdote : Les Amérindiens qui la fument lors de leurs rituels affirment que c'est une herbe de visionnaire qui affûte les facultés psychiques.

CURE ANTISEPTIQUE POUR LE BAS-VENTRE

10 g (⅓ oz)	Feuilles de busserole
1 litre (4 tasses)	Eau
5 g (1 c. à thé)	Bicarbonate de soude

Hacher légèrement les feuilles de busserole et les laisser tremper 12 h dans une grosse jatte dans l'eau froide. Puis faire bouillir les feuilles dans une casserole pendant 3 min. Verser ce mélange dans la jatte et laisser infuser jusqu'à ce que le liquide soit buvable. Ajouter le bicarbonate de soude tout en agitant. Boire 250 ml (1 tasse) à la fois, chaud ou froid, plusieurs fois dans la journée. Recommencer 10 jours consécutifs. Cette tisane amère a de puissants effets contre les petites pierres aux reins, les cystites purulentes, la goutte, l'hypertrophie de la prostate et les infections génitales bactériennes comme la blennorragie.

Remarque : La busserole colore l'urine en vert à cause des tanins concentrés.

CAMOMILLE

FAMILLE DES ASTÉRACÉES

Noms latins : *Anthemis nobilis* ou *chamomilla matricaria*

Noms communs : Camomille allemande, camomille commune, camomille sauvage, œil du soleil

Noms anglais : *German chamomille, garden chamomille, ground apple, pinheads*

Historique : Son nom principal vient du grec « Kamaï » et « melon » qui signifie « pomme de terre » et qui devient *manzanilla* en espagnol qui veut dire « petite pomme », évocation de son odeur de pomme mûre.

Les Égyptiens la vénéraient pour ses vertus et la dédiaient à Râ, le dieu du Soleil : ils s'en servaient contre la malaria. Les Romains, qui l'ont introduite dans les pays nordiques, l'appelaient « la plante des docteurs ». Elle doit son nom *matricaria* à ses vertus régénérantes pour la matrice ; depuis des millénaires, elle soulage les douleurs prémenstruelles, les infections aiguës et postnatales de l'utérus. Culpeper la conseillait aussi pour provoquer les menstruations et soulager une variété impressionnante de maladies « chaudes » (fièvre, jaunisse, diarrhées, migraines) ; pour soigner toutes les douleurs siégeant sous le crâne, il préconisait le rinçage de la tête avec une décoction de camomille. En 1656, dans *Paradis sur terre,* John Parkinson écrit : « La camomille est bonne pour tous, pour les malades et les gens sains, surtout en bains réguliers autant pour se guérir que pour rester en bonne santé ! » Les Allemands, qui sont les plus gros consommateurs de camomille au monde, l'appellent *alles zutraut* ou « celle qui est capable de tout ». Le grand herboriste américain John Christopher et bien des spécialistes affirment que la camomille est une des herbes médicinales les plus précieuses pour la santé.

Des recherches récentes révèlent son efficacité pour lutter contre le candida albicans et les staphylocoques. De plus, elle stimule nos anticorps, surtout les lymphocytes et les macrophages.

Habitat : Les prairies sauvages, les champs de graminées non traités, les chemins de terre et les décombres, les talus et les remblais, au grand soleil.

Description : Plante vivace de 50 cm à 75 cm de hauteur, remarquable par ses capitules floraux terminaux à cœur jaune et bombé, et ses pétales blancs qui s'élèvent ou s'abaissent selon l'ensoleillement.

Parties utilisées : Les capitules floraux, récoltés à maturité une journée ensoleillée, lorsque les pétales sont en

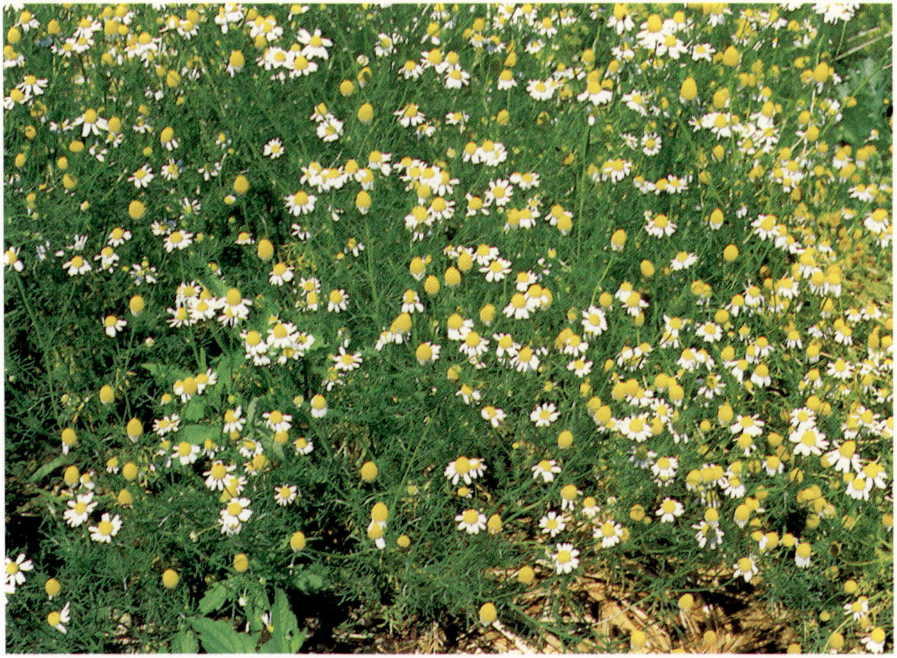

position horizontale et les ligules (languettes de la corolle) bien jaunes.

Composition chimique: Chamazulène, huile essentielle, hétérosides, glucosides, coumarine, phytostérines, mucilages, minéraux (calcium, soufre, iode), vitamines A, C et F.

Propriétés médicinales: Antalgique, antispasmodique, antiseptique, emménagogue, ocytocique, calmante, sédative, carminative, cholérétique, fébrifuge, sudorifique, laxative, émolliente, relaxante, régénérante, reminéralisante, vulnéraire.

Applications: La manière la plus simple et la plus efficace d'utiliser la camomille contre une multitude d'affections est l'infusion: pas plus de 3 têtes pour 250 ml d'eau, car à dose élevée, elle devient vomitive. L'infusion de camomille filtrée peut servir de lotion externe contre les infections des yeux, les plaies diverses, la peau sèche, les rides précoces, et de dernier rinçage pour adoucir et éclaircir les cheveux blonds. En teinture-mère: 20 g (⅔ oz) dans 250 ml (1 tasse) d'eau: prendre 20 gouttes 3 fois par jour. Elle soigne toutes sortes de douleurs d'origine hépatique, intestinale ou nerveuse. On peut en donner en concentré aux jeunes enfants en cas de coliques ou lorsqu'ils font leurs dents.

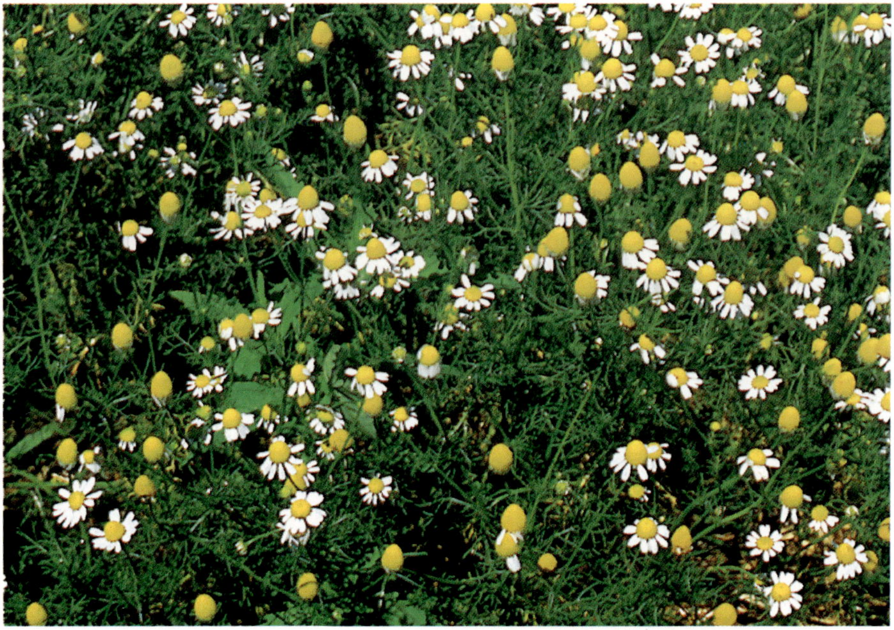

Un bain avec une décoction de camomille est bénéfique (même pour les enfants) contre la fièvre, les démangeaisons, la névralgie et la nervosité excessive.

Les principes actifs de la camomille se dissolvent bien dans les huiles. Elle entre dans la composition de plusieurs crèmes et pommades contre les rides et les irritations mineures de la peau.

Mise en garde: Les personnes allergiques au pollen, surtout celui de l'herbe à poux, peuvent réagir à la camomille, surtout à la camomille romaine.

Anecdote: Plus on piétine la camomille, plus elle se renforce et se multiplie. En élixir, cette petite fleur redonne confiance, force et espoir à celui qui les a perdus.

HUILE ENSOLEILLÉE

250 ml (1 tasse)	Huile d'olive vierge biologique
30 g (1oz)	Fleurs de camomille séchées
30 gouttes	Huile essentielle de lavande

Placer les fleurs et l'huile dans un bocal hermétique. Laisser macérer pendant 1 mois tout en agitant régulièrement. Filtrer soigneusement, ajouter la lavande. Cette huile calmante se garde 6 mois. À utiliser en cas d'irritations mineures de la peau, de douleurs névralgiques et musculaires, de peau sèche et même pour atténuer les rides!

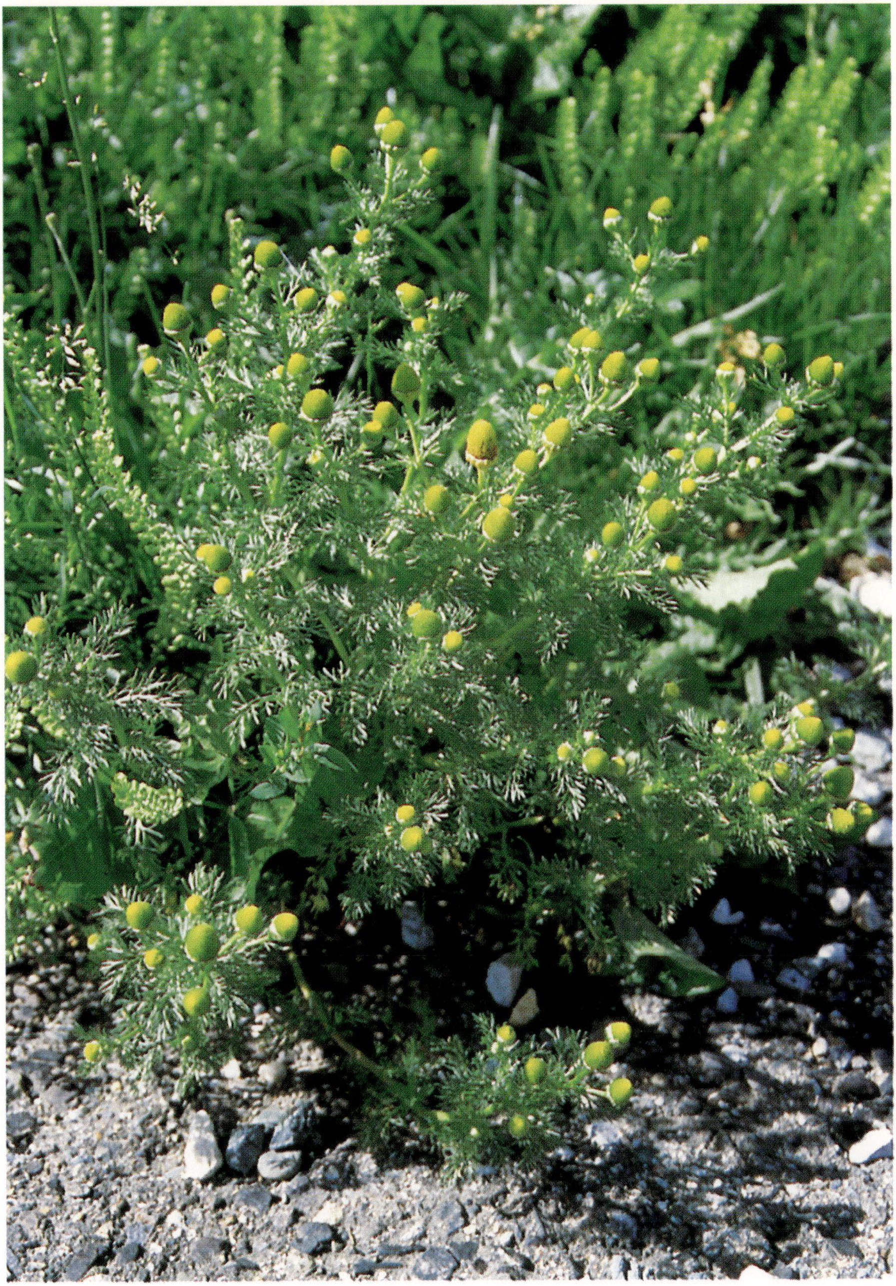

CAPILLAIRE

FAMILLE DES POLYPODIACÉES

Nom latin : *Adiantum pedatum*

Noms communs : Capillaire du Canada, capillaire de Montpellier, cheveux de Vénus

Noms anglais : *Five finger fern, maiden hair, rock fern*

Historique : Dans son traité *Sur la matière médicale,* Dioscoride a décrit la capillaire comme une « remarquable pectorale ». Olivier de Serres, ministre de l'Agriculture sous Henri IV, la décrivait ainsi : « Le cheveu de Vénus brise la pierre et la gravelle fait uriner, étanche le flux de sang coulant du nez, guérit la teigne et aussi ceux qui ont la jaunisse. » Elle connaît un regain de popularité grâce aux Jésuites de la Nouvelle-France qui ont vu les Amérindiens soigner avec succès les maladies graves des poumons. En 1761, l'écrivain suédois Pehr Kalm, disciple de von Linné, relate que les sauvages battaient les bois pour remplir des navires entiers de capillaire destinée à la cour du roi Louis XVI, où elle était très populaire. Une partie de son nom latin lui vient d'une affirmation de John Gerard qui disait qu'elle soignait les maladies vénériennes, d'où le nom de *veneris* que porte une variété connue : *Adiantum capillus veneris*. Quant au mot *capillus* (capillaire), il a deux origines : la forme aérienne de son feuillage et la croyance que cette plante appliquée en lotion faisait repousser les poils de la barbe et de la tête. Le nom français évoque la ville de Montpellier, car le jardin botanique de cette ville fut le premier à la promouvoir et à la cultiver intensivement, grâce à l'appui du grand botaniste Lobellius qui soignait, avec la capillaire, l'asthme et la coqueluche.

Vestige vert des forêts d'antan,
la capillaire a considérablement rapetissé,
en taille comme en quantité.
Il est important de la préserver.

Habitat : Les anciennes forêts de feuillus à humus épais, près des grottes et des vieux rochers, souvent dans les lieux reculés un peu mystérieux.

Description : Fougère très élégante aux frondes vert clair finement découpées en limbes orbiculaires. Elle se distingue aussi par un long pétiole brun bordeaux et par sa forme d'éventail.

Parties utilisées : Le feuillage, avant la formation des graines en automne.

Composition chimique : Chlorophylle, vitamines A, C et E, capillarine, flavonoïdes, mucilages, tanins, sucres, terpénoïdes, minéraux (fer, magnésium).

Propriétés médicinales : Antiseptique, astringente, béchique, pectorale,

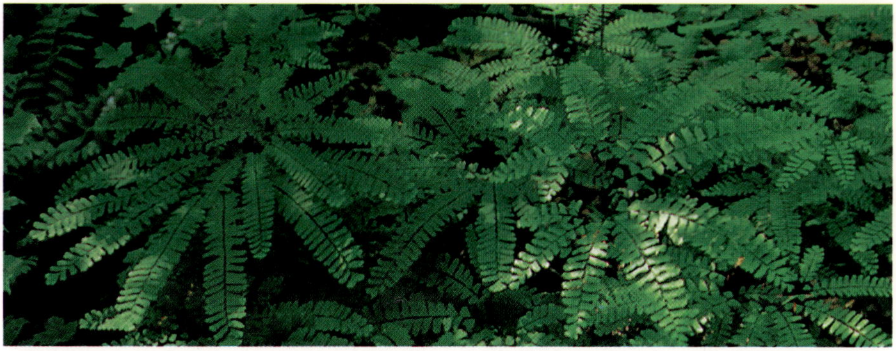

dépurative, oxygénante, laxative, régénérante, rafraîchissante, relaxante, tonique, reminéralisante.

Applications: Comme les propriétés de la capillaire sont peu résistantes au temps et à la chaleur, il faut l'employer fraîche en cataplasme (crue et broyée) directement sur une plaie ou ébouillantée et infusée — 1 plant pour 250 ml (1 tasse) d'eau — durant quelques minutes en cataplasme local: contre l'eczéma, les infections suppurantes, les plaies. Sous forme de lotion sur la tête, elle stimule la repousse des cheveux. En tisane: 1 plant dans 250 ml (1 tasse) d'eau, elle est excellente contre la toux et les maladies de peau chroniques. En cas de mauvaise circulation sanguine, prendre 750 ml (3 tasses) par jour. Vu la rareté de la plante, la teinture-mère est aussi un bon choix de préparation concentrée efficace: 20 g (⅔ oz) dans 250 ml d'alcool. En prendre 20 gouttes 3 fois par jour.

Anecdote: La capillaire était une des spécialités du café Procope à Munich, au XVIIIe siècle. On y servait un mélange de capillaire dans du thé noir fort et du lait, la «bavaroise», parfois pour soigner des bronchites, mais le plus souvent pour dégriser les ivrognes!

SIROP DE CAPILLAIRE

40 g (2 tasses)	Feuilles de capillaire fraîches
1 litre (4 tasses)	Eau
500 ml (2 tasses)	Miel non pasteurisé

Faire bouillir la plante dans l'eau pendant 3 min, couvrir et laisser infuser 3 h. Filtrer la décoction, puis faire fondre le miel doucement, sans faire bouillir, pendant 5 min. Verser le mélange dans une bouteille en verre. Garder au réfrigérateur et consommer dans les 2 mois suivants à raison de 1 à 2 c. à soupe diluées dans l'eau 3 fois par jour. À prendre en cas de maladie pulmonaire chronique, d'anémie ou de maladie de peau rebelle. On peut suivre ce traitement doux pendant 1 mois sans danger, tout en y ajoutant d'autres plantes pectorales plus caustiques comme le raifort ou le serpolet, mais en petites quantités.

CAROTTE SAUVAGE

FAMILLE DES OMBELLIFÈRES

Nom latin: *Daucus carota*

Noms communs: Faux panais, gauviotte, gironille, pastonade

Noms anglais: *Wild carrot, bee's nest plant, bird's nest, root, queen Ann's lace*

Historique: En 200 av. J.-C., Galien lui a donné son nom latin. Pline l'appelait *Pastinaca gallica* («de France»), car c'est apparemment en France qu'on en consommait le plus et qu'on a commencé à en cultiver pour en améliorer la texture et la saveur. Culpeper disait que la carotte était dominée par Mercure, qu'elle éloignait les vents, provoquait l'urine, cassait les pierres aux reins et les évacuait.

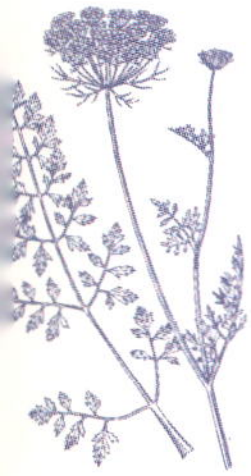

Jean Valnet a prouvé scientifiquement que la racine de la carotte cultivée ou sauvage, crue, râpée et appliquée en cataplasme, est un merveilleux antiride, un cicatrisant et un analgésique, même en cas de brûlures ou de plaies profondes. Le Pr Léon Binet ainsi que les autorités de l'Académie des sciences de Minsk conseillent de baigner les nourrissons qui ont la jaunisse dans une décoction de racine de carotte.

La carotte sauvage est un des meilleurs draineurs des démesures du corps et de l'esprit.

Habitat: Les terrains arides et pierreux, les remblais, au bord des fossés. Étant héliophile, elle évite les lieux ombragés.

Description: La carotte sauvage se distingue de la carotte potagère par sa racine tubéreuse. Elle fleurit au cours de sa deuxième année. Sa tige centrale striée et légèrement velue produit des fleurs blanches parfois teintées de rose qui se recroquevillent avant de produire des graines aplaties et vertes.

IMPORTANT: Bien identifier la carotte sauvage. Ne pas la confondre avec sa dangereuse cousine la cicutaire maculée ni le panais sauvage (voir le chapitre sur les plantes toxiques). Son feuillage contient des psoralènes et peut provoquer des taches pigmentaires chez les personnes très sensibles.

Parties utilisées: Les fleurs et les graines à la fin de l'été, les racines en automne ou au début du printemps.

Composition chimique: Amidons, sucres, bêta-carotène, huile essentielle, protéines, minéraux (fer, potassium, cuivre, iode), toniques, phytohormones, principe colorant.

Propriétés médicinales: Antioxydante, cicatrisante, carminative, laxative, digestive, diurétique, emménagogue, galactagogue, nutritive, remi-

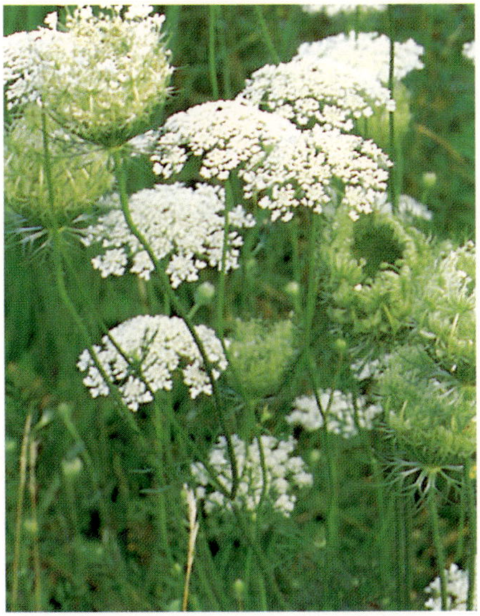

néralisante, ophtalmique, vermifuge, parasiticide.

Applications: En élixir floral (3 gouttes pures de 3 à 5 fois par jour sous la langue), la carotte fortifie la vision physique mais stimule aussi les domaines psychique, mental et spirituel. Elle donne des résultats étonnants pour certaines maladies de l'esprit difficiles à soigner autrement.

On peut utiliser les semences de carotte sauvage fraîchement pilées dans bien des plats cuisinés ou encore bouillies à raison de ½ c. à thé dans 250 ml (1 tasse) d'eau: excellent diurétique, élimine les gaz et augmente le lait des nourrices: 3 fois par jour, entre les tétées.

Les carottes cuites à la vapeur et consommées plusieurs jours d'affilée constituent un merveilleux régulateur gastro-intestinal. Les carottes Vichy sont un des remèdes miracles de cette célèbre ville de cure.

On mange la racine crue ou cuite, après un bon brossage. Elle soigne la rétention d'eau et les parasites intestinaux, elle favorise la bonne digestion des protéines et combat aussi la constipation. En automne, comme elle est souvent coriace et ligneuse, on la consommera sous forme de décoction diurétique; au printemps en décoction vermifuge. Le jus extrait de la racine est un excellent laxatif. Il soigne aussi l'anémie et la jaunisse.

Mise en garde: Ne pas consommer en début de grossesse.

Anecdote: Des expériences récentes prouvent que les semences de carotte sauvage agissent comme la pilule contraceptive du lendemain.

DÉCOCTION CARMINATIVE

1 litre (4 tasses)	Eau
15 g (3 c. à soupe)	Graines de carotte
1	Théière en verre ou en terre cuite

Faire bouillir l'eau et la verser sur les graines dans la théière. Laisser infuser avec le couvercle durant au moins 30 min. Boire 750 ml à 1 litre (3 à 4 tasses) par jour entre les repas, en cas de flatulences, de rétention d'eau et de rhumatismes. Excellent pour les nourrices qui manquent de lait. Les bébés allaités bénéficieront aussi de ses bienfaits!

CATAIRE

FAMILLE DES LAMIACÉES

Nom latin: *Nepeta cataria*

Noms communs: Chataire, herbe aux chats, menthe de chat

Noms anglais: *Catnip, catmint, catswort, field balm*

Historique: Depuis l'Ancien Empire en Égypte (2700-2300 av. J.-C.), la cataire est un symbole de fertilité; elle était consacrée aux déesses Bast et Sekhmet, la chatte et la lionne. Elle était censée aider les femmes qui voulaient se transformer en chattes pendant la nuit. En réalité, la cataire attire surtout les matous, car elle contient des népétalactones, subtances chimiquement semblables aux hormones émises par les chattes en chaleur. Les paysans anglais en semaient autour de leurs celliers à provisions pour attirer les chats et éloigner les rats qui détestent cette odeur.

Culpeper la conseillait en compresse, mélangée à du gras animal, contre les abcès, les enflures et les blessures de guerre. Il affirmait que rincer la tête avec une décoction supprime les croûtes, la gale et les pellicules. Selon les Drs Aldéi Lanthier et Henri Leclerc, la tisane de cataire est un des meilleurs remèdes contre le hoquet.

Les Chinois la disent amère, froide et piquante. Ils l'utilisent pour harmoniser le foie, les nerfs et les poumons, et en cas de tension nerveuse due à un trop-plein d'émotions. Ils conseillent aux enfants surexcités un mélange, en parts égales, de tisane de cataire, de camomille et de mélisse.

Les herboristes nord-américains actuels recommandent très souvent la cataire comme calmant et sédatif doux, particulièrement efficace chez les enfants.

Habitat: Les terrains caillouteux ou rocheux, les pâturages acides en friche et les collines calcaires, en plein soleil de préférence.

Description: Plante herbacée vivace de 1 m de hauteur avec une tige carrée légèrement velue. Ses feuilles ovales et dentelées sont aussi recouvertes d'un mince duvet. Les fleurs sont blanc rosâtre. L'odeur est citronnée et mentholée, sa texture douce au toucher, son goût amer et prononcé.

Parties utilisées: Les parties aériennes, plus spécialement les feuilles et les sommités fleuries.

Composition chimique: Acétate de méthyle, acide népétalique, népétalactones, huile essentielle, iridoïde, tanins, minéraux (calcium, potassium, silicium).

Cette plante de velours aromatique mérite vraiment de retrouver ses lettres de noblesse.

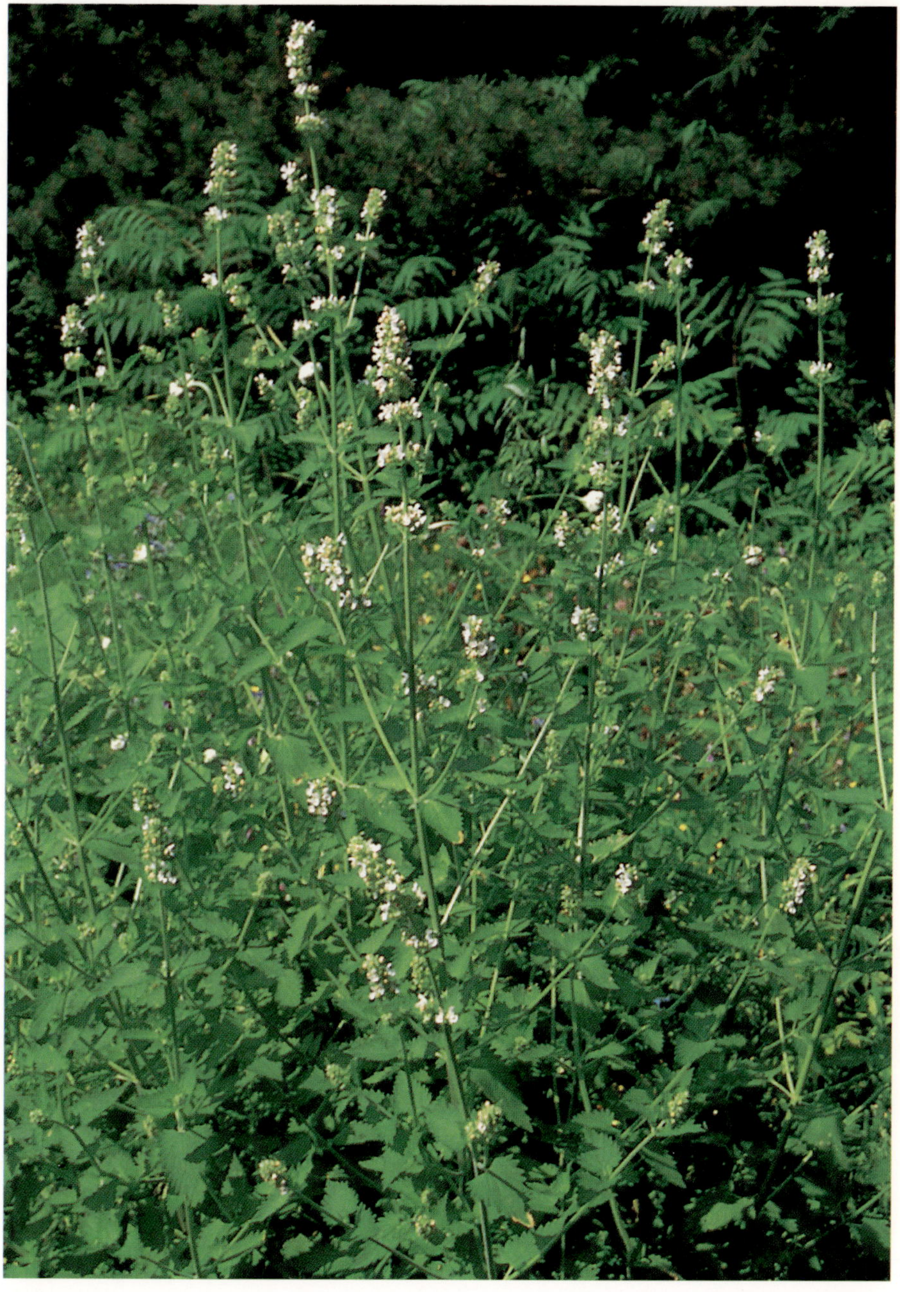

Propriétés médicinales : Anodine (qui calme la douleur), antiseptique, antispasmodique, calmante, aromatique, carminative, diaphorétique, fébrifuge, digestive, astringente, emménagogue, tonique utérin, pectorale, antihistaminique.

Applications : Pour avoir de meilleurs résultats, la consommer crue en salade au printemps, ou fraîche en décoction. Ne pas la faire bouillir mais la laisser macérer plus longtemps dans de l'eau chaude : 3 feuilles dans 250 ml (1 tasse) d'eau. On la boit froide en cas de fièvre et de migraine digestive, chaude en cas de colique ou de diarrhée. En lavement : contre les douleurs intestinales, même chez le jeune enfant : 1 sommité fleurie ou 2 feuilles dans 250 ml (1 tasse) d'eau, infusée et filtrée.

La cataire est excellente pour soigner la nervosité excessive : bronchospasmes, hyperactivité, insomnie. Après le repas, en infusion ou en teinture-mère : 3 feuilles dans 250 ml (1 tasse) d'eau : prendre 10 gouttes à la fois. Elle est digestive et antiflatulente.

Mise en garde : La cataire est un puissant calmant et relaxant musculaire. Éviter de la prendre le jour et surtout pas avant un travail qui nécessite beaucoup de concentration et d'adresse. Se limiter à des doses minimes d'infusion chaude, sinon elle devient vomitive.

Anecdote : Selon un traité de magie populaire, le *Master Book of Herbalism,* pour se défaire d'un grave défaut ou d'une dépendance aliénante, il faut brûler de la cataire séchée avec de la racine de sanguinaire. Jeter dans le feu le papier sur lequel on aura écrit ce dont on veut se libérer. En même temps, on doit invoquer un esprit protecteur.

LAVEMENT ANTISPASMODIQUE

20 g ou 1 plant complet	Cataire fraîche
500 ml (2 tasses)	Eau très chaude
1	Bol en pyrex
1	Poire à lavement désinfectée

Placer la plante déchiquetée dans un bol en pyrex. Verser l'eau chaude. Laisser infuser et refroidir pendant 10 min, puis filtrer. Utiliser toute l'infusion en remplissant la poire plusieurs fois, selon la technique habituelle. Pour un bébé de moins de deux ans, diviser les quantités par quatre. Cette recette est souveraine contre les coliques, la fièvre, les migraines et les spasmes au plexus.

CERISIER

FAMILLE DES ROSACÉES

Noms latins : *Cerasus vulgaris* en Europe, *Cerasus virginiana* ou *pennsylvanica* en Amérique

Noms communs : Cerise de France, bing, griotte, merise, marasquin

Noms anglais : *Black cherry, choke cherry*

Historique : Le Romain Lucullus a rapporté des cerisiers de la ville de Cerasonte en Perse, après sa victoire sur Mithridate en 66 av. J.-C. Pline raconte que les Grecs utilisaient abondamment les cerises pour soigner les crises de goutte dues aux excès de boisson et de viande. De tout temps, les Amérindiens et les Russes se sont servis de l'écorce comme analgésique, diurétique et fébrifuge. La gomme qui suinte du tronc était réputée guérir les dartres et faire tomber les croûtes sèches de l'eczéma.

Au début du XXe siècle, au Québec, les sœurs de Kamouraska conseillaient la tisane d'écorce de cerisier, ramassée du bas vers le haut, pour activer la lactation.

En 1920, aux États-Unis, on conseillait des cures de cerises noires contre les kystes, et de cerises rouges pour désobstruer les poumons.

Habitat : En Europe, dans les vergers, en Amérique du Nord, dans les anciennes friches ensoleillées, à la lisière des jeunes forêts et sur les brûlis.

Description : Arbre pouvant atteindre 10 m de hauteur (sauf certaines variétés américaines qui ressemblent à des haies arbustives). L'écorce est lisse, d'un beau brun foncé, et se détache naturellement du tronc par lanières, surtout en hiver. Les fleurs blanc rosâtre sont disposées en grappes terminales. Les fruits sont plus nombreux, plus petits et plus sombres dans les variétés sauvages américaines, mais moins charnus, doux et juteux que ceux d'Europe.

Parties utilisées : La queue de cerise, les fruits, l'écorce interne.

Composition chimique : Écorce et jeunes feuilles : glycoside cyanogénique. Fruits, tige et feuilles : coumarine. Fruits et queues : tanins, potassium. Fruits : vitamine C, fer, acides, lévulose (sucre assimilable même par les diabétiques), lignine, pectine.

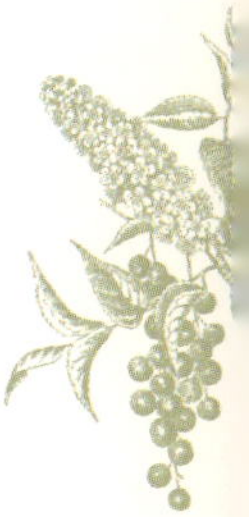

Propriétés médicinales : Antiarthritique, antigoutteux, diurétique, lithotritique, rafraîchissant, pectoral, reminéralisant, laxatif, régénérant des muqueuses et de la peau, dépuratif sanguin et lymphatique.

Applications : La partie la plus utilisée pour ses effets diurétiques est la queue de cerise. Il est conseillé de bien la faire sécher afin d'éliminer l'acide cyanhydrique. La tisane légère — 5 g (1 c. à thé) de queues pour 1 litre (4 tasses) d'eau — est recommandée contre

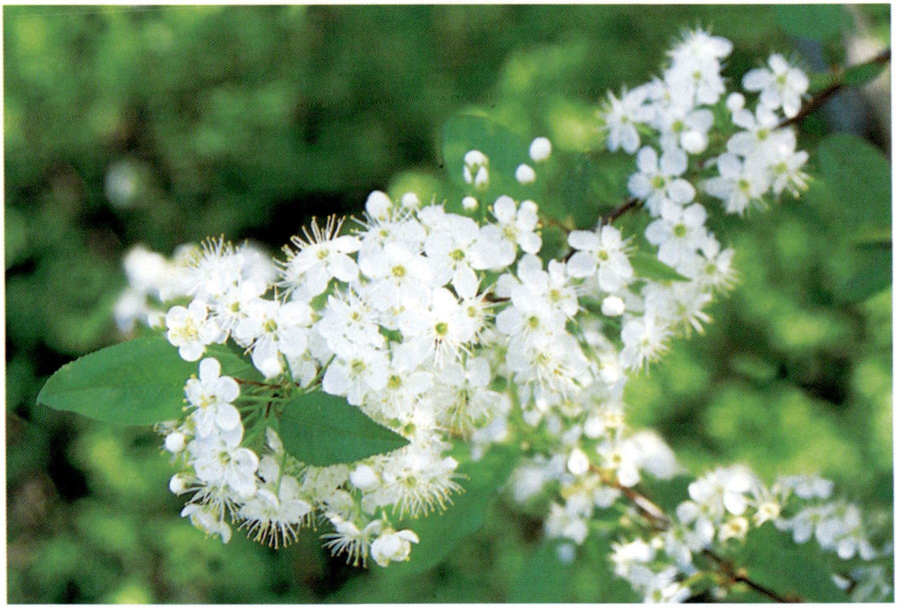

l'arthrite, l'acide urique, la cystite, l'œdème et la rétention urinaire. Prendre 3 fois 250 ml (1 tasse) par jour avant les repas.

On déguste les fruits crus en quantité modérée et en évitant de boire de l'eau, surtout pas de boissons gazeuses, pour éviter de déclencher des coliques. Une cure de cerises pendant deux jours pourrait être recommandée aux goutteux, aux diabétiques et aux obèses, ou tout simplement pour nettoyer la lymphe et le sang.

On ramasse l'écorce interne des jeunes rameaux au début de l'hiver. Bien la faire sécher pendant 1 mois dans un endroit sec et ventilé. En décoction à raison de 3 fois 250 ml (1 tasse) par jour, elle soigne la fièvre, la migraine et les névralgies diverses : limiter la cure à 10 jours.

Anecdote : En Chine, la fleur de cerisier est le symbole de l'amour, de la pureté et du renouveau.

MASQUE DE JOUVENCE À LA CERISE

450 g (1 lb)	Cerises
1 kg (2 lb)	Argile

Dénoyauter les cerises, les écraser grossièrement et les mélanger à l'argile. Faire un masque épais sur le visage. S'allonger et se détendre pendant 10 min. Rincer le tout à l'eau tiède.

Remarque : en cas de céphalée, en mettre une couche plus épaisse sur le front.

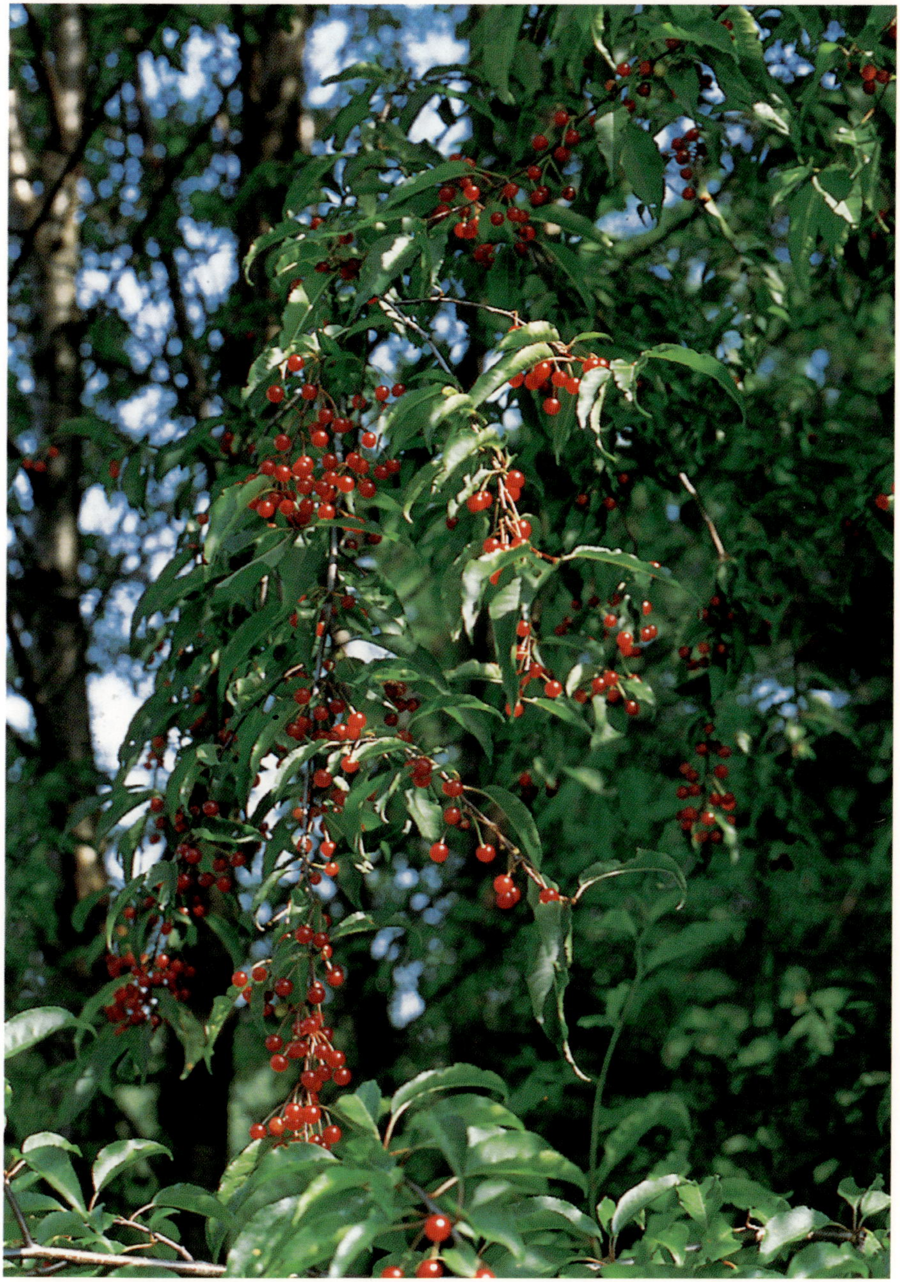

CHARDON

FAMILLE DES ASTÉRACÉES

Nom latin : *Cirsium vulgare*

Noms communs : Chardon vulgaire, pet d'âne, piqueux

Noms anglais : *Common thistle, cotton thistle, wooly thistle*

Historique : Le mot « chardon » vient de « carder ». En Grèce, au début de notre ère, on se servait en effet de cette plante pour peigner la laine des moutons avant de la filer. Le chardon a deux faces : d'un côté, il représente la misère et la terre abandonnée (certains pays ont même imposé des amendes aux propriétaires qui le laissaient proliférer) ; d'un autre côté, il a été l'emblème royal de l'Écosse en 1458, et il la représente encore. Pline et Dioscoride affirmaient que les feuilles du chardon aidaient à redresser les dos tordus et les cous désaxés ainsi qu'à renforcer les os des enfants faibles. Dans plusieurs pays d'Europe (Angleterre, Écosse, Danemark), depuis la conquête romaine, on mangeait les jeunes tiges pelées et aussi les disques des capitules cuits à la vapeur comme les artichauts, leurs cousins.

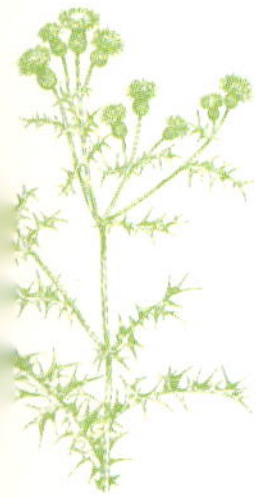

Sous ses piquants rébarbatifs, le chardon des champs cache dans sa tête cotonneuse de nombreux bienfaits pour la santé.

Habitat : Les terrains calcaires et arides, les pâturages et leurs sols azotés.

Description : Plante bisannuelle de 1 m à 1,5 m de hauteur. La tige centrale est solide et piquante. Les feuilles se terminent par de longues épines beiges pointues. Les graines nombreuses sont munies d'aigrettes et soudées à la base par un anneau jusqu'à ce qu'elles soient mûres. Les racines sont fines et profondes.

Parties utilisées : Les feuilles, les sommités fleuries, les graines et les racines cueillies au mois de septembre, après la floraison.

Composition chimique : Feuilles : sucres, chlorophylle, bioflavonoïdes, minéraux (fer, silice, potassium), principes amers, mucilages, tanins. Graines : acides, huile polyinsaturée. Racine : inuline, principes amers.

Propriétés médicinales : Antimitotique, antibiotique, cholagogue, cholérétique, hypoglycémiant, fortifiant, hypotensif, dépuratif sanguin, immunostimulant, virucide, rafraîchissant, réfrigérant, tonique, reminéralisant.

Applications : Le chardon a souvent servi d'aliment de survie, car ses feuilles sont comestibles une fois débarrassées de leurs épines. On en fait une soupe douce-amère très nutritive. Broyées

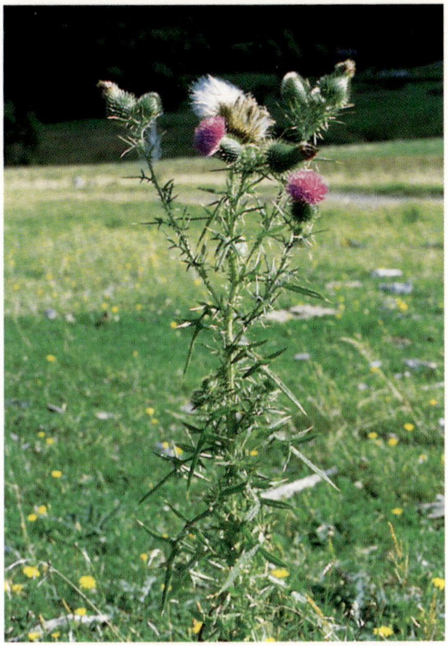

finement et en cataplasme, elles guérissent les plaies suppurantes. Bouillies entières : 1 feuille pour 250 ml (1 tasse) d'eau, elles servent de diurétique et de draineur hépatique doux et soulagent les fièvres causées par une surcharge du foie. Les racines abaissent le taux de sucre dans le sang, diminuent la pression et le taux de cholestérol. Prendre une tisane — 1 c. à thé pour 250 ml (1 tasse) — 3 fois par jour pendant 10 jours avant les repas constitue un nettoyage saisonnier.

La croyance populaire médiévale vantait la décoction de chardon comme lotion miracle contre la calvitie. Les aigrettes laineuses du chardon ont longtemps servi de pansement et de matériau de remplissage pour les coussins. On a aussi longtemps utilisé l'huile des graines pressée à froid en cuisine et comme huile à lampe.

Anecdote : Pour soigner un animal bien-aimé, un ancien rituel consistait à placer un chardon à chaque point cardinal autour de lui et à invoquer le dieu, le totem ou le saint protecteur de l'animal.

DÉCOCTION ANTIVIRUS

1	Capitule de chardon au début de la floraison
750 ml (3 tasses)	Eau pure

Faire bouillir la tête florale pendant 3 min. Laisser infuser 15 min.

Boire dans la journée avant les repas. Faire une cure de 10 à 30 jours consécutifs en cas d'infection virale, pour nourrir et stimuler le système immunitaire.

CHÉLIDOINE

FAMILLE DES PAPAVÉRACÉES

Nom latin : *Chelidonium majus*

Noms communs : Grande chélidoine, grande éclaire, herbe aux boucs, herbe aux veuves, herbe de Sainte-Claire, herbe aux hirondelles

Noms anglais : *Common celandine, garden celandine*

Historique : L'origine de son nom n'est pas claire. Pour les Grecs, il vient de *chelidon* ou « hirondelle », car cet oiseau frotte les yeux de son petit avec cette plante pour qu'il voie plus vite et s'envole plus tôt. Les alchimistes du XVIe siècle l'auraient nommée *coelidonum* ou « don du ciel » : ils la consommaient en teinture-mère dans le vin blanc contre la jaunisse. Paracelse louait son suc orangé contre les maladies du sang impur et sa fleur, contre les congestions biliaires.

Selon John Gerard, la chélidoine mijotée dans du bon miel, filtrée et appliquée sur les yeux, guérit la cécité et éclaircit la cornée obstruée par la cataracte. Clusius (1526-1609), médecin et herboriste hollandais, affirme que le suc de chélidoine soigne les excès de bile et les suppurations jaune verdâtre de la peau et des muqueuses. Le Dr Mességué, quant à lui, préconise les bains de mains et de pieds, inoffensifs mais efficaces, contre les allergies, l'arthrite, les dartres, l'eczéma, l'hypertension, la sciatique et la prostatite.

Le chercheur russe Denissenko, cité par Maurice Mességué (*Herbier de santé*, 1975), révèle qu'il aurait guéri divers cancers. La chélidoine est très utilisée en homéopathie comme draineur majeur du foie et de la vésicule biliaire.

Habitat : Près des habitations humaines : étables, jardins, murailles et lieux ombragés. Les terrains vagues et les ruelles des villes accueillent parfois des colonies très développées.

Description : Plante vivace herbacée de 30 cm à 50 cm de hauteur. Ses feuilles sont d'un beau vert clair. Les fleurs jaune d'or à quatre pétales sont disposées en ombelles évasées. Le fruit est une gousse brune qui porte plusieurs dizaines de petites graines brun foncé.

Parties utilisées : La plante entière avant la formation des graines en mai et en juin, la racine en automne.

Composition chimique : Feuilles et suc : alcaloïdes viricides, pigment, principes amers, carotènes, acides chélidoniques, huile essentielle, enzymes protéolytiques.

La chélidoine est une plante puissante, à utiliser avec précaution. Son élixir floral fortifie la gorge et la voix, facilite la communication orale et même la communion intime entre partenaires.

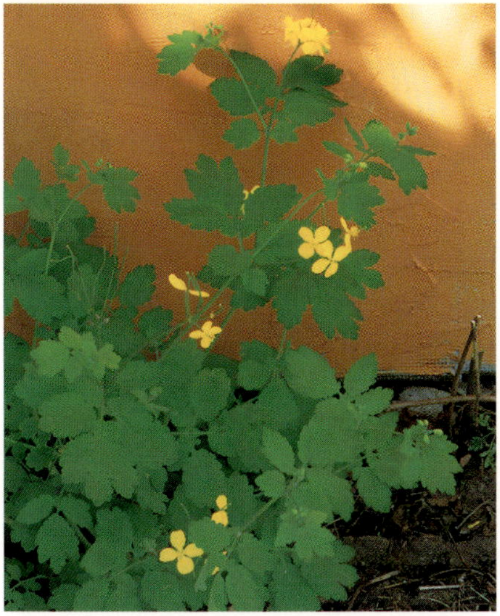

Propriétés médicinales : Antiseptique, anesthésique, antiscorbutique, antihistaminique, cholérétique, cholagogue, emménagogue, ocytocique, fongicide, virucide, hypotensive, sédative, laxative, purgative.

Applications : Suc frais : en cas de conjonctivite ou de verrue génitale, on l'emploie dilué dans de l'eau bouillie (1/20). Pour soigner une verrue, on applique le suc frais, qui perle aux aisselles des tiges, 2 fois par jour quelques journées consécutives. On peut se servir de la plante entière en cataplasme sur une plaie. En teinture-mère, prendre 5 gouttes 3 fois par jour dans de l'eau ou mettre directement sur une verrue ou un cor au pied ; en usage interne, diluée dans 250 ml (1 tasse) d'eau bouillie pour nettoyer une plaie ouverte ou en cas d'infection des muqueuses.

Une décoction de plante fraîche — 1 foliole pour 250 ml (1 tasse) d'eau — 3 fois par jour nettoie le foie et la vésicule biliaire. Pour améliorer le goût âcre et amer de la chélidoine, ajouter de la camomille, de la menthe ou du pissenlit. Faire ce genre de cure pendant 3 semaines est excellent pour soigner l'eczéma, le psoriasis et même l'artériosclérose.

Mise en garde : La chélidoine prise à forte dose prolongée peut avoir un effet narcotique dangereux accompagné de spasmes respiratoires, d'une toux irritante. Elle peut aussi entraîner une intoxication sévère du foie.

Anecdote : D'après une superstition du Moyen Âge, si l'on pose de la chélidoine sur la tête d'un malade gravement atteint, elle fait pleurer celui qui va mourir et rire celui qui va guérir !

TEINTURE ANTIVERRUES

10 g (⅓ oz)	Chélidoine fraîche broyée
250 ml (1 tasse)	Vinaigre de cidre de pommes

Mélanger et laisser reposer 1 mois à l'abri de la lumière dans un bocal en verre, tout en l'agitant tous les 2 ou 3 jours. Filtrer.

L'appliquer pure sur les verrues 2 fois par jour ou fixer avec du sparadrap un tampon imbibé de teinture et le renouveler pendant 1 semaine.

Peut se prendre en usage interne pour nettoyer le foie à raison de 5 gouttes dans 150 ml (½ tasse) d'eau avant les 3 repas.

CHÊNE

FAMILLE DES FAGACÉES

Nom latin : *Quercus alba*

Noms communs : Chêne rouvre, chêne blanc, quesne, roi des forêts

Noms anglais : *Oak, gospel tree, tanners bark*

Historique : Le nom botanique *quercus* vient du celte *quer* (bon) et *cuez* (arbre) et le nom commun de *chen* (beau). Au début de notre ère, chez les Celtes, le chêne était un symbole sacré : au sixième jour de la lune de décembre, les druides cueillaient le gui de chêne avec une serpe en or en annonçant la nouvelle année aux cris de : « Au gui l'an neuf ». Longtemps les glands ont servi de farine pour les pauvres. Encore aujourd'hui, certaines tribus berbères en font une bouillie nutritive, le *racahout*. Les Grecs reliaient le chêne à Zeus en raison de sa force et de sa puissance, et les Romains à Jupiter. La tradition de célébrer des rituels à l'ombre du chêne a perduré après la chrétienté, d'où son surnom anglais d'« arbre aux prières » ou *Gospel Tree*.

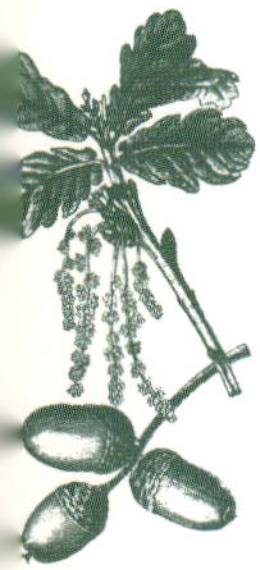

Jean de La Fontaine a parlé de cet arbre magnifique dans sa fable Le Chêne et le Roseau : « Celui de qui la tête au ciel était voisine et dont les pieds touchaient à l'empire des morts. »

Chez les Goths, le chêne était un symbole de force et de triomphe : l'expression « fort comme un chêne » est ancrée dans la mémoire populaire. Les guérisseurs anonymes du Moyen Âge comme ceux de la Renaissance utilisaient les feuilles et l'écorce : en usage interne contre les diarrhées, les hémorragies, la tuberculose et le rachitisme ; en usage externe : en cataplasme contre les plaies suintantes, en poudre pour arrêter le saignement du nez, sous forme de talc pour stopper les hémorragies.

L'écorce a été souvent combinée aux sels de fer pour colorer les étoffes en noir et, un peu partout dans le monde, pour tanner les peaux. Le bois de chêne est une des matières premières les plus prisées pour fabriquer des bateaux, des meubles, des charpentes de maison et des traverses de chemin de fer. Le chêne a été une ressource naturelle très convoitée lors des colonisations. En deux siècles, le sud du Québec a été totalement pillé de ses milliers d'hectares de chêne blanc par les Français et les Anglais.

Habitat : Les clairières ouvertes ou les prairies dégagées proches des forêts de bois de feuillus mélangés.

Description : Arbre imposant pouvant atteindre 30 m de hauteur et 10 m de circonférence, et vivre jusqu'à 1000 ans. Son écorce est grisâtre

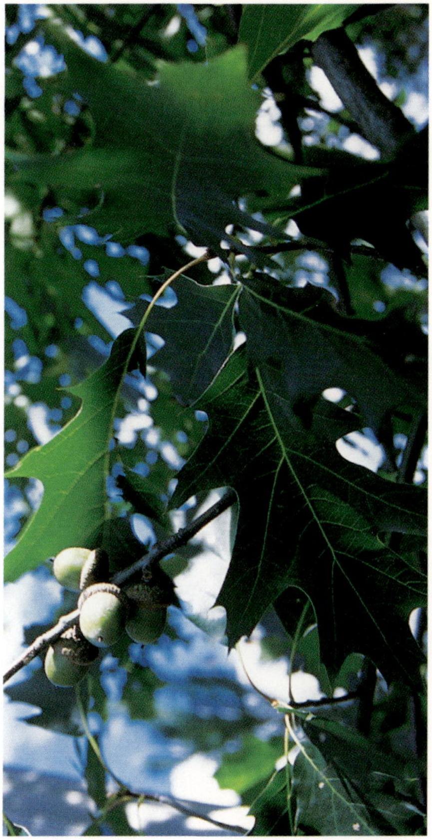

et lisse, son bois est brun pâle, dur, lourd et à grain serré. Les feuilles sont divisées en plusieurs lobes arrondis. Le fruit est un gland lisse, brun caramel à maturité, serti d'une cupule sculptée qui recouvre le quart du fruit. Un chêne sain de 25 ans peut produire jusqu'à 25 000 glands. Ses racines sont très étendues

Parties utilisées: Les bourgeons et les jeunes feuilles tôt au printemps, les glands en automne, et, à la fin de l'hiver, l'écorce externe et l'aubier (écorce interne).

Composition chimique: Écorce: acide gallique, tanins, minéraux (calcium, fer, potassium). Feuilles: vitamines A, C et E, chlorophylle, mucilages, glucides. Fruits: amidons, sucres, tanins, oxalate de calcium.

Propriétés médicinales: Antidiarrhéique, astringent, aphrodisiaque, fortifiant, fébrifuge, immunostimulant, hémostatique, antihémorragique, nutritif, reconstituant, tonique, reminéralisant.

Applications: On se sert des bourgeons pour faire une teinture-mère dans l'alcool (1 partie de bourgeons pour 10 parties d'alcool). À raison de 20 gouttes avant chaque repas, elle combat l'impuissance, la basse pression et la fatigue générale, physique et mentale. Quant aux jeunes feuilles séchées, on les boit en décoction: 1 feuille pour 250 ml (1 tasse) d'eau pour activer l'écoulement biliaire, nettoyer la rate et régénérer les intestins irrités.

L'écorce externe et l'aubier se récoltent sur un arbre âgé de sept ans au moins. On les découpe en morceaux avant de les faire bouillir quelques minutes. Utiliser en cure de 10 jours à raison de 30 g (1 oz) par litre (4 tasses) d'eau: en usage interne, contre les empoisonnements au cuivre, au plomb ou au mercure, les diarrhées sanguinolentes. En usage externe, en compresses, contre les infections anales ou vaginales, les leucorrhées, les hémorroïdes et toutes les suppurations anormales de la peau.

Mise en garde : Une absorption trop grande d'écorce de chêne entraîne de graves problèmes de constipation. Éviter de la faire cuire dans une casserole en fonte, car le fer rend les tanins toxiques pour les reins.

Anecdote : Selon le Dr Bach, le chêne en élixir floral aide à pondérer les excès de ceux qui luttent sans cesse pour performer et qui, même malades et surmenés, ne savent pas s'arrêter. Tout indiqué en ces temps difficiles !

CAFÉ DE GLANDS

Cueillir les fruits du chêne à maturité, les décortiquer et les faire sécher après les avoir coupés finement et recouverts d'un coton à fromage. Les moudre finement au moulin à café. Achever le séchage en grillant la mouture rapidement à la poêle sèche. La conserver dans un bocal en verre. Le café de glands se prépare comme un café infusé dans une cafetière Bodum (1 c. à thé par tasse) pour profiter au maximum de ses propriétés astringentes, toniques et reminéralisantes.

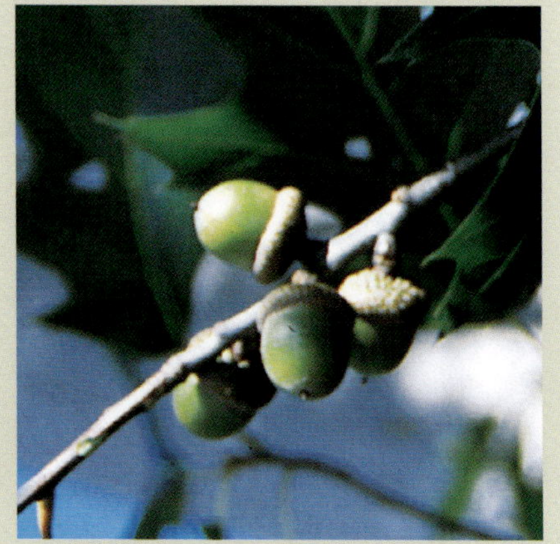

CHICORÉE

FAMILLE DES ASTÉRACÉES

Nom latin : *Cichorium intybus*

Noms communs : Barbe de capucin, cheveux de paysan, écoubette, herbe à café, laideron, yeux de chat

Noms anglais : *Chicory, wild succory*

Historique : La chicorée est mentionnée en premier dans le papyrus d'Ebers (1500 av. J.-C.). Les Égyptiens l'employaient dans les soupes et comme légume et faisaient même du pain avec la racine séchée réduite en poudre. Pline la recommandait pour rafraîchir le sang, et Dioscoride pour fortifier l'estomac et aider à uriner. Plus tard, Galien la nommera « l'amie du foie ». On doit à Olivier de Serres, ministre de l'Agriculture sous Henri IV, le « sirop de chicorée composé », mélange de racines de chicorée, de rhubarbe, de cannelle, de cerise de terre, de scolopendre et de santal. Il disait que « ce sirop de chicorée composé est bon contre la vermine donc les vers ». La chicorée est cultivée depuis presque un millénaire, de l'Arabie à l'Angleterre, sans oublier la Belgique qui est un des plus grands producteurs de « café » de chicorée. Charles Dickens, dans *Household Words,* décrit longuement la culture et l'utilité de cette merveilleuse plante alimentaire et thérapeutique. Le Dr Leclerc la recommande particulièrement aux sujets atteints de troubles de miction liés à un syndrome hépato-rénal.

La racine de chicorée est un grand draineur des toxines digestives et sanguines.

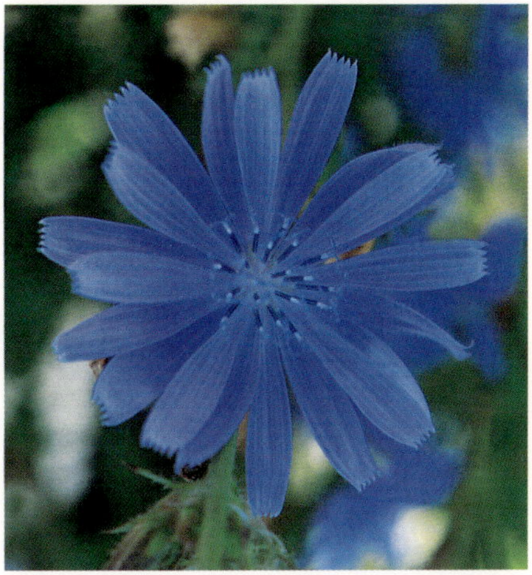

Habitat : Les terres incultes de tout l'hémisphère Nord, les sols calcaires et siliceux, au bord des chemins et des routes, les décharges de pierres et les remblais.

Description : Plante vivace de 1,5 m de hauteur. Les feuilles de la base ressemblent à celles du pissenlit. Les fleurs sont couleur bleu azur. Sa racine est brune, dense, pivotante et profonde.

Parties utilisées : Au printemps, les feuilles, puis la plante entière.

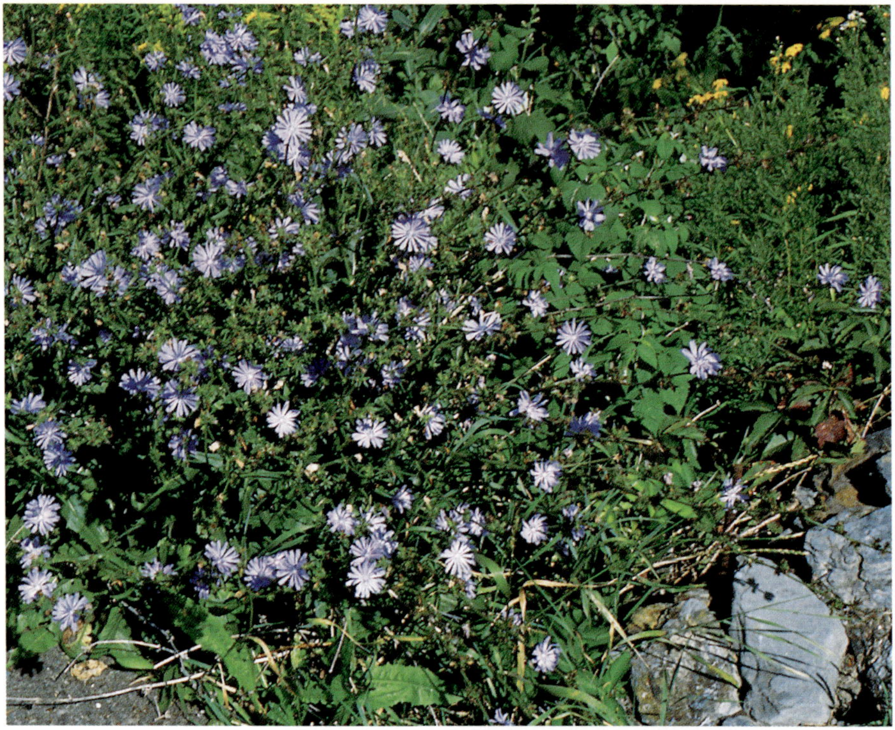

Composition chimique: Principes amers, chlorophylle, sucres, minéraux (calcium, cuivre, fer, magnésium, manganèse, potassium, phosphore), vitamines A, C, P et K.

Propriétés médicinales: Apéritive, digestive, cholagogue, cholérétique, dépurative, diurétique, basifiante, hypoglycémiante, hypotensive, stomachique, vermifuge, reminéralisante, tonique.

Applications: Les feuilles jeunes sont savoureuses en salade. En décoction elles soignent les intestins sensibles, servent à épurer le sang et la vésicule

SALADE DÉPURATIVE

15	Feuilles de chicorée du printemps
5	Endives
10	Olives noires
	Vinaigrette à l'ail, à l'huile d'olive et au jus de citron

Laver la salade, la couper finement et l'arroser de vinaigrette. Mélanger et garnir avec les olives dénoyautées. Déguster en début de repas quelques jours consécutifs pour nettoyer la vésicule biliaire, adoucir les intestins et désacidifier le sang.

biliaire, même en cas de jaunisse. C'est dans la racine que se concentrent le plus les principes actifs: on l'utilise fraîche en décoction, ou séchée et torréfiée, pour soigner le diabète et la rétention d'eau: 1 c. à thé dans 250 ml (1 tasse) d'eau. Les racines de la variété hybride *(Cichorium endiria)* sont forcées pour en faire des chicons. On les mange en salade ou cuites. Elles ont un goût amer, une consistance aqueuse et un effet très diurétique.

Anecdote: La fleur de chicorée s'ouvre avec le soleil et se ferme à midi. Son élixir, popularisé par le Dr Bach, aide à combattre l'égoïsme doublé de jalousie et de possessivité et le remplace par de l'altruisme.

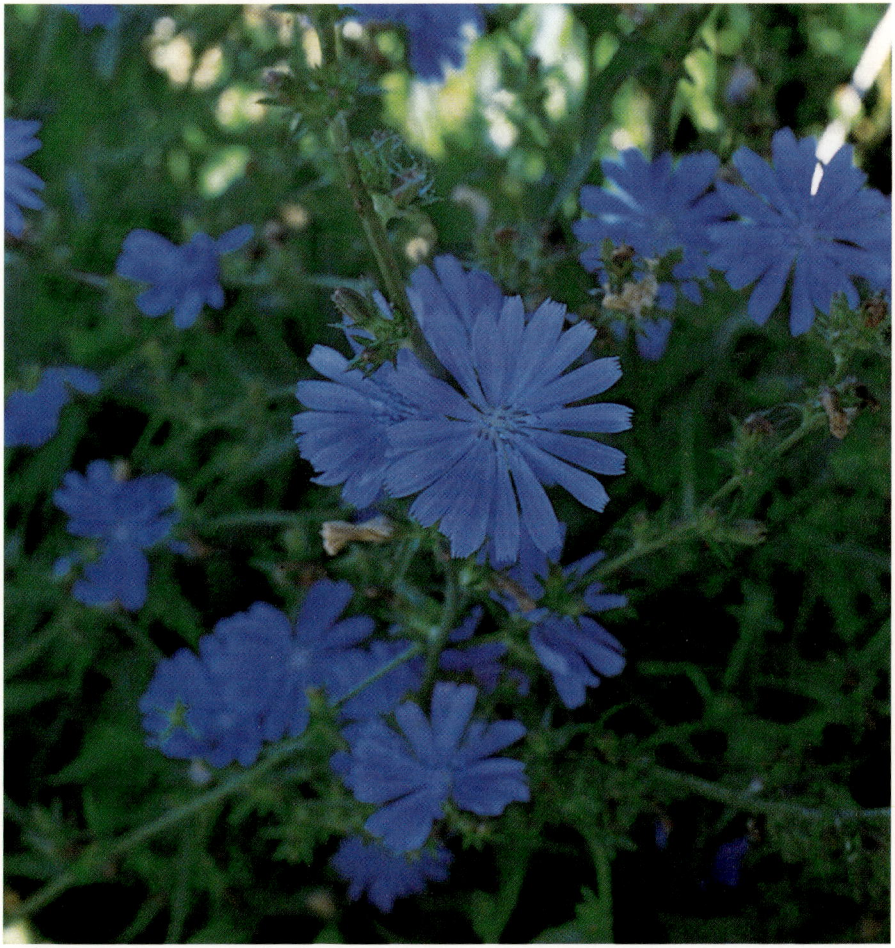

CHIENDENT

FAMILLE DES GRAMINÉES OU POACÉES

Nom latin : *Agropyron repens*

Noms communs : Blé ou froment rampant, herbe à deux bouts, laitue de Chine, gramon, vagon

Noms anglais : *Couchgrass, dog grass, quick grass*

Historique : Comme dans le cas de bien des plantes médicinales, ce sont les animaux, surtout les chiens, qui ont amené les hommes à consommer le chiendent, car les herbivores le font systématiquement au printemps pour se purifier le sang ou en cas d'empoisonnement alimentaire. Dans l'Antiquité, à Babylone, on fabriquait de l'alcool en faisant fermenter les racines dans du miel de genièvre et de la levure alimentaire. Dioscoride le recommandait contre les urines « opaques et rares » et Pline contre les calculs urinaires et les ulcères de la vessie. Pendant les famines et les guerres, on mélangeait, en Europe, le chiendent à la farine de châtaigne, et aux États-Unis, à l'amarante, pour faire un pain digeste et nutritif. Depuis des siècles, et jusqu'à récemment dans les campagnes, on fabriquait des balais, des brosses et des paniers avec les rhizomes bien séchés et tressés. On teignait les étoffes avec les feuilles pour obtenir de belles nuances de gris vert.

La verdeur tonique du chiendent est rafraîchissante, et elle chasse les vieilles et fausses idées fixes !

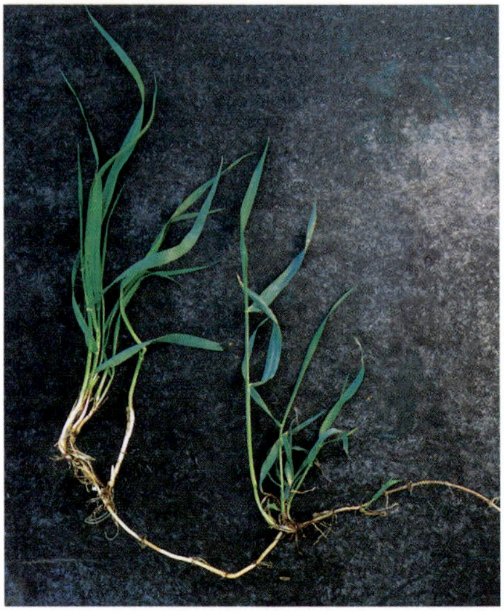

Actuellement, les Japonais incorporent les feuilles de chiendent à leurs « nutraceutiques » (aliments-suppléments) à cause de leur grande richesse en chlorophylle, en sucre et en vitamines assimilables.

Habitat : Les zones tempérées des deux hémisphères, les terrains meubles et fertilisés des pelouses et des champs maraîchers, en pleine lumière. C'est l'ennemi public numéro un des cultivateurs !

Description : Herbe verte, vivace faite de longues feuilles coupantes. Ses fleurs blanchâtres sont regroupées en épi. Les

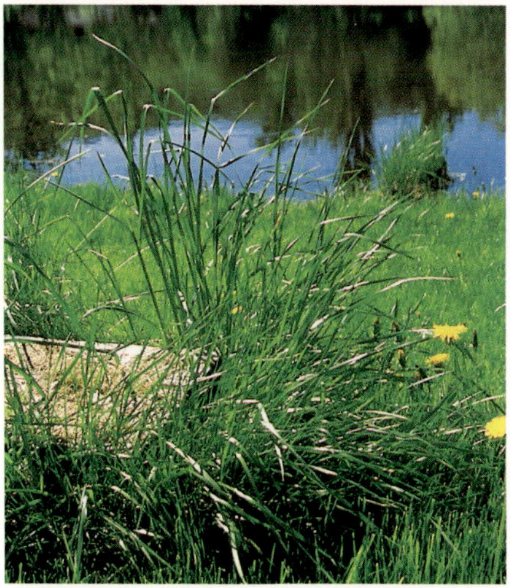

racines blanc rosé se terminent par une pointe effilée capable de percer celles de bien des concurrents. Elle est si riche en hormones de croissance qu'une seule section de racine ressuscite un plant qui peut couvrir 10 m^2 en un an !

Parties utilisées : La feuille avant la floraison et la racine en automne (en tout temps en cas d'urgence).

Composition chimique : Feuilles : chlorophylle, fer, vitamines A, C et E, sucres. Rhizomes : principe antibiotique, glucosides, saponines, potassium et silice.

Propriétés médicinales : Antilithique, cholagogue, dépuratif sanguin, rafraîchissant, reminéralisant, diurétique, fébrifuge, vermifuge.

Applications : Contre la jaunisse, la fragilité et la lithiase biliaires, on utilise le rhizome bouilli quelques minutes à raison de 30 g par litre (1 oz pour 4 tasses). En boire 250 ml (1 tasse) tiède avant chaque repas. En cas de cystite et de lithiase urinaire, ajouter la même quantité de fleurs de mauve et de feuilles de gaillet. Les feuilles de chiendent en décoction (plante fraîche si possible) ou même le jus de la plante pressée à cru constituent un merveilleux cicatrisant de la peau et des muqueuses. En injection anale, il soigne les hémorroïdes. Le jus de chiendent est un excellent tonique.

En cure de printemps contre les catarrhes chroniques dues à la constipation et à la congestion de la lymphe, boire 6 tasses de décoction de feuilles avant les repas pendant 15 jours pour nettoyer les filtres et les fluides vitaux.

Anecdote : Pour les Chinois, le chiendent représente la persévérance contre l'adversité, car on ne peut l'éradiquer facilement.

CAFÉ DE PLANTES RECONSTITUANTES

En parts égales :

Racines de chiendent séchées et moulues

Racines de pissenlit séchées et moulues

Grains d'orge grillés et moulus

Moudre séparément ces trois ingrédients et les mélanger. Verser le tout dans un bocal en verre à l'abri de la lumière.

Faire des infusions en filtrant la mouture dans un filtre à café. Comme elle est diurétique et tonique, il est préférable d'en boire uniquement le matin et à midi.

CONSOUDE

FAMILLE DES BORRAGINACÉES

Nom latin : *Symphytum officinale*

Noms communs : Confée, consyre, herbe du cardinal, herbe aux coupures, herbe aux charpentiers, langue de vache, oreille d'âne, toute bonne

Noms anglais : *Comfrey, gumplant, knit bone, slippery root*

Historique : Les Romains l'ont surnommée *conferva* (« qui réunit ensemble »). Pline raconte que sa racine bouillie avec des morceaux de viande les collera en un seul bloc. Depuis l'Antiquité, les animaux comme les hommes consomment les feuilles de cette plante riche en protéines. Les Anglais âgés la mangent toujours en soupe ou avec leur ragoût de mouton dont elle favorise la digestion.

Dans *De materia medica,* Dioscoride conseille la racine de consoude trempée contre les hémorroïdes et les crachements de sang de l'estomac ou des poumons. Les nourrices du Moyen Âge l'appliquaient régulièrement sur leurs seins crevassés. Jean Fernel (1497-1558), médecin de Henri II, la recommandait systématiquement aux chirurgiens pour soigner les traumatismes et les fractures et pour accélérer la cicatrisation des plaies opératoires.

Le Dr Leclerc l'employait contre les ulcères d'estomac et le Dr Vogel en a commercialisé la poudre de racine. Tous les deux la conseillent contre les bronchites et les infections anales.

Habitat : Les sols lourds, argileux et humides, les prairies détrempées et au bord des ruisseaux et des rivières, mais toujours en pleine lumière.

Description : Plante vivace avec des tiges de 1 m de hauteur. Les feuilles sont rêches et velues et peuvent atteindre 30 cm de longueur. Les fleurs blanches, roses ou pourpres sont campanulées et cylindriques. La racine charnue de couleur brune s'étale sur quelques mètres carrés de superficie.

Parties utilisées : Les feuilles, les fleurs et les racines en automne.

Composition chimique : Feuilles : protéines, choline, vitamines du complexe B, tanins. Rhizome : mucilage, asparagine, amidons, sucres, protéines, vitamine B_{12}, minéraux (calcium, silice, fer), huile essentielle, tanins, saponines, pyrrholizidine.

Propriétés médicinales : Astringente, antibiotique, cicatrisante, émolliente, nutritive, régénérante, pectorale, vulnéraire.

La consoude permet de vivre les pieds sur terre. Sa vigueur est rassurante. Elle aide aussi la coordination neuro-locomotrice et élimine les tensions musculaires.

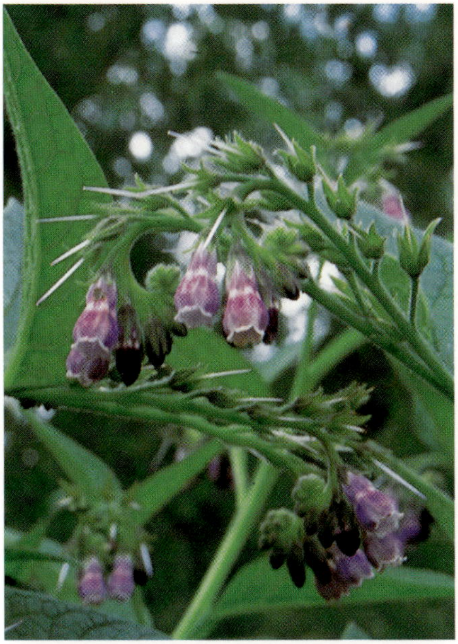

Applications : On peut consommer la feuille jeune en soupe, en gratin, en quiche ou en omelette. À peine cuite, elle constitue une bonne source de chlorophylle, de mucilages et d'amidons. Elle a des vertus émollientes, laxatives et régénérantes, des muqueuses digestives en particulier. En lavement ou en douche vaginale, elle soigne les infections mineures : faire bouillir 1 partie de plantes dans 3 fois son volume d'eau pendant 3 minutes. Laisser macérer et filtrer.

On peut manger les fleurs en salade ou faire un élixir floral.

La racine libère ses mucilages dans l'eau froide. Après l'avoir brossée et rincée, la sectionner et la laisser reposer 30 min et plus. Boire l'eau de trempage à peine tiède. On peut aussi conserver les racines : après les avoir brossées, secouées et séchées au soleil quelques heures, les étaler à l'ombre dans un endroit bien aéré. Après 2 à 3 semaines, les ranger dans un bocal hermétique. Elles sont utiles en cas de bronchite chronique, de fractures et aussi d'ulcères à l'estomac.

ONGUENT RECONSTITUANT

Pour préparer cet onguent, il faut au préalable faire macérer 100 g (3 oz) de racine de consoude coupée et séchée dans 50 ml (3 c. à soupe) d'huile d'olive de bonne qualité durant 2 semaines.

50 ml (3 c. à soupe)	Huile de ricin
20 gouttes	Huile essentielle de lavande
40 g (1 ¼ oz)	Cire d'abeille

Filtrer l'huile d'olive à la consoude. Faire fondre la cire dans une casserole. Ajouter en remuant les deux sortes d'huiles végétales, puis les gouttes d'huile essentielle. Verser dans des petits pots en verre foncé. Laisser refroidir.

Cet onguent est très polyvalent : il est efficace contre les coupures, les plaies, les contusions, les tendinites et les fractures, et aussi les rides !

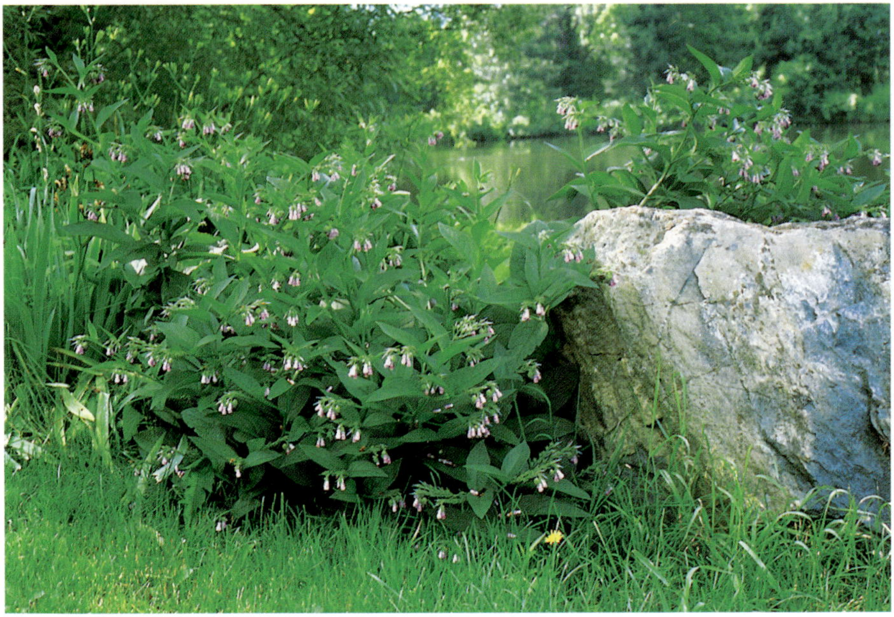

Les feuilles sèchent généralement en une semaine par temps sec : efficaces en cataplasmes contre les plaies. La tisane a un effet reminéralisant au milieu de l'hiver, saison où les verdures sont rares.

Les feuilles et les racines se concentrent en teinture-mère : une partie de racines pour trois parties d'alcool ou une partie de feuilles pour deux parties d'alcool (les racines contiennent plus de principes actifs).

Mise en garde : Les jeunes feuilles et les racines contiennent de la pyrrholizidine, un alcaloïde qui fait proliférer les cellules anormales et obstrue les veines du foie. La consoude est déconseillée en traitement prolongé (plus de 20 jours), en grosses quantités (plus de 5 g par jour). Pour les femmes enceintes, les nouveau-nés et les personnes atteintes de cancer, se limiter à un usage externe.

Anecdote : Beaucoup de peuples nomades des pays nordiques plaçaient des feuilles de consoude dans leurs souliers pour éviter d'avoir des ampoules, mais aussi pour se protéger de la maladie et des malheurs pendant leur voyage.

CRESSON

FAMILLE DES CRUCIFÈRES

En raison de sa haute teneur en fer, en iode, en soufre et en vitamine C, le cresson est le champion inégalé des crudités !

Nom latin : *Nasturtium officinale*

Noms communs : Cresson d'eau, cresson de fontaine, santé du corps

Noms anglais : *Watercress, scurvy grass*

Historique : Hippocrate le recommandait comme expectorant, et Dioscoride, son compatriote, comme aphrodisiaque. Les troupes romaines en consommaient régulièrement pour se donner force et courage ; elles en cultivaient toujours près des camps d'entraînement. Voici ce qu'en disaient, au Moyen Âge, les médecins de l'école de Salerne : « Prenez du jus de cresson et frottez-en vos cheveux, ce remède les rend plus forts et plus nombreux. »

Les dames de haut rang, obsédées par la blancheur de leur teint, appliquaient régulièrement du suc de cresson sur leur visage sous forme de teinture alcoolisée diluée dans de l'eau de bleuet ou d'oranger. Au XVIe siècle, le chirurgien français Ambroise Paré le conseillait contre la gale, et son contemporain Thierry Lesplaigney, contre la sciatique et les maux de tête. Les Drs Joseph Récamier (IXe siècle) et Henri Leclerc (XXe siècle) l'ont conseillé et utilisé contre la bronchite, la fatigue générale, le diabète et même la tuberculose, de préférence en salade quotidienne.

Habitat : Dans les ruisseaux et les petites rivières, toujours dans l'eau courante et claire.

Description : Plante vivace qui s'enracine dans la boue par des nœuds résistants. Les feuilles sont vertes et luisantes. Les tiges sont denses, aqueuses et d'un beau vert clair. Les fleurettes blanches ont des pétales en croix et fleurissent

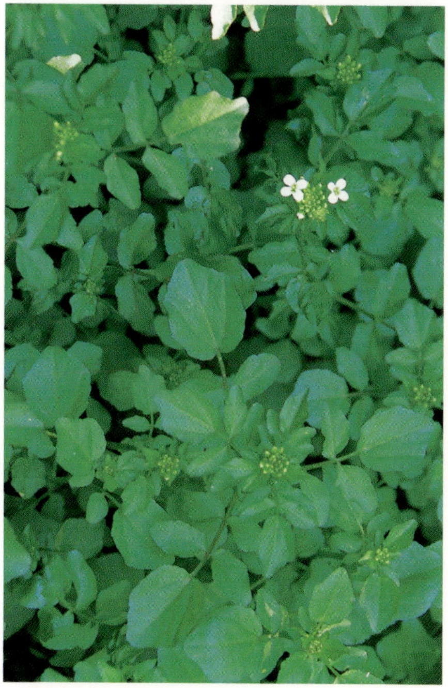

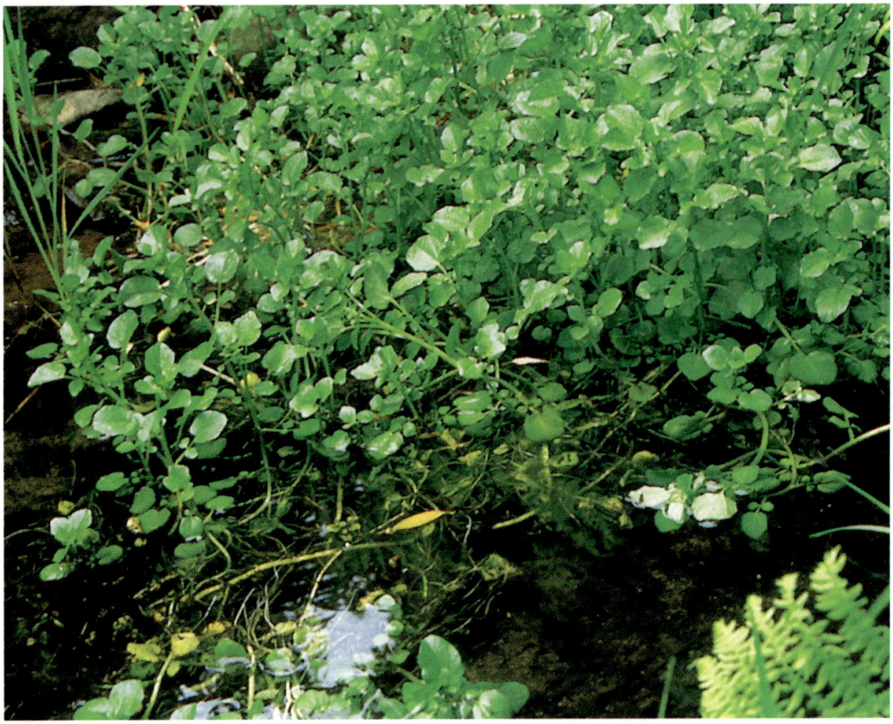

du pourtour vers l'intérieur. Les graines se logent par dizaines dans une gousse ou silique cylindrique, longue et fine.

Parties utilisées: Les feuilles et les tiges, avant la floraison.

IMPORTANT: dans les régions d'élevage de mouton, il faut être prudent, car le cresson peut héberger des œufs ou des larves de douve du foie, un parasite hépatique redoutable. Faire tremper le cresson quelques minutes dans l'eau vinaigrée à 10 %. Rincer plusieurs fois.

Composition chimique: Vitamines A, B, C, E et PP, minéraux (fer, phosphore, manganèse, cuivre, soufre, calcium [200 mg par 100 g], iode), chlorophylle, principe amer, sulphocyanide d'allyle.

Propriétés médicinales: Antioxydant, immunostimulant, apéritif, stomachique, dépuratif, revitalisant, antianémique, antiscorbutique, expectorant, mucolytique, hypoglycémiant, fébrifuge, sudorifique, antiseptique, diurétique, bactéricide, vermifuge, reminéralisant, stimulant capillaire, antidote de la nicotine.

Applications: On mange les feuilles bien vertes et crues: elles sont dépuratives, nutritives et revitalisantes. On peut aussi boire le jus fraîchement pressé à l'extracteur en le mélangeant, pour l'adoucir, avec du jus de carotte ou de betterave. Le potage de cresson est délicieux.

On utilise le suc de la plante broyée sur une plaie infectée ou comme tonique et antitaches brunes ou de rousseur en l'appliquant directement sur le visage avec un tampon de coton.

En cataplasme (plante entière à peine écrasée): sur les abcès, les adénites ou les kystes fermés pour les aider à guérir. En teinture-mère pour l'hiver: contre les fièvres, la fatigue et le manque de vitamines. Si on a assez d'espace, aménager une cressonnière dans un bassin creusé où on peut laisser circuler doucement de l'eau courante. Une seule petite plantation peut vous apporter un cocktail de vitalité pendant de longues années !

Anecdote: Le cresson aide au sevrage de la nicotine, car il répare les dégâts dans le sang et dans le cerveau. Dans la Grèce antique, il était même considéré comme un antidote de la sottise !

SALADE REVITALISANTE

1	Botte de cresson bien lavée et rincée
¼	Bulbe de fenouil coupé finement
2	Carottes râpées
VINAIGRETTE	
30 ml (2 c. à soupe)	Huile d'olive
15 ml (1 c. à soupe)	Jus de citron
1 pincée	Sel
1 pincée	Poivre
1 gousse	Ail
5 ml (1 c. à thé)	Moutarde de Dijon

Mélanger tous les légumes dans un saladier. Préparer la vinaigrette et la verser sur la salade. Manger cette salade de préférence au début du repas.

ÉGLANTIER

FAMILLE DES ROSACÉES

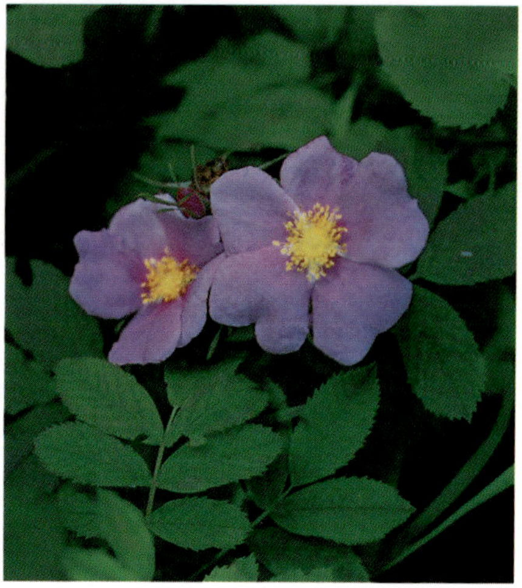

Nom latin : *Rosa eglanteria*

Noms communs : Cébreur, cynorhodon, gargouillou, gratte-chat, gratte-cul, poil à gratter, rosier des chiens, rosier sauvage

Noms anglais : *Dog rose, rosehip, sweet brier, wild rose*

Historique : Les roses ont été de tout temps utilisées comme symbole d'amour, de joie et de beauté. Les Romains représentaient Vénus avec une couronne de roses. Dans son *Histoire naturelle,* Pline raconte que la racine de l'églantier bouillie avait guéri la rage et que ses fruits fermentés donnaient un vin très énergisant. Sainte Hildegarde de Bingen l'utilisait comme plante de base pour soigner la plupart des maladies. Selon Culpeper, le fruit de l'églantier est un formidable reconstituant pour les catarrheux chroniques, même pour les tuberculeux ; il aide à digérer ; la pulpe séchée et diluée casse la gravelle dans la vessie. En France, depuis le XVIe siècle, le vinaigre « rosat » fait partie de chaque armoire à pharmacie : on utilise cette teinture de pétales de roses au vinaigre en compresse contre les « coups de chaleur », les brûlures et les maux de tête, sans oublier les syncopes. En Espagne, les mères fabriquent depuis longtemps une pâte avec les graines entières écrasées. Prise à jeun pendant plusieurs jours consécutifs, elle est un excellent vermifuge. En Inde comme en Turquie, on consomme encore quotidiennement des yaourts ou *lassis* à la rose et de la gelée de roses pour guérir les intestins fragiles, ou simplement pour le plaisir !

Après la découverte, en 1930, de la vitamine C, on a prouvé que le fruit de l'églantier en contenait une grande quantité (500 mg à 800 mg pour 100 g).

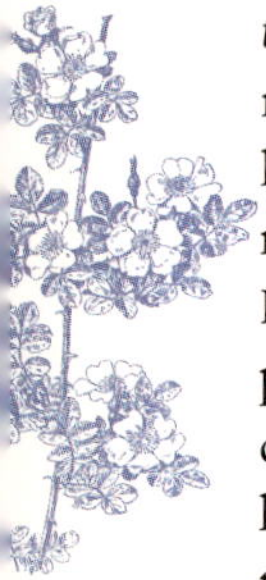

L'églantier est l'ancêtre de la reine des fleurs. Son fruit demeure l'un des meilleurs toniques immunitaires produits par la nature.

Depuis, il entre dans la composition de nombreux suppléments.

Habitat : Les friches, les haies arbustives, la lisière des forêts et au bord des routes.

Description : Arbuste grimpant vivace de 1 m à 2 m de hauteur constitué de rameaux rougeâtres couverts d'épines et de fleurs rose pâle. Les feuilles sont ovales, brillantes et dentelées. Le fruit rouge orangé est rempli de nombreuses graines jaunâtres. Au bout de la tige, on aperçoit un étrange amas orangé : c'est une protubérance végétale, le bédégar, due à la piqûre d'un insecte proche de l'abeille, le cynips de la rose.

Parties utilisées : Les fleurs, vers la fin de juin, les fruits et le bédégar, au milieu de l'automne.

Composition chimique : Vitamines A, B_1, B_2, B_3, C et K, bioflavonoïdes, polyphénols, huile essentielle, vanilline (fleurs et feuilles), pectine.

Propriétés médicinales : Antidiarrhéique, dépurative, antioxydante, reconstituante, anti-infectieuse, antiseptique, astringente, régénérante, diurétique, lithotritique, fébrifuge, sudorifique, ophtalmique, bactéricide, stimulante, tonique, vermifuge, parasiticide, vulnéraire, cicatrisante.

Applications : Avec les pétales de l'églantier, faire immédiatement une teinture-mère dans l'alcool qu'on pourra utiliser pure ou diluée comme lotion cicatrisante, tonique du visage, contre la couperose et la peau grasse. On peut aussi les manger crus en salade et décorer des boissons ou des desserts : c'est la préparation la plus indiquée, car la cuisson élimine la vitamine C. En tisane, ils sont adoucissants, astringents et euphorisants.

On peut faire sécher ou bouillir le bédégar, comme le fruit entier mûr, ou le boire en décoction : idéal contre la grippe, la diarrhée et la fatigue générale. Dans ce cas, en prendre 750 ml (3 tasses) à raison de 3 bédégars ou fruits pour 250 ml (1 tasse). La teinture-mère dans l'alcool reste la préparation la plus recommandée (voir la recette) : en prendre 2,5 ml (½ c. à thé) 2 à 3 fois par jour.

En tisane, les feuilles séchées sont astringentes pour les intestins. Elles peuvent remplacer le tabac.

Anecdote : Selon le Dr Bach, l'élixir ou la contemplation de la fleur de l'églantier ramène la joie et la volonté de vivre. Il est idéal pour les personnes déprimées, malades ou tristes ou qui ont tendance à se laisser aller.

VITAMINE C LIQUIDE

250 ml (1 tasse)	Alcool à 60°
125 g (½ tasse)	Fruits d'églantier mûrs
Miel	Facultatif

Broyer les fruits au couteau, au mortier ou au robot, les couvrir avec l'alcool et les laisser macérer 1 mois. Filtrer.

Contre la grippe ou comme antiseptique : ½ c. à thé dans 125 ml (½ tasse) d'eau ou de jus de fruit 2 à 3 fois par jour (avec ou sans miel).

ÉPILOBE

FAMILLE DES ONAGRACÉES

Nom latin : *Epilobium augustifolium* ou *parviflorum*

Noms communs : Épilobe en épi, laurier de Saint-Antoine, le grand épilobe

Noms anglais : *Blooming sally, blood vine, fireweed, flowering willow, purple rocket*

Historique : Les Amérindiens en faisaient des compresses sur les brûlures, les blessures et les enflures. En 1820, les Éclectiques attestent que plusieurs peuples nordiques l'ont utilisé en décoction fraîche contre les troubles intestinaux de l'été, comme les diarrhées dues à une intoxication alimentaire. Dans le nord de la Russie, on boit la tisane d'épilobe à la place du thé et, en périodes de famine, on mange les jeunes pousses cuites à la vapeur. Au Kamtchatka, on fabrique une bière hallucinogène avec l'épilobe et l'amanite tue-mouche. L'herboriste autrichienne Maria Treben a provoqué un regain d'intérêt pour le petit épilobe *(Epilobium parviflorum)* en affirmant avoir guéri, grâce à lui, plusieurs cancers de la prostate, fait que confirme Danièle Laberge au Québec.

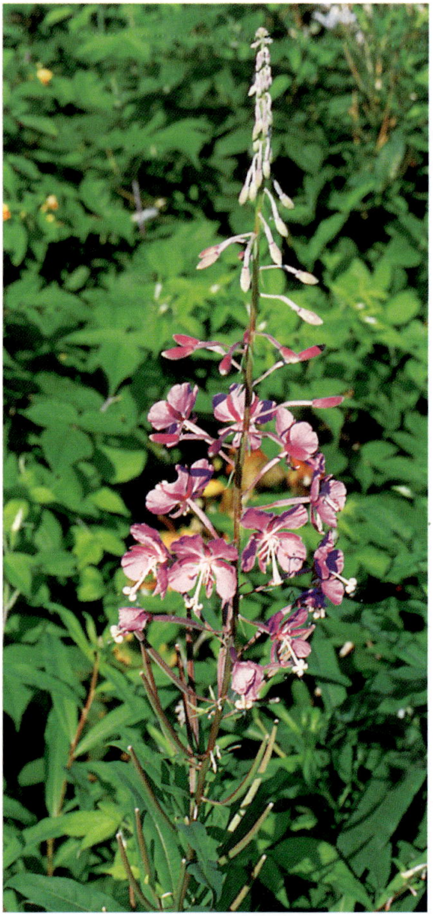

La découverte récente de bêta-sitostérol concentré dans cette plante renforce ces faits.

L'épilobe représente le renouveau après une étape difficile : il apaise tous les feux !

Habitat : Les lieux humides, les fossés, les brûlis récents des forêts détrempées et au bord des cours d'eau.

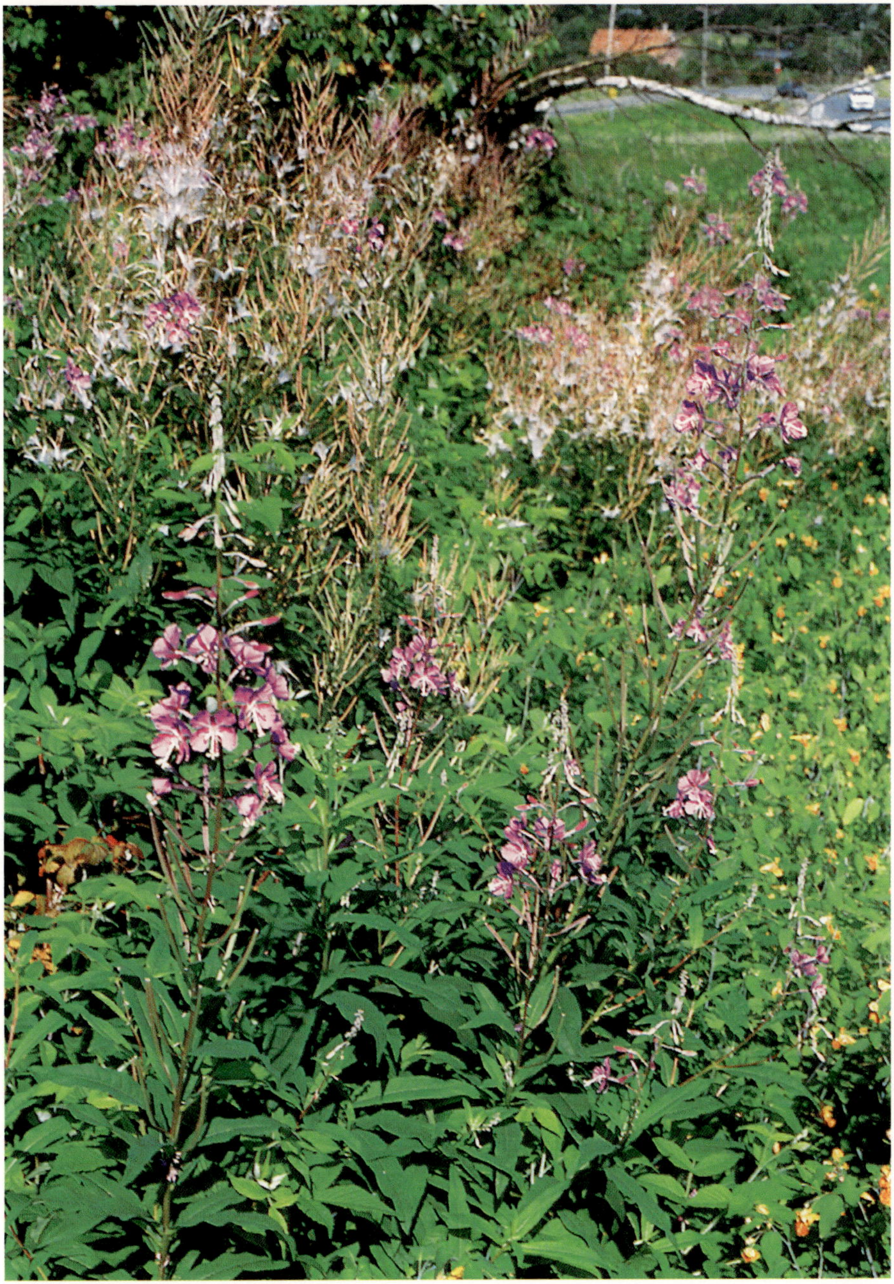

Description : Plante vivace de 70 cm à 1,5 m de hauteur à grandes fleurs pourpres. Le fruit, capsule brune ouverte aux extrémités, libère des graines ovales.

Parties utilisées : Les jeunes pousses au printemps, les parties aériennes au début de la floraison, en juillet.

Composition chimique : Tanins, mucilages, pectine, potassium, bêta-sitostérol, bioflavonoïdes.

Propriétés médicinales : Antioxydante, immunostimulante, émolliente, laxative, diurétique, dissolvante, nutritive, régénérante, protectrice, vulnéraire.

Applications : On peut manger les jeunes pousses en potage ou à la vapeur et, en cas de diarrhée, faire une décoction. Pour ne pas perdre les propriétés de la plante, il est préférable de l'utiliser en teinture-mère : une part de plantes pour deux parts d'alcool : prendre 10 gouttes 2 fois par jour. Elle soigne les diarrhées et les gastrites.

Epilobium augustifolium: maladies de peau.

Epilobium parviflorum: affections de la prostate.

Anecdote : Bien que féminine par son port, ses attrayantes couleurs et sa production de milliers de graines, elle soigne surtout les maladies reliées à un déséquilibre des fonctions masculines.

DÉCOCTION POUR LA PROSTATE

30 g (1 oz)	Sommités fleuries d'épilobe à petites fleurs
30 g (1 oz)	Sommités fleuries de mauve
30 g (1 oz)	Sommités fleuries de serpolet
30 g (1 oz)	Feuilles d'ortie
30 g (1 oz)	Racines de pissenlit
1 litre (4 tasses)	Eau

Mélanger toutes les plantes fraîches et les mettre dans l'eau. Les faire mijoter pendant 5 min. Laisser infuser 30 min, puis filtrer. Boire le tout dans la journée. En cas d'infection grave, prolonger ce traitement de 1 à 2 mois.

Cette décoction nettoie les reins, soigne les infections chroniques de la prostate et de la vessie.

ÉPINE-VINETTE

FAMILLE DES BERBÉRIDACÉES

Nom latin : *Berberis vulgaris*

Noms communs : Berberis, épine-crête, vinettier

Noms anglais : *Barberry, jaundice berry, pepperidge bush*

Historique : Les Égyptiens utilisaient le jus dilué de l'épine-vinette pour soigner les symptômes de la peste, et les médiciens ayurvédiques hindous pour guérir les diarrhées d'origine hépatique. En Amérique, les Indiens l'utilisaient contre les infections, les fièvres et les plaies malignes. Les herboristes de la Renaissance se fiaient à la théorie des *Signatures* de Paracelse : d'après la couleur jaune de l'écorce et la forme de vésicule du fruit, ils ont déduit que cette plante était efficace pour soigner le foie et la vésicule biliaire. Selon les Éclectiques, le fruit est cholagogue et laxatif alors que l'écorce est astringente et, en même temps, paradoxe présent chez plusieurs plantes, elle arrête l'écoulement sanguin. Dans plusieurs pays, on a arraché les buissons d'épine-vinette, accusés d'héberger la rouille noire des céréales. Fritz Weiss, le grand herboriste germano-américain, confirme ses vertus antibiotiques et régénérantes dans le cas d'infections oculaires. En homéopathie, on utilise « berberis » contre les affections hépatiques, d'où son nom de *jaundice berry*.

L'épine-vinette est un arbuste persécuté à tort : il aurait, paraît-il, fait partie de la couronne du Christ. Il sert de haie de protection non seulement esthétique, mais aussi thérapeutique.

Habitat : Les vieilles forêts mélangées et au bord des pâturage. On la retrouve aussi sous forme de haie ornementale.

Description : Haie arbustive vivace de 2 m à 3 m de hauteur à tiges grises et, à l'aisselle des feuilles caduques, de petites épines orangées très pointues. Les fleurs sont jaune pâle, disposées en grappes pendantes. Les fruits ovoïdes rouges et acidulés contiennent 2 ou 3 graines brunes effilées.

Parties utilisées : Baies mûres en automne, écorce des tiges et racines en automne ou tôt au printemps.

Composition chimique : Écorce : berbérine, berbamine, oxyacanthine, résine, tanins. Fruits : acide, sucres, pectine, vitamine C.

Propriétés médicinales : Antibiotique, bactéricide, astringente, hémostatique, cholagogue, cholérétique, hypoglycémiante, dépurative, immunostimulante, prophylactique, nutritive, reminéralisante.

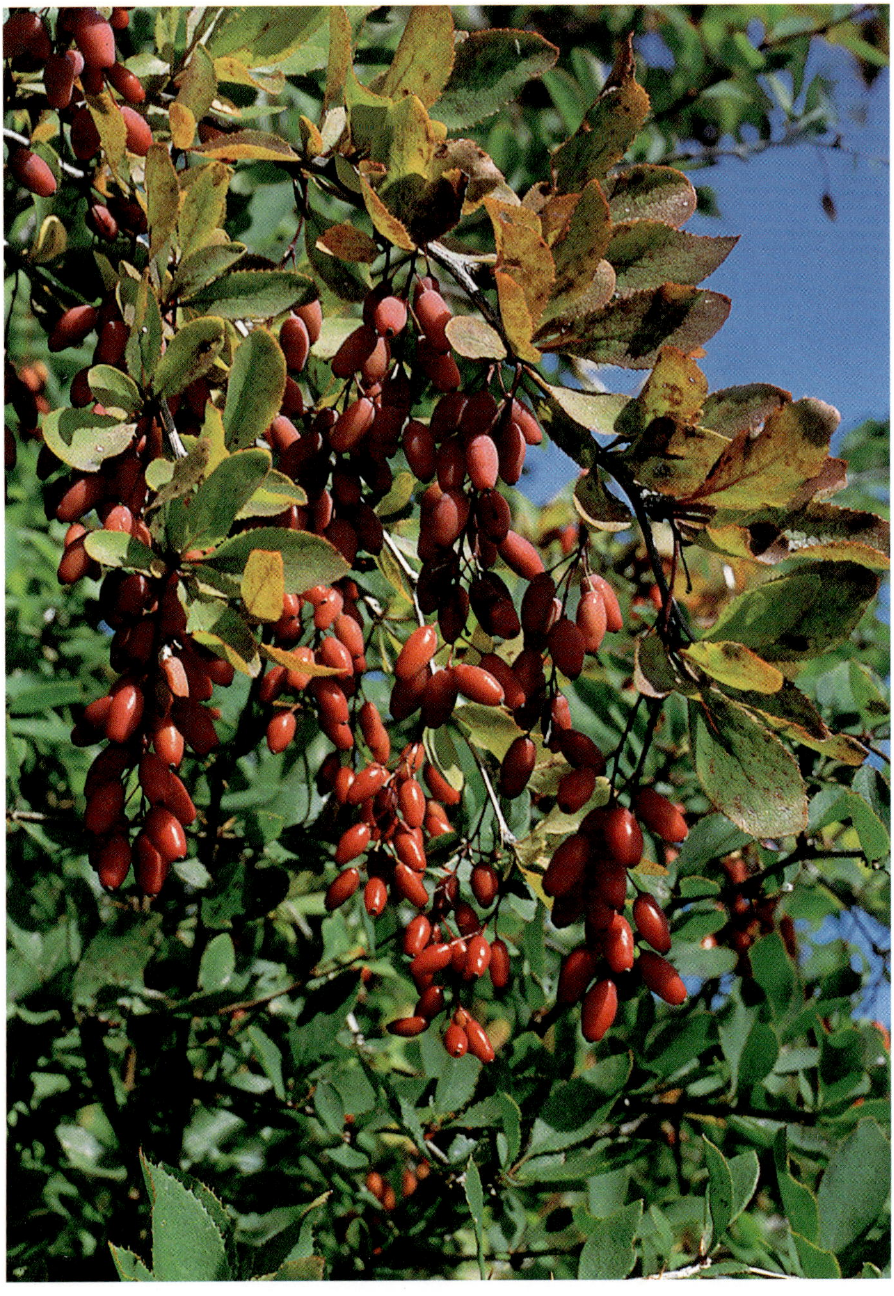

Applications : En décoction : 1 c. à thé d'écorce ou de racine fraîche ou sèche dans 250 ml (1 tasse) d'eau : en gargarismes, contre les aphtes et les angines ; en boire 250 ml (1 tasse) avant chaque repas en cas d'ulcères d'estomac, de diarrhées allergiques ; en compresses, pour soigner les infections bactériennes des yeux.

Avec les fruits mûrs, on peut préparer des confitures, des tartes, des compotes ou de la gelée pour les intestins sensibles. Choisir la teinture-mère dans l'alcool pour traiter l'insuffisance biliaire, les infections du bas-ventre ou la métrorragie : prendre 1 c. à thé 3 fois par jour pendant 10 jours et plus.

Anecdote : Selon plusieurs scientifiques français, la berbérine de l'épine-vinette a une constitution chimique proche de la morphine. On pourrait l'utiliser avec succès pour désintoxiquer les opiomanes.

VIN DÉPURATIF ET TONIQUE

1 litre (4 tasses)	Vin rouge
150 g (1 tasse)	Baies fraîches d'épine-vinette écrasées
250 g (1 tasse)	Sucre brun brut

Mélanger le vin et les baies. Laisser macérer 1 mois à l'abri de la lumière tout en remuant régulièrement. Filtrer et ajouter le sucre. Bien agiter. Se conserve 6 mois. En boire 25 ml (1 oz), pur ou dilué dans de l'eau avant les repas pour enrichir le sang, drainer la vésicule biliaire, augmenter les plaquettes ou combattre une infection microbienne.

Remarque : le sucre est facultatif, il ne sert qu'à bonifier le goût. Il peut nuire à la pureté du mélange.

FAMILLE DES ASTÉRACÉES

Nom latin: *Eupatorium maculatum*

Noms communs: Herbe à gravelle, herbe de Saint-Cunégonde, herbe à souder, herbe parfaite, origan des marais.

Noms anglais: *Ague weed, gravel rot purple, boneset, indian sage, feverwort, Joe Pye weed*

Historique: L'origine du nom «eupatoire» vient du nom du roi perse Mithridate IV Eupator qui l'a «découverte» au IIe siècle. Il l'a testée sur lui, puis il l'a utilisée en compresse sur les blessures et les contusions de ses guerriers. Les Amérindiens du Sud s'en servaient pour les maladies rénales et urinaires et aussi pour lutter contre les fièvres des marais, d'où les deux surnoms anglais *Joe Pye weed* et *indian sage*.

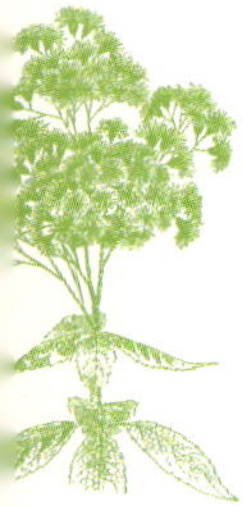

En Hollande, à la fin du XVIIe siècle, on utilisait l'eupatoire contre la jaunisse et l'œdème d'origine hépatique. Le Dr Boerhaave la préparait en fomentations (applications de pommades, compresses, etc.) contre les ulcères purulents. À la fin du XVIIIe siècle, le médecin anglais William Withering la recommande en cas d'intoxication alimentaire ou toxique, même celle de la ciguë, pour ses effets vomitifs et purgatifs. Le médecin français Tournefort l'utilisait pour soigner l'hydropisie et les pierres aux reins, et comme diurétique.

Au début du siècle, Henry Sloan, le célèbre médecin américain, affirme qu'une seule prise d'eupatoire maculée l'a guéri de la malaria. Depuis, l'eupatoire est inscrite dans le *Codex* américain en comprimé, en infusion et en extrait fluide. Pendant l'épidémie de thyphoïde, entre les deux guerres mondiales, elle a sauvé bon nombre d'Américains.

Habitat: Les lieux humides, au bord des ruisseaux, des rivières, des lacs et dans les fossés où elle s'étend en vastes colonies.

Description: Plante vivace de 1 m de hauteur environ, pourvue d'une tige ronde où sont disposées des feuilles lancéolées et duveteuses au pourtour finement dentelé. Les fleurs mauve clair se transforment en aigrettes doubles, dès la floraison.

Parties utilisées: Toutes les parties aériennes en tout début de floraison, plus rarement la racine, en automne.

Composition chimique: Bioflavonoïdes, principe amer, oléorésines, pyrrholizidine, acides, inuline, tanins, minéraux (potassium, manganèse, calcium, fer).

Cette douce et forte plante, omniprésente à la fin de l'été, est rafraîchissante. Elle soulage tous les malaises des organes moteurs provoqués par l'excès de chaleur.

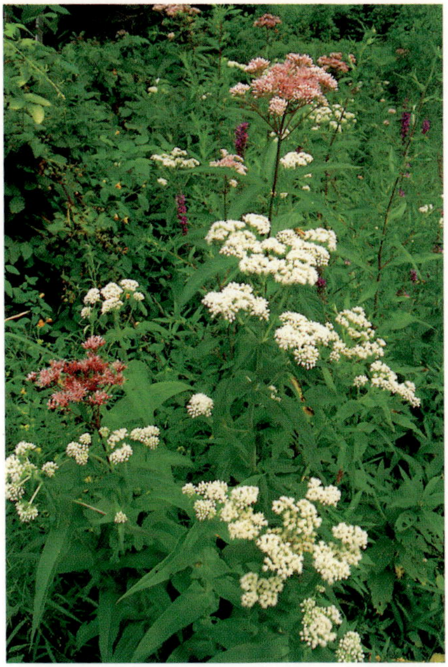

Propriétés médicinales : Antibiotique, antiseptique, antispasmodique, calmante, cicatrisante, astringente, diurétique, fébrifuge, laxative, émétique, sudorifique, purgative, tonique, immunostimulante.

Applications : On utilise la plante entière en décoction fraîche (1 c. à thé par tasse). L'infusion et la décoction chaude sont laxatives et purgatives, surtout à fortes doses. La tisane froide est en revanche astringente et fébrifuge. En teinture-mère, elle soigne la fièvre, la constipation d'origine biliaire et les douleurs arthritiques.

On peut faire des onguents ou des pommades. Faire macérer la plante dans l'huile ou la cuire longuement au bain-marie. La solidifier avec du gras animal ou de l'huile de coco. Excellent contre les surinfections bactériennes de la peau.

En décoction, la racine d'automne est un puissant diurétique : 1 c. à thé dans 250 ml (1 tasse) d'eau.

Mise en garde : À doses trop élevées (plus de 1 c. à soupe par tasse en usage interne), l'eupatoire provoque des vomissements ou des diarrhées intenses. Ses effets vasodilatateurs sont impressionnants ; paralysie et torpeur sont des signes de surdose.

Anecdote : L'eupatoire symbolise le devoir et la raison, à l'image de Mithridate IV Eupator, son découvreur.

DÉCOCTION DIURÉTIQUE

30 g (1 oz)	Racine d'eupatoire chanvrine, maculée ou pourpre
30 g (1 oz)	Glycérine végétale
1 litre (4 tasses)	Eau

Plonger les racines dans l'eau. Faire bouillir à feu doux pendant 20 min. Laisser refroidir et filtrer. Remettre à mijoter avec la glycérine et faire réduire de moitié. Garder au froid.

Consommer en cure : 15 ml (1 c. à soupe) avant les repas pendant 3 semaines. Très efficace contre la congestion rénale, l'œdème des jambes, la rétention d'eau, la fièvre et les rhumatismes inflammatoires.

EUPHRAISE

FAMILLE DES SCROFULARIACÉES

Nom latin : *Euphrasia officinalis*

Noms communs : Casse-lunettes, herbe à ophtalmie

Nom anglais : *Eyebright*

Historique : Le mot « euphraise » vient du nom de l'une des trois Grâces grecques, « Euphrosyne » qui signifie « délectation ». Sainte Hildegarde de Bingen dit de l'euphraise qu'elle fortifie le cerveau, la mémoire et les yeux. En 1313, Arnaud de Villeneuve, un grand médecin italien, écrit un traité glorifiant l'euphraise. John Gerard la recommandait avec du fenouil pour renforcer la vue, en teinture dans le vin blanc contre les cataractes. Olivier de Serres la cultivait et l'appelait « luminette » en raison de son pouvoir d'améliorer la vue ou la vision. La théorie des *Signatures* reconnaissait dans le dessin du cœur de la fleur un œil bien ouvert, et l'homéopathie utilise toujours *Euphrasia* pour soigner la sensibilité à la lumière vive, les larmoiements avec inflammation des yeux d'origine allergique ou infectieuse. Le Dr Vogel a fabriqué et recommandé la teinture simple d'euphraise pour soigner les yeux : elle est toujours disponible sous ce nom en format de 50 ml.

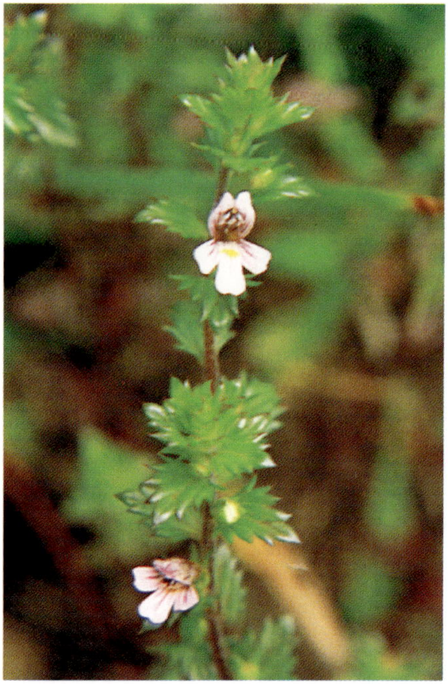

Il faut de bons yeux pour trouver l'euphraise, mais elle mérite cet effort si on veut continuer à la voir !

Habitat : au bord des pâturages pauvres, des chemins et des routes, en plein soleil.

Description : Petite plante annuelle de 5 cm à 25 cm de hauteur à feuilles ovales qui enrobent littéralement l'épi de la fleur. La corolle principale est blanche et mauve veinée de pourpre.

Parties utilisées : Toute la plante au début de la floraison, fin d'août, début de septembre.

Composition chimique: Tanins, acide phénolique, glucosides, huile essentielle, choline.

Propriétés médicinales: Antiseptique, cicatrisante, astringente, antidiarrhéique, anti-inflammatoire, basifiante, expectorante, pectorale, ophtalmique, tonique immunitaire.

Applications: L'euphraise est vraiment la plante la plus célèbre pour soulager et soigner les maladies des yeux: conjonctivite, glaucome, kératite ou iritis. Faire des bains d'yeux avec une décoction froide: 5 g (1 c. à thé) de plante fraîche ou sèche bouillie 5 min dans 250 ml (1 tasse) d'eau. On peut faire des compresses répétées en les réimbibant régulièrement ou se rincer les yeux avec 15 ml (1 c. à soupe) de liquide frais. On peut aussi boire la décoction d'euphraise: 3 plantes entières fraîches dans 250 ml (1 tasse) d'eau ou 1 c. à thé de plantes sèches dans 250 ml (1 tasse) d'eau: elle combat la diarrhée, la sinusite et les allergies saisonnières provoquant des écoulements nasaux et oculaires pénibles.

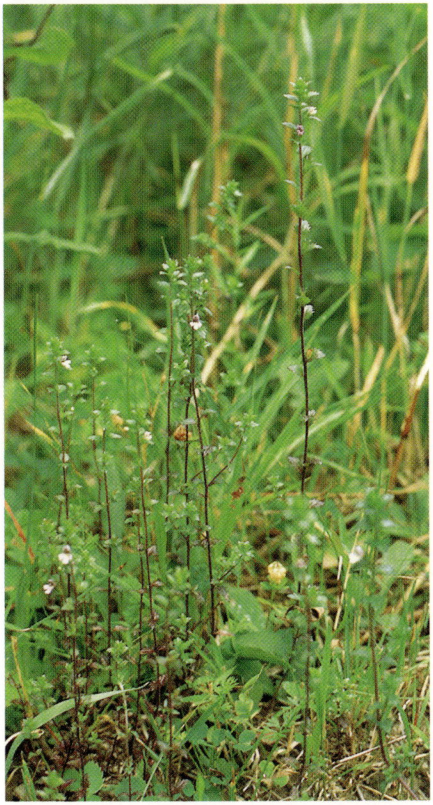

Anecdote: Dans *Modern Herbal,* Mme Grieves cite le grand poète anglais Milton qui raconte que l'archange Michel lui-même a commandé à Adam de se laver les yeux avec de l'euphraise et de la rue *(Ruta graveolens)* pour retrouver la raison après le péché originel!

SOLUTION OPHTALMIQUE

20 g (1 ½ oz)	Euphraise fraîche ou séchée
250 ml (1 tasse)	Alcool fort (gin, eau-de-vie)

Dans un bol à mélanger, broyer la plante dans l'alcool. Mettre le mélange dans un bocal, agiter tous les 2 ou 3 jours. Filtrer au bout de 1 mois. Employer en bain d'yeux à raison de 30 gouttes dans 250 ml (1 tasse) d'eau bouillie. En usage interne, cette solution soulage les allergies saisonnières, les catarrhes et le coryza.

FOUGÈRE

FAMILLE DES POLYPODIACÉES

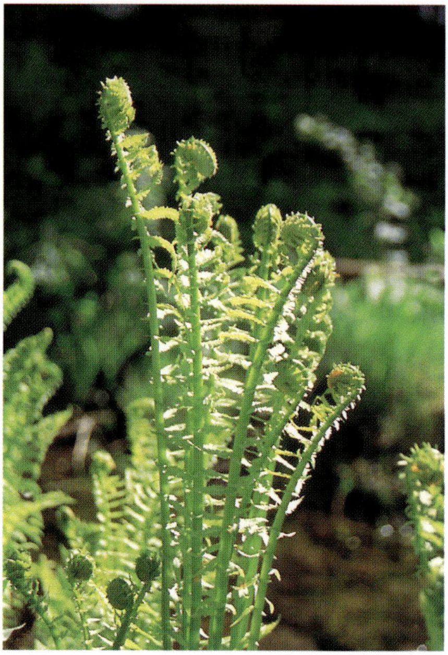

Noms latins : *Dryopteris filix mas* ou *Aspidium filix mas*

Noms communs : Fougère, fayère, fausette, ptévis, porte-aigle, tête de violon

Noms anglais : *Aspidium, British fern, male fern, sweet brake*

Historique : Ce sont les fougères, fossilisées depuis 350 millions d'années, qui ont généré la plus grande masse de charbon. Selon Dioscoride et Galien, la racine de fougère mâle était un des meilleurs vermifuges connus. Les Amérindiens l'utilisaient pour diminuer les douleurs au moment de l'accouchement et pour augmenter la production de lait des nourrices. John Gerard a donné une recette pour expulser les longs vers plats : « Manger peu le soir, boire une décoction de ½ oz de racine de fougère dans 2 tasses d'eau miellée, consommer aussi de l'ail frais et, au matin, un purgatif pour être sûr de se débarrasser de ces saletés sur-le-champ. » Une guérisseuse célèbre, Mme Nauffer, aurait vendu à prix d'or à Louis XVI un remède vermifuge secret, dont le principal ingrédient était la fougère. Les paysans du Berri, les lapons de Norvège et les trappeurs du Québec ont tous mangé des jeunes pousses de violon au printemps et dormi sur des lits de fougère pour éloigner les insectes, soulager les rhumatismes ou empêcher les enfants de faire pipi au lit.

Habitat : Les vieilles forêts de feuillus humides et marécageuses de l'hémisphère Nord.

Description : Plante à feuilles très découpées et garnies de spores (corpuscules reproducteurs) orangés collés sur les nervures.

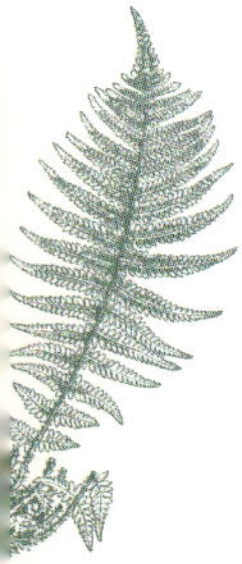

Les fougères, des plantes pionnières généreuses en carbone et en oxygène, assainissent l'air dont se nourrissent tous les organismes vivants.

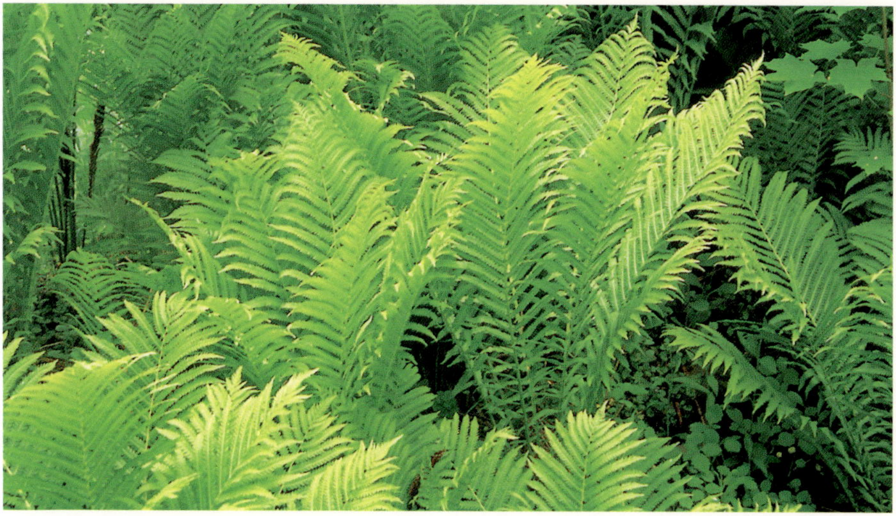

Parties utilisées: Les jeunes tiges glabres des feuilles au début du printemps, les feuilles en été, et le rhizome en automne.

Composition chimique: Aspidinol, acide flavospidique, huile essentielle, oléorésine, sucres, chlorophylle.

Propriétés médicinales: Analgésique, antirhumatismale, cholagogue, fongicide, désodorisante, diurétique, emménagogue, ocytocique, galactagogue, reminéralisante, vermifuge, parasiticide.

Mise en garde: Éviter d'absorber de la racine de fougère en début de grossesse et pendant l'allaitement, en cas de cardiopathie grave ou de maladies hépatiques sévères. Ne pas la combiner à de l'alcool ou à de l'huile. Une dose trop forte peut causer la cécité. En usage interne, ne prendre que sous surveillance. En cas de cure vermifuge, toujours la mélanger à un vermifuge hydrosoluble.

Anecdote: Selon une ancienne croyance, porter sur soi des semences de fougère mâle rend invisible ou aide à passer inaperçu. Elles éloignent les méchantes sorcières qui tentent de nous nuire.

HUILE DE L'ABBÉ KUNZLE

5	Frondes de fougère mâle bien séchées
200 ml (4/5 tasse)	Huile d'olive

Ébrancher les folioles séchées et les faire macérer dans l'huile pendant 1 mois. Filtrer soigneusement. Cette huile se conserve 6 mois à l'abri de la lumière. C'est une huile à massage idéale contre les douleurs musculaires.

FRAISIER

FAMILLE DES ROSACÉES

Nom latin : *Fragaria vesca*

Noms communs : Breslingue, caperon, caperonnier, fraisier des bois, fraisier sauvage, marjaufe

Noms anglais : *Wild strawberry, strawberry*

Historique : On a retrouvé des graines de fraisier dans les cités lacustres préhistoriques. Son nom latin *Fragaria* («parfum») évoque sa fragrance. Les Amérindiens utilisaient la feuille de fraisier comme tonique du système nerveux, contre les ulcères d'estomac et de la peau, et les fruits pour soigner le scorbut et les pierres aux reins. Carl von Linné, le grand botaniste suédois du XVIIIe siècle, a soigné régulièrement ses crises de goutte en faisant des cures de fraises. Le Pr Binet conseillait les fraises aux anémiques et les feuilles de fraisier aux enfants rachitiques et aux personnes âgées déminéralisées. Jusqu'à tout récemment, on pouvait acheter dans toutes les pharmacies d'Amérique du Nord le sirop concentré de racines de fraisier du Dr Fowley, la panacée contre la diarrhée !

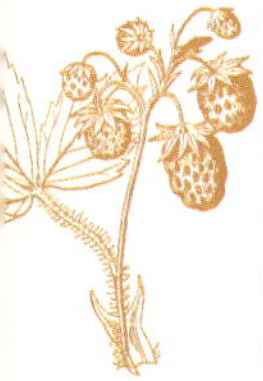

Habitat : Les terres perméables, légèrement acides et ombragées des lisières des forêts et des taillis.

Description : Petite plante vivace semi-rampante à rhizome cylindrique orangé. Les feuilles trifoliées et dentelées sont vert foncé sur le dessus, grisâtres et légèrement velues en dessous. Les fleurs sont blanchâtres et donnent des fruits ronds et rouges sertis de graines brunes ovales.

Parties utilisées : Les feuilles assez tôt au printemps, les fleurs au mois de mai, les fruits en été, et les rhizomes en automne.

Composition chimique : Feuilles et racines : tanins, potassium, flavonoïdes. Fruits : sucres, fructose, lévulose, sorbitol, acides, glucoside, minéraux (fer, brome, iode, magnésium, silice), bêtacarotène, vitamine C, eau, pectine.

Propriétés médicinales : Astringente, antiseptique, antiscorbutique, fortifiante, diurétique, lithotritique, dépurative, dissolvante, laxative, purgative, régénérante, reminéralisante.

Applications : On peut utiliser les jeunes feuilles fraîches en soupe ou en décoction : 1 plant complet dans 250 ml (1 tasse) d'eau pour soigner la diarrhée et l'hyperacidité, pour se reminéraliser,

Ce merveilleux bonbon végétal est le fruit le plus apprécié au monde et le plus riche en principes antioxydants !

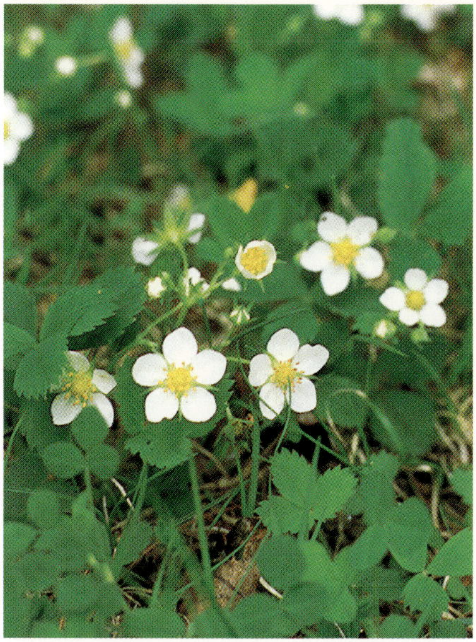

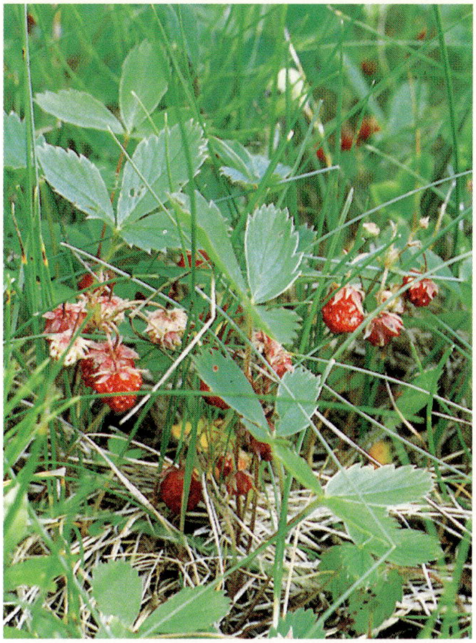

et pour calmer les nerfs et les spasmes musculaires.

La racine, moins recommandée en cure prolongée en raison d'une forte concentration de tanins, a des effets similaires.

Il est préférable de manger les fruits frais crus. Les personnes aux intestins sensibles devraient croquer les graines. Les fraises gardent bien leur saveur et leurs propriétés macérées dans le vin ou l'alcool fort et, étonnamment, leur odeur après un séchage au déshydrateur. Se brosser les dents avec de la pulpe de fraises les blanchit, et mâcher la racine fortifie les gencives.

Anecdote : L'élixir de fleurs de fraisier convient particulièrement aux personnes au tempérament fragile, à l'adolescent hypersensible, boutonneux, rouge de peau et trop émotif. Cette eau de fleurs est la promesse d'une récolte abondante de joie, de fantaisie et de plaisirs.

TARTINADE AUX FRAISES

250 g (1 tasse)	Fraises des champs ou des bois
125 g (½ tasse)	Miel pur

Mélanger au robot ces deux ingrédients et congeler le mélange obtenu dans un bac à glaçons. S'en servir comme tartinade et garniture de dessert. C'est de plus un excellent remède pour soigner les brûlures et les engelures, et un masque de beauté « coup d'éclat » très bon marché.

FRAMBOISIER

FAMILLE DES ROSACÉES

Nom latin : *Rubus idacus*

Noms communs : Ambre, ronce du mont Ida

Noms anglais : *Raspberry, hindberry, raspbis*

Historique : Selon Dioscoride, le framboisier est originaire du mont Ida, en Crête, d'où son nom de « ronce du mont Ida » et *Rubus idaeus*. Mme Grieve, une grande herboriste anglaise, recommande la tisane froide ou le lavement de feuilles de framboisier pour soulager immédiatement la diarrhée et les maux de ventre des enfants. En 1941, le journal médical britannique *Lancet* confirme que la feuille de framboisier contient un principe relaxant utérin efficace. Depuis, on en trouve dans beaucoup de médicaments périnataux aux herbes. Les Chinois l'utilisent pour soigner le foie et la rate, pour tonifier les organes génitaux des femmes, régulariser les cycles et faciliter l'accouchement.

Habitat : Les brûlis, les lieux de coupe de bois, les lisières des forêts et les terrains vagues humides.

Ne pas négliger les feuilles de ce fruit bien connu : elles sont réparatrices et reminéralisantes.

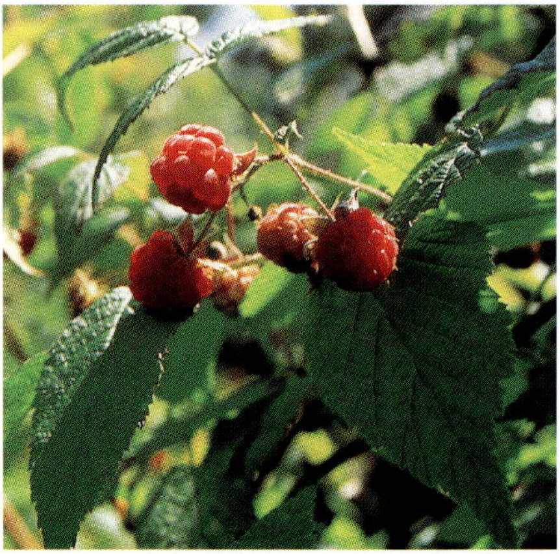

Description : Arbuste vivace de 1 m à 2 m de hauteur pourvu de tiges ligneuses pourpres couvertes de petits piquants. Les feuilles sont vert foncé sur le dessus et blanchâtres en dessous. Les fleurs sont blanchâtres et disposées en corymbe. Les fruits rouges ont un goût et un parfum délicieux.

Parties utilisées : Les feuilles des tiges de la deuxième année, avant la floraison, les fruits au mois de juillet.

Composition chimique : Feuilles : flavonoïdes, tanins, minéraux (calcium, magnésium, manganèse, potassium), acides, pectine, mucilages. Fruits : sucre, acides, vitamines A, B et E, protéines, fibres, pigment colorant.

Propriétés médicinales : Antiscorbutique, anti-inflammatoire, astringente, antiseptique, dépurative, diurétique, décongestionnante, désobstruante,

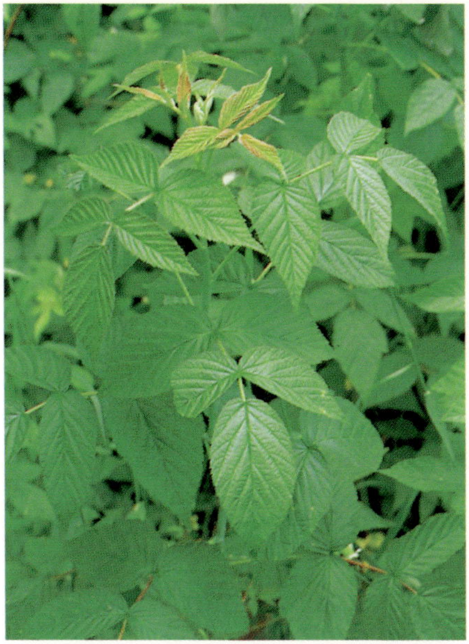

fébrifuge, sudorifique, ophtalmique, régénérante, reminéralisante, ocytocique, tonique utérin.

Applications : Pour conserver les principes reconstituants des feuilles, on les utilise fraîches, en décoction rapide, ou séchées à l'ombre sur les branches entières avant de les ensacher pour l'hiver. La décoction de feuilles de framboisier est efficace en douche vaginale contre les leucorrhées : 6 feuilles dans 250 ml (1 tasse) d'eau bouillie.

Les tisanes soignent toutes les muqueuses et aident à régénérer les tissus irrités par un excès d'acidité ou une infection. La femme enceinte peut boire de la tisane de framboisier ponctuellement tout au long de la grossesse contre les nausées, les rhumes ou les saignements. L'infusion légère : 1 feuille dans 250 ml (1 tasse) d'eau au début de la grossesse (3 feuilles, le dernier mois) tonifie les muscles utérins.

Les framboises sont très nutritives, riches en antioxydants. Il est important de bien les mastiquer pour ne pas irriter les intestins sensibles.

Anecdote : D'après les herboristes américains contemporains, ses feuilles ont deux autres vertus méconnues : combinées au gingembre, elles soignent toutes sortes de nausées, et, avec un soupçon de cayenne, elles favorisent la circulation du sang des pieds et des mains.

VINAIGRE DE FRAMBOISES

1 litre (4 tasses)	Vinaigre de cidre de pommes biologique
500 g (1 lb)	Framboises sauvages
500 g (1 lb)	Sucre brun brut (facultatif)
1 ou 2	Bouteilles opaques

Faire macérer les framboises écrasées au pilon dans le vinaigre pendant 10 jours. Filtrer soigneusement. Faire mijoter le liquide à feu doux et faire dissoudre le sucre. Laisser refroidir, embouteiller, boucher et garder au frais. Ce vinaigre rosé est efficace, pur ou dilué, contre la grippe, les maux de gorge, la fièvre, la diarrhée, la fatigue et même les chutes de pression.

En cure, prendre 3 fois 45 ml (3 c. à soupe) par jour.

FRÊNE

FAMILLE DES OLÉACÉES

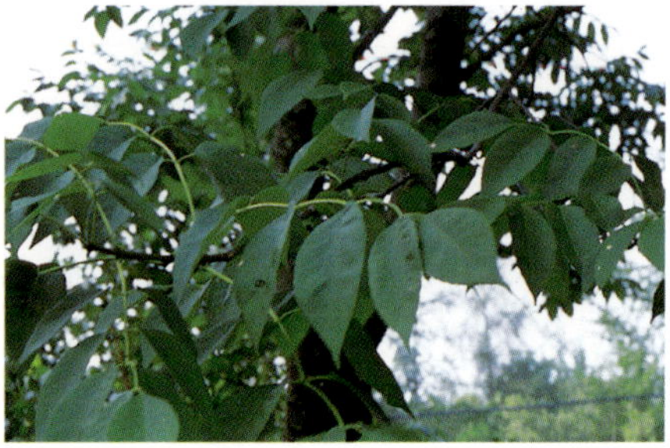

Noms latins : *Fraxinus americana* (Québec), *Fraxinus exelsior* (Europe)

Noms communs : Frêne élevé, frêne blanc, quinquina d'Europe

Noms anglais : *Common ash, european ash, weeping ash*

Historique : Cet arbre très ancien vivait déjà à l'ère tertiaire. Déplacé par les glaces, il s'est acclimaté à l'hémisphère Sud. Il en existe plus de 50 espèces dont la moitié en Asie. Le bois dur du frêne est très prisé en menuiserie et sa souplesse lui a déjà valu d'être transformé en arc et en flèches. Selon Homère, l'arc d'Achille était fait en frêne. Dioscoride recommandait d'appliquer sur une morsure de serpent un œnolé de vin blanc dans lequel ont macéré des feuilles de frêne. Il racontait que les serpents détestent tellement cet arbre qu'ils évitent même de passer dans son ombre ! Une légende viking affirmait que le monde était abrité par un grand frêne nommé « Yggdrasil » et que les dieux tenaient conseil à ses pieds.

Depuis le XVIIIe siècle, on l'appelle le « quinquina d'Europe » en raison de ses vertus fébrifuges. Le Pr Binet, comme bien des thérapeutes avant lui, vante ses propriétés antirhumatismales et le dit antigoutteux.

En consommant du frêne, arbre fertile et résistant, on peut hériter de ses qualités.

Habitat : Les sols alcalins et humides, les lisières des bois et des prairies bien aérées où il prend beaucoup d'espace pour se développer.

Description : Arbre élancé de 10 m à 30 m de hauteur pourvu d'un tronc gris foncé. Ses rameaux sont glabres et gris verdâtre. Les fleurs sont bisexuées, sans pétales, mais avec des étamines rougeâtres qui apparaissent avant les feuilles. Les fruits (des samares) contiennent une seule graine.

Parties utilisées : Les feuilles en mai et en juin, les graines à maturité et l'écorce interne, au début ou à la fin de l'hiver.

Composition chimique : Feuilles : vitamine C, sucre, coumarine, minéraux (fer, cuivre, potassium), bioflavonoïdes. Écorce : principes amers, tanins, rutine, résine.

Propriétés médicinales : Aphrodisiaque, fertilisant, diurétique, antiurique, fébrifuge, sudorifique, laxatif, purgatif, nutritif, tonique.

Applications : Avec les feuilles séchées, on fait des tisanes diurétiques et fébrifuges. En automne, on fabrique de la teinture-mère avec les fruits : 1 part de fruits pilés dans 4 parts d'alcool. Laisser macérer un mois, filtrer. L'homme peut prendre 10 gouttes, 30 minutes avant l'acte sexuel, mais pas plus d'une fois par jour ! Elle favorise la reproduction, mais à utiliser raisonnablement, car les effets virilisants sont très marqués.

L'écorce interne — 1 c. à soupe dans 250 ml (1 tasse) d'eau bouillie — constitue un puissant diurétique et un fébrifuge. En absorber au maximum 750 ml (3 tasses) par jour, pas plus de 10 jours consécutifs.

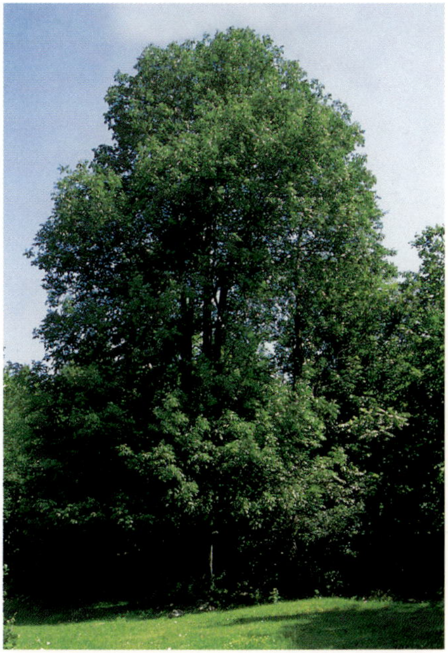

Mise en garde : Éviter le frêne en cas de traitement aux anticoagulants, au début de la grossesse et en cas d'infection rénale aiguë. Il est aussi déconseillé, surtout ses graines, chez les anorexiques et les personnes souffrant d'obsessions sexuelles.

Anecdote : Pour soigner une verrue, planter l'aiguille dans la verrue, puis dans un tronc de frêne en disant : « Frêne, frêne, garde-la. » Il vous en débarrassera !

VIN PÉTILLANT OU « FRÊNETTE »

4 litres (16 tasses)	Eau
60 g (2 oz)	Feuilles de frêne
50 g (1 ¾ oz)	Racine de chicorée
2 kg (4 lb)	Sucre brut
500 g (1 lb)	Acide tartrique ou crème de tartre
40 g (1 ¼ oz)	Levure à champagne

Faire bouillir le frêne et la chicorée dans l'eau pendant 10 min à feu doux. Laisser infuser pendant 2 h. Ajouter le sucre, l'acide tartrique et la levure. Faire dissoudre et laisser fermenter environ 10 jours à 20 °C dans un pot couvert mais pas fermé (sinon, le couvercle pourrait sauter). Embouteiller. Attendre 3 mois. En cure amaigrissante ou diurétique, boire à petites doses (25 ml ou 1 oz) avant les repas pendant 10 jours. Ce champagne maison soigne les fièvres, la goutte et la rétention d'eau.

GAILLET

FAMILLE DES RUBIACÉES

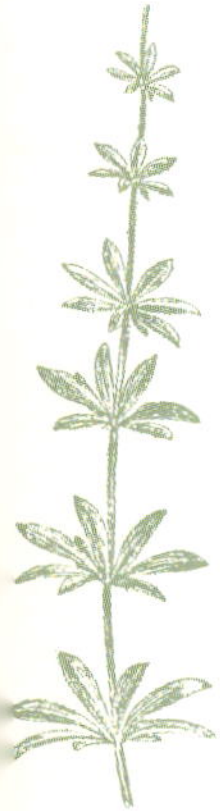

Nom latin : *Galium aparine*

Noms communs : Caille-lait, gratte-cul, gratteron, gaillet accrochant, herbe collante

Noms anglais : *Bedstraw, cleavers, catchstraw*

Historique : Le nom « gaillet » vient du mot grec *gala* qui fait allusion à ses propriétés coagulantes. Pline disait qu'un potage de gaillet avec un peu d'avoine et de mouton éliminait les gras et favorisait la minceur. John Gerard recommandait la bouillie de gaillet comme remède contre toutes les morsures et les piqûres d'animaux venimeux, des guêpes aux serpents. Plus tard, son compatriote Culpeper le conseille pour nettoyer le foie, renforcer les reins, préparer le corps entier aux changements de saison difficiles. Pendant des siècles, dans la campagne française, on appliquait un emplâtre de gaillet sur les brûlures, les dartres et les blessures. On le buvait en infusion pour soigner les douleurs, l'insomnie et la nervosité. De récentes expériences américaines confirment les vertus étonnantes du cataplasme cru, idéalement stabilisé dans de la farine d'avoine fraîche, pour soigner les tumeurs et les indurations des ganglions.

Le gaillet est un petit balai tenace
qui dissout toutes les concrétions
et nettoie tout le corps.

Habitat : Les lieux acides et humides, le long des ruisseaux et des fossés ombragés, en colonies.

Description : Plante vivace de 20 cm à 30 cm de hauteur à tiges grimpantes garnies de feuilles verticillées. Toutes les tiges sont munies de petits crochets qui s'agrippent aux fourrures d'animaux et aux vêtements. Les fleurs sont blanches et minuscules.

Parties utilisées : Les tiges et les feuilles, de préférence avant la floraison.

Composition chimique : Vitamines A, C et K, minéraux (fer, silice, sodium, et potassium), acides, aspéruline, coumarine, flavonoïdes.

Propriétés médicinales : Antispasmodique, antiseptique, antithyroïdien, astringent, dépuratif sanguin, dissolvant, diurétique, immunostimulant, sudorifique, parasiticide, viricide.

Applications : On utilise la plante entière, fraîche de préférence et broyée, en cataplasme (1 poignée ou 10 g) sur une plaie, des taches pigmentaires et même une tumeur de la peau. Il est recommandé de boire en même temps 500 à 700 ml (2 à 3 tasses) de décoction (1 plant dans 250 ml ou 1 tasse d'eau) de

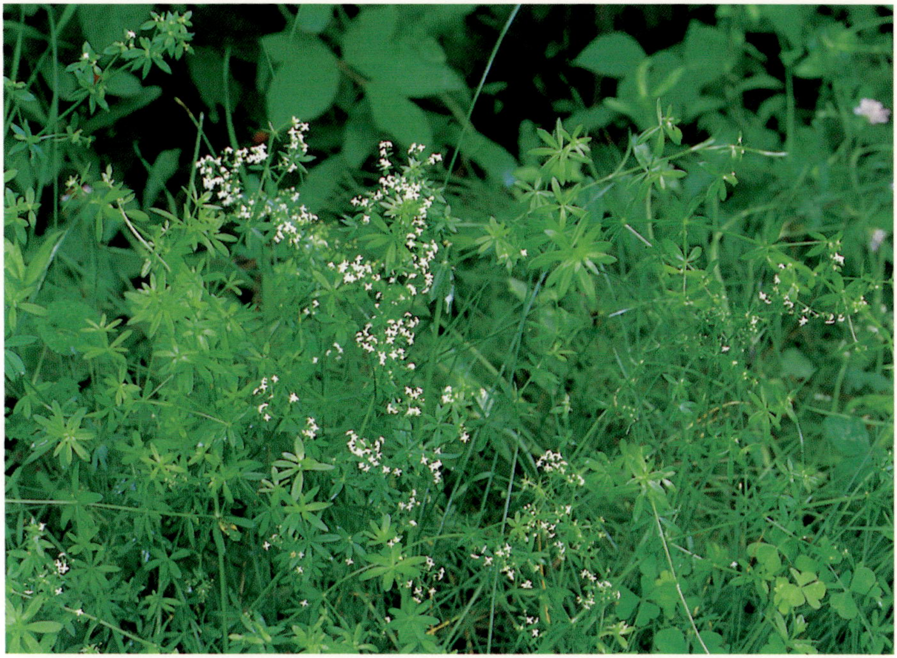

gaillet frais, dans la même journée. C'est un puissant dépuratif du sang, de la lymphe, des reins et de la prostate. Faire une cure de teinture-mère (une part de plante pour deux parts d'alcool, de vinaigre ou de vin) contre les maladies de la peau ou des reins : 5 à 10 gouttes selon la concentration avant chaque repas. On peut l'appliquer diluée à 20 % dans l'eau sur bien des maladies de la peau et même sur les taches de rousseur.

Mise en garde : Éviter le gaillet en cas de diabète, d'hypothyroïdie et de grosses pierres aux reins.

Anecdote : L'élixir de la fleur de gaillet aide à ouvrir de nouvelles voies intérieures de compréhension et à s'attacher à l'essentiel. Fleur toute simple, elle illumine les moments difficiles et enlève les obstacles.

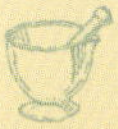

TEINTURE CASSE-PIERRES

250 ml (1 tasse)	Vin blanc à 12°
15 g (¼ tasse)	Gaillet frais

Hacher finement le gaillet à la main ou à la moulinette et le faire macérer dans le vin pendant 1 mois à l'abri de la lumière. Filtrer. Consommer au besoin. En prévention contre les pierres aux reins, prendre 5 ml (1 c. à thé) avant chaque repas pendant 1 mois. On peut aussi l'employer en compresses sur des plaies et des kystes tenaces.

GENÉVRIER

FAMILLE DES CUPRESSACÉES

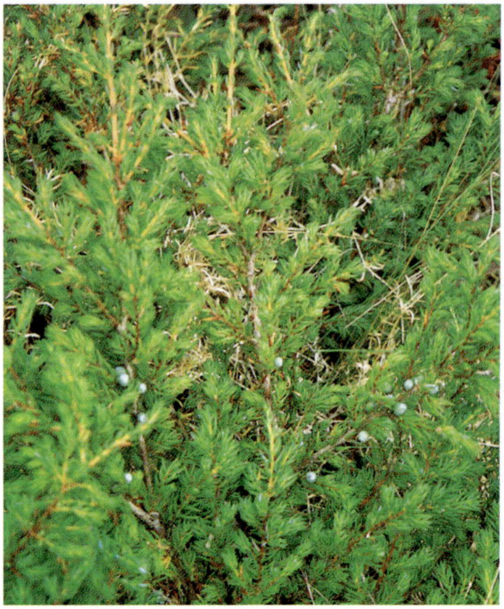

Nom latin: *Juniperus communis*

Noms communs: Cadé, genièvre, genivre, piquet, pétéro, thériaque des paysans

Noms anglais: *Dwarf juniper, field juniper, geneva, juniper berries*

Historique: En Suisse, des fouilles ont révélé la présence de baies de genièvre dans des grottes préhistoriques. L'homme des cavernes en consommait probablement pour se nourrir et se soigner. À Athènes, pendant la grande épidémie de peste, Hippocrate a contribué à circonscrire la maladie en préconisant des fumigations purificatrices pour lesquelles il utilisait des baies de genièvre, de la lavande, de l'hysope et de la sauge. Les Romains s'en servaient en cuisine et comme herbe digestive. Pline et Galien recommandaient un vin chaud au genièvre pour purger le foie.

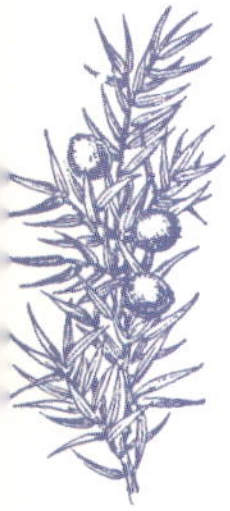

Les moines de l'école de Salerne l'ont loué: «Bon pour les poumons, sa baie aromatique dissipe encore l'accès de toux vive et chronique. Elle expulse du corps un venin dangereux et son grain brûlé apaise un mal affreux.» Voici ce qu'en disait le grand Dr Lemery au XIVe siècle: «Les baies de genièvre sont des drogues céphaliques propres pour fortifier le cœur, les nerfs, l'estomac et pour exciter le mois aux femmes, résister au venin et pour calmer la douleur néphrétique.» Le gin, rendu célèbre par le Hollandais De Kuyper, est une invention anglaise: c'est le résultat de la distillation d'une teinture de baies de genièvre dans de l'eau-de-vie. Il y a toujours eu des œnolés au genièvre dans les pays scandinaves et de la bière au *wacholder* («le veilleur») en Allemagne.

Ce précieux résineux, présent sur toute la planète, est un des remèdes les plus consommés et reconnus dans le monde entier.

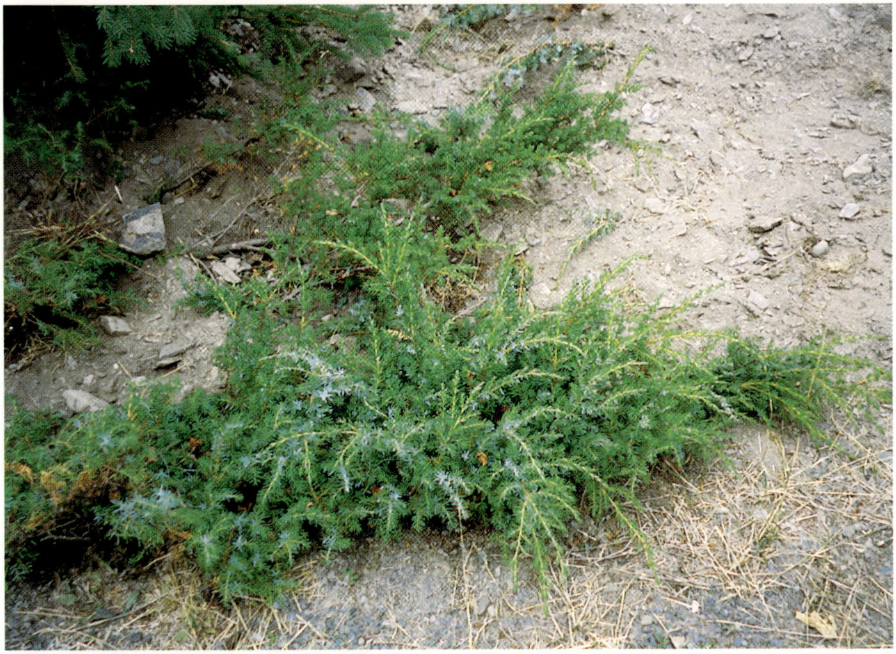

Habitat : Les terrains calcaires et siliceux, les collines rocheuses des lieux tempérés.

Description : Petit arbuste de 50 cm à 75 cm de hauteur garni d'aiguilles courtes, persistantes et rigides, de couleur gris vert. Les minuscules fleurs qui apparaissent en avril et en mai sont jaune verdâtre. Les fruits sont des baies bleues qui mettent trois ans à maturer sur les plants femelles : ils ont un goût aromatique et sucré. Le genévrier dégage un parfum aromatique balsamique épicé et typique des résineux.

Parties utilisées : Le bois ou les tiges ébranchées tard en automne ou tôt au printemps, les épines (cueillies avec les petites branches, elles sont plus faciles à faire sécher) et les baies mûres, tard en automne et en hiver, une année sur trois.

Composition chimique : Feuilles : vitamine C, huile essentielle. Fruits : sucres, vitamines A, B, C et F, minéraux (calcium, cobalt, fer, magnésium, manganèse, potassium, sélénium, silice, zinc), huile essentielle, acides, protéines.

Propriétés médicinales : Antiscorbutique, antiseptique, apéritif, stomachique, antilithiasique, diurétique, antirhumatismal, anti-inflammatoire, cholagogue, emménagogue, tonique utérin, insectifuge, pectoral, stimulant immunitaire et nerveux.

Applications : Une fois les branches, les feuilles et les baies séchées, on les brûle sur un feu de bois ou sur du charbon végétal à l'encens. On s'en sert pour désinfecter une pièce ou neutraliser des maladies contagieuses.

Faire bouillir légèrement et macérer les branches toute une nuit (1 c. à thé d'aiguilles dans 250 ml ou 1 tasse d'eau) : cette boisson est antiseptique pour les reins et la vessie, et diurétique ; elle est utile pour arrêter les attaques d'arthrite et de goutte. La manière la plus simple de consommer les baies est de les mâcher. Commencer par une petite quantité : 4 par jour jusqu'à 40 en plusieurs prises : elles soignent les infections rénales, les rhumatismes et les problèmes d'estomac. Pour fortifier l'estomac, nettoyer les reins ou purifier l'haleine, mâcher simplement quelques baies. La teinture-mère dans le gin ou le vinaigre de cidre de pommes est excellente contre la grippe, la rétention d'eau et les rhumatismes.

Les baies de genièvre au goût résineux et suave entrent dans la composition de recettes gastronomiques traditionnelles comme le civet de lapin ou la choucroute garnie. Elles aident à mieux digérer les protéines.

Mise en garde : Éviter le genièvre en cas d'infection urinaire aiguë et au début de la grossesse. Ne pas prolonger la cure au delà de 1 mois et ne pas dépasser les doses prescrites.

Anecdote : Selon l'abbé Kneipp, « notre plus fidèle et précieuse habitation qu'est le corps a besoin quelques fois dans l'année de fumigations et de vapeurs de genièvre : cela purifie l'organisme et soulage l'appareil respiratoire ».

DÉCOCTION CASSE-PIERRES

15 g (1 c. à soupe)	Baies de genévrier
10 g (2 c. à thé)	Racine de guimauve
10 g (2 c. à thé)	Racine de persil
5 g (2 c. à soupe)	Feuilles de prêle
5 g (1 c. à thé)	Graines d'angélique
1 litre (4 tasses)	Eau

Faire bouillir toutes les plantes dans l'eau pendant 7 min. Laisser infuser 30 min et filtrer. Boire tout le liquide en 3 fois, avant les repas, et prolonger la cure de 7 à 21 jours pour évacuer les pierres aux reins, pour soulager tous types de rétention d'eau et de rhumatismes.

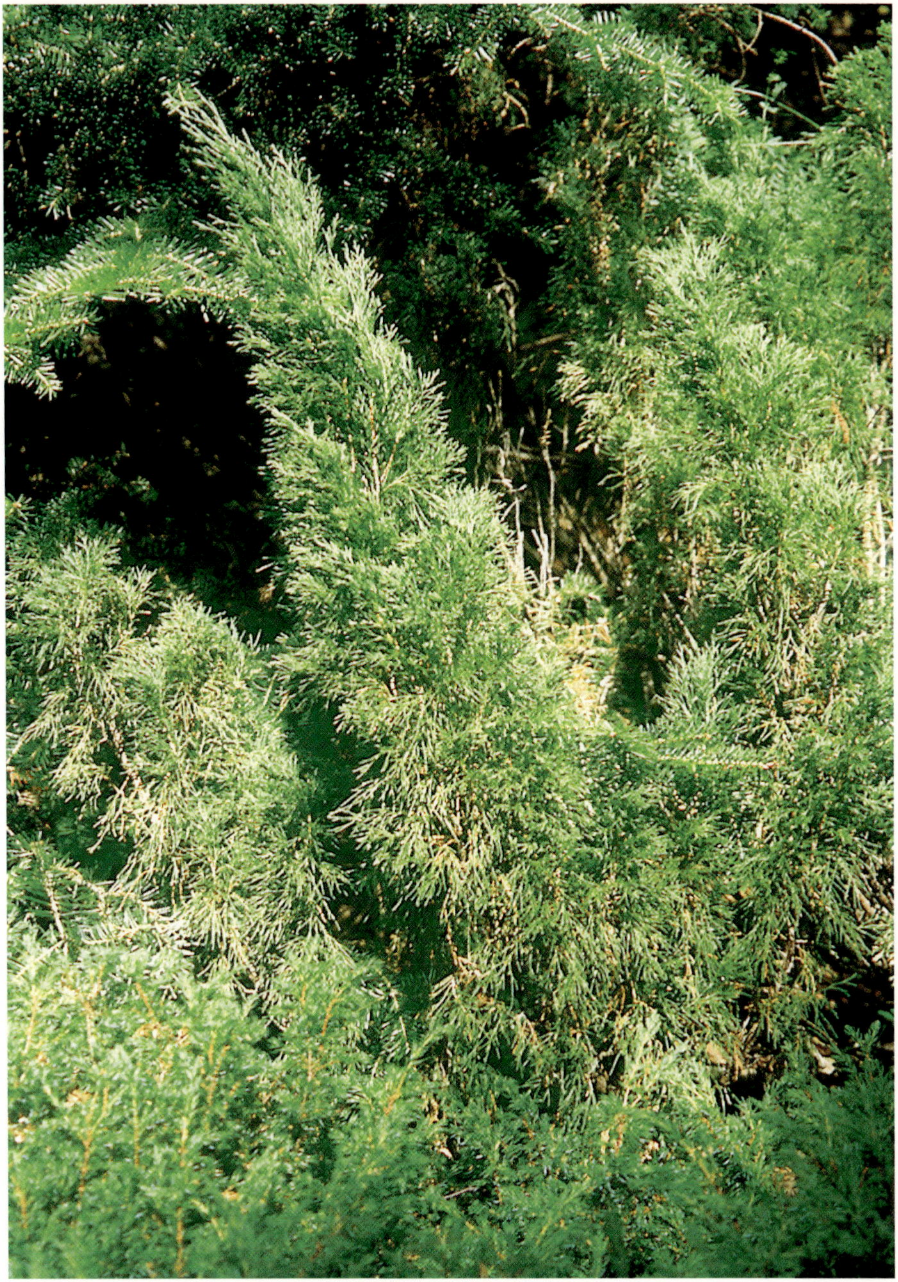

HOULBON

FAMILLE DES CANNABINACÉES

Nom latin : *Humulus lupulus*

Noms communs : Houblon à bière, bois du diable, couleuvre septentrionale, digérable, salsepareille nationale, vigne du Nord

Nom anglais : *Hop*

Historique : Le houblon est connu des guérisseurs chinois depuis deux millénaires : ils l'utilisaient contre la diarrhée, la lèpre et même la tuberculose. C'est dans le Caucase, au XIe siècle, que l'on intégra le houblon à la bière. Cette pratique s'est répandue progressivement dans toute l'Europe, sauf en Angleterre où Henri VIII en défendit l'usage par décret. La croyance que le houblon provoquait la mélancolie cautionna cet interdit qui aura force de loi pendant deux siècles. Le médecin italien Pierre-André Matthiole adorait le houblon et l'utilisait comme apéritif, dépuratif, diurétique, laxatif, fébrifuge et vermifuge. Le Dr Lemery le recommandait pour traiter les maladies du

Le houblon est une plante narcotique qui fait bien des victimes. Il est préférable de le consommer en tisanes ou de fabriquer des oreillers relaxants !

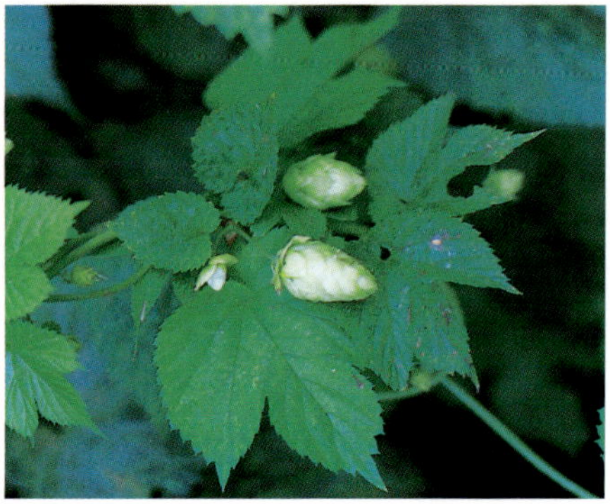

foie et de la rate, pour purifier le sang et stimuler l'élimination urinaire.

Habitat : Les clôtures, les murs et les treillis laissés à l'abandon et bien sûr, les cultures, toujours en plein soleil.

Description : Plante grimpante vivace faite de tiges solides. Les fleurs mâles sont groupées en épi à l'extrémité des rameaux et les fleurs femelles à l'aisselle des feuilles. Les fruits ont la forme de cônes ou strobiles constitués d'écailles jaune vert clair remplies de poussière résineuse jaunâtre appelée lupuline.

Parties utilisées : Les jeunes pousses au printemps, mais surtout les cônes à la fin de l'été. On les appelle aussi « strobiles ».

Composition chimique : Lupuline, huile essentielle, principes amers, pectine, résines, sucres, tanins, acides, phyto-œstrogènes, vitamine C.

Propriétés médicinales : Astringent, antiseptique, apéritif, stomachique,

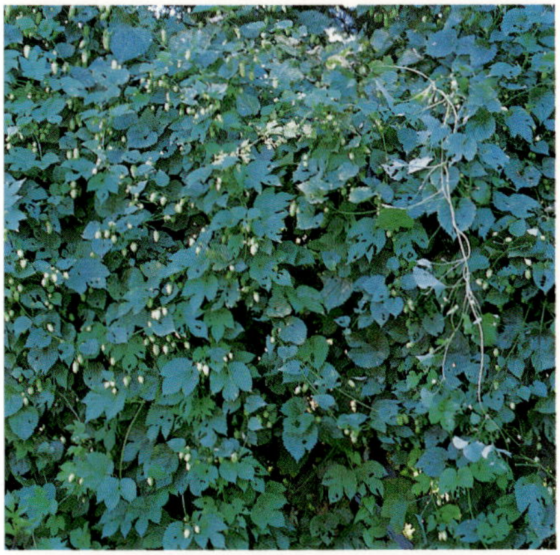

antispasmodique, anaphrodisiaque, diurétique, lithotritique, emménagogue, pro-œstrogénique, hypotensif, hypocholestérolémiant, sédatif, soporifique, sudorifique, vermifuge.

Applications : En décoction rapide, le houblon frais est calmant, diurétique et hypotensif : 3 cônes dans 250 ml (1 tasse) d'eau 3 fois par jour. Au coucher, on peut doubler la dose. En cas d'insomnie, confectionner un petit coussin à glisser dans l'oreiller ; appliqué chaud sur un abcès dentaire ou sur une oreille atteinte d'otite, il diminuera le mal. Mme Grieve recommande une infusion combinée de houblon, de camomille et de coquelicot en compresse locale pour supprimer toutes sortes de douleurs localisées : névralgies, rhumatismes ou traumatismes externes.

Les cônes du houblon perdant 90 % de leurs propriétés en un an, il est préférable de faire de la teinture-mère. Combinée à la même quantité de teinture-mère de valériane, elle sert de somnifère occasionnel : prendre 30 gouttes, 30 min avant le coucher. Si la bière est effectivement apéritive, diurétique, galactagogue, nutritive et relaxante, elle peut malheureusement provoquer une dépendance, car le houblon est de la même famille que le cannabis. Prudence ! Prise en grande quantité, la bière provoque des ballonnements, de la nausée, des diarrhées et l'impuissance masculine.

Mise en garde : Le houblon contient beaucoup d'œstrogènes et déclenche souvent les menstruations chez les cueilleuses après quelques jours. Il inhibe l'appétit sexuel chez les hommes. Limiter la consommation de tisanes et de bière !

Anecdote : L'élixir floral de houblon est excellent pour les individualistes et les matérialistes. Il favorise le sens du travail en équipe et éveille l'esprit aux valeurs spirituelles.

MINI COUSSIN SÉDATIF

1	Toile de coton ou de lin de 80 cm x 20 cm (2 ¾ pi x ¾ pi)
50 g (2 ¾ oz)	Strobiles de houblon séché
30 g (1 oz)	Feuilles de cataire séchées
20 g (¾ oz)	Fleurs de tilleul séchées

Mélanger les plantes et les insérer dans le coussin en toile.

Glisser le coussin sous l'oreiller pour faire des rêves inspirants.

LIERRE TERRESTRE

FAMILLE DES LAMIACÉES

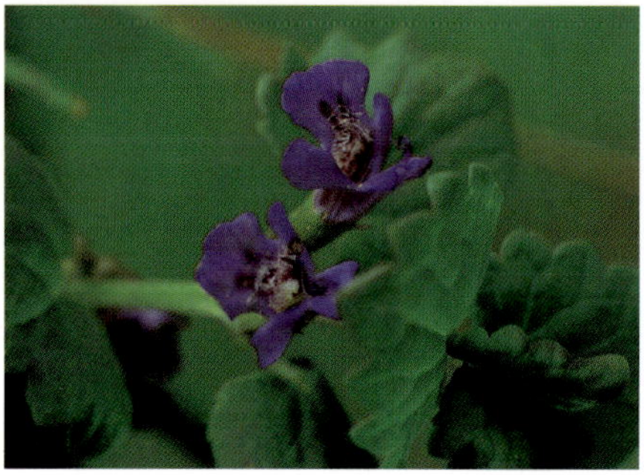

Nom latin : *Glecoma hederacea*

Noms communs : Couronne de terre, courroie de Saint-Jean, rondelette, glécome, serrette, herbe du bonhomme

Noms anglais : *Ground ivy, creeping Charly, gill run over, hedge maid, field balm, wild snake root*

Historique : Les médecins utilisent le lierre terrestre depuis l'Antiquité grecque. Galien le disait âcre, chaud et mordant, capable de guérir toutes les affections des poumons. Dioscoride le recommandait en cure de 40 jours contre la sciatique et l'arthrose des hanches. Au début de notre ère, les Vikings et les Celtes s'en servaient pour clarifier et conserver la bière. John Gerard le prescrivait contre les bourdonnements et les tintements dans les oreilles. Quant à Culpeper, il le préconisait pour soigner l'œil au beurre noir, les hématomes et autres désagréments de ce genre. Sainte Hildegarde conseillait d'en boire en cas de migraines et de porter des couronnes faites de plantes entières ébouillantées. On portait aussi ces couronnes pour conjurer le mauvais sort en dansant autour des feux de la Saint-Jean.

Habitat : Les zones tempérées du globe, les lieux humides proches des jardins et des prairies, les décombres, les tumulus rocheux et au bord des chemins de terre.

Description : Plante herbacée vivace de 20 cm à 50 cm de hauteur à tige carrée portant des feuilles rondes et dentelées. Les fleurs sont bleu violacé, virant au mauve pâle, car la floraison peut durer 3 mois et plus, ce qui est exceptionnel pour une fleur des champs. Les feuilles dégagent une odeur camphrée avec une touche de citronnelle et de menthe poivrée.

Parties utilisées : Tiges, fleurs et feuilles au début de la floraison, au mois de mai.

Composition chimique : Cire, acides, choline, glucides, lipides, protéine

Le lierre terrestre représente la chaleur, la féminité et la permanence des forces végétatives. Il nous nettoie et nous garde humble en nous ramenant les pieds sur terre.

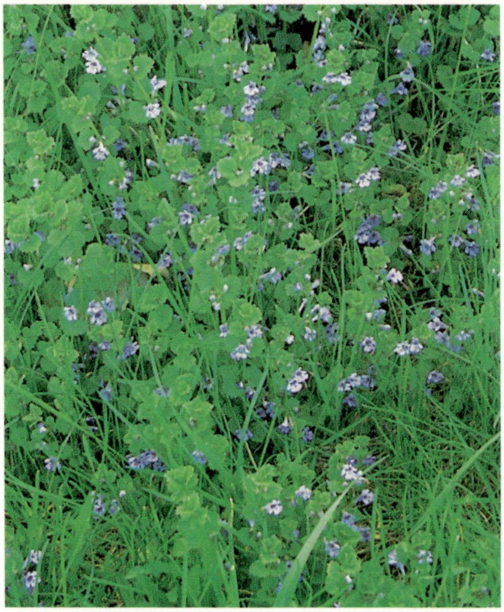

(gléchomine), huile essentielle, lactone, principe amer (marrubine), saponines, résine, tanins, vitamine C.

Propriétés médicinales: Antiseptique, antispasmodique, astringent, béchique, cicatrisant, émollient, expectorant, stomachique, tonique, vulnéraire.

Applications: On peut manger les fleurs ou en décorer joliment les salades. La plante entière se prépare en teinture-mère (saturée à 50 % dans 100 % d'alcool et prendre 15 gouttes 3 fois par jour). Elle se prête bien au séchage qui prend au moins une semaine. En décoction et en tisane chaude, le lierre soulage particulièrement bien les affections du nez, de la gorge, des oreilles en aseptisant les muqueuses et en liquéfiant les mucus jusqu'aux poumons, dont il facilite le nettoyage par expectoration. Il fortifie aussi les bronches, tonific tous les organes de la région gastro-intestinale, le système urinaire et la zone génitale.

Le lierre terrestre fait aussi partie des grandes vulnéraires: des compresses de décoction concentrée soignent les abcès, les blessures, les plaies et les ecchymoses. Une cure de tisane (3 plantes dans 250 ml ou 1 tasse d'eau) épure le sang et les tissus de la présence de métaux lourds toxiques tels que le cadmium, le cuivre, le plomb et le zinc: 1 litre par jour pendant 10 jours ou jusqu'à 3 mois, selon la gravité de l'intoxication. La plante séchée et réduite en poudre est sternutatoire: idéale pour les céphalées et les sinusites obstructives.

Anecdote: Sainte Hildegarde affirme que si on se rince souvent la tête avec une décoction de lierre terrestre, on éloigne de soi toutes les maladies du crâne… et du cerveau !

HUILE VULNÉRAIRE

50 g (1 ¾ oz)	Lierre terrestre fraîchement séché
1 litre (4 tasses)	Huile d'olive

Broyer le lierre dans un mortier ou au mélangeur. Ajouter l'huile et mélanger. Laisser macérer 1 mois et filtrer soigneusement. Verser l'huile dans plusieurs petites bouteilles (plus faciles à utiliser et moins rancescibles).

Excellente en cas de blessures, d'ecchymoses et même de douleurs musculaires.

LISERON

FAMILLE DES CONVOLVULACÉES

Nom latin : *Convolvulus sepium*

Noms communs : Campagnette, chemise de Notre-Dame, liset, grande vrille

Noms anglais : *Bearbind, hedge bind weed, old man's nightcap*

Historique : Originaire d'Afrique du Nord, le liseron était déjà prisé comme purgatif par Dioscoride. Longtemps très populaire, il a été détrôné par son cousin, le jalap, originaire d'Amérique du Sud et par la scamoine, de Syrie. L'herboriste juif Meyrinck (cité par Mme Grieve dans *A Modern Herbal*) affirme que le liseron des haies est un excellent cholagogue, très utile pour soigner la jaunisse, l'ascite et toutes les obstructions des viscères par manque de bile. Les paysans anglais ont longtemps utilisé sa racine bouillie dans la bière pour se purger. Ce mélange concentré provoquait des nausées passagères. On réservait ce traitement aux fêtards et aux fortes constitutions…

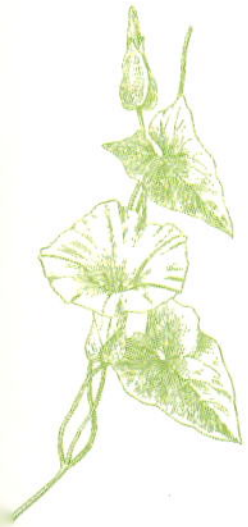

Habitat : Partout où il peut, mais il a besoin du support d'herbes hautes, de haies ou de treillis, et d'une bonne terre acide et humide.

Cette belle clochette rosée attire notre attention et nous aide à dénouer nos intestins.

Description : Plante herbacée vivace à tige volubile grimpante garnie de feuilles alternes. Les fleurs, en forme de trompette, sont de couleur blanche ou rose pâle avec des rayures blanches. La graine est une capsule et la racine, un tubercule charnu qui s'est formé au bout d'une tige et qui se détache en automne pour hiverner sous la terre.

Parties utilisées : Les parties aériennes en été et la racine en automne.

Composition chimique : Glucoside, tanins, chlorophylle, minéraux (fer, magnésium).

Propriétés médicinales : Antiseptique, cicatrisant, cholagogue, cholérétique, emménagogue, antispasmodique utérin, fébrifuge, rafraîchissant, hypotensif, relaxant, laxatif, purgatif.

Applications : En décoction : au choix pour 250 ml (1 tasse) d'eau : 3 feuilles, 2 fleurs ou 2 g de tige et 1 g de racine (on peut ajouter du miel pour enlever l'amertume). Les tiges et les fleurs sont plus laxatives. Les feuilles sont aussi émollientes et régénérantes de l'appareil digestif. Si, en plus d'être constipé, on a les intestins fragiles, on peut se contenter de bains de mains et de pieds : 30 g (1 oz) pour 4 litres (16 tasses) d'eau. Ce remède soulage également les affections du foie et l'ascite de

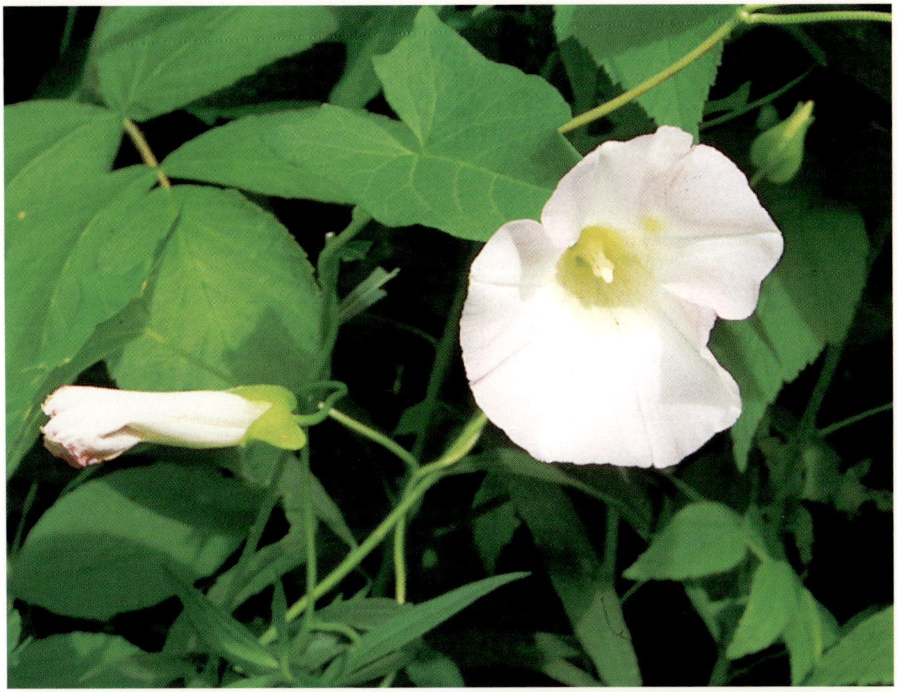

la cirrhose. Le suc frais de la plante broyée est très efficace pour traiter les fièvres reliées à des infections comme l'angine, la sinusite, l'otite, etc. Prendre 1 c. à soupe (15 ml) de suc 3 fois par jour pendant 3 à 7 jours.

La racine en teinture-mère soigne surtout la constipation d'origine hépatique.

Anecdote : Le liseron suit la course du soleil à l'envers : il s'ouvre le matin tourné vers le couchant. Quand on coupe le liseron, il refait sa tige du haut vers le bas. Quel être paradoxal et fascinant !

LAXATIF AUX TROIS FLEURS

5 g (2 c. à table)	Fleurs de liseron
5 g (2 c. à table)	Fleurs de mauve
5 g (2 c. à table)	Fleurs de sureau
750 ml (3 tasses)	Eau pure

Faire frémir durant 3 min les fleurs dans l'eau, couvrir et laisser infuser durant 15 min.

Filtrer et boire entre les repas pour combattre la constipation.

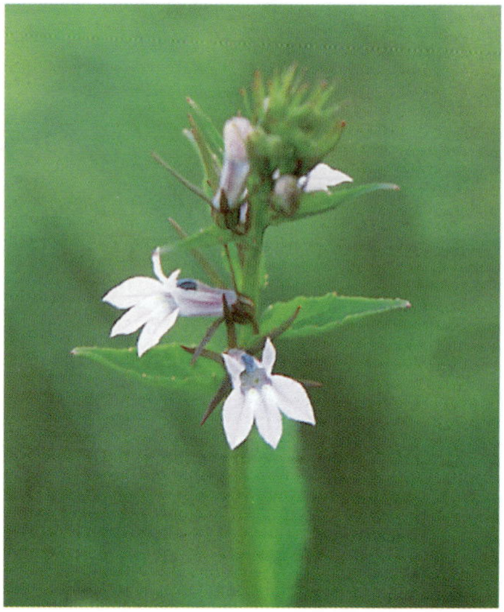

Nom latin : *Lobelia inflata*

Noms communs : Lobèle, lobélie brûlante, lobélie enflée, tabac indien, tabac sauvage.

Noms anglais : *Lobelia, asthma weed, bladder pod, emetic herb, eyebright, indian tobacco*

Historique : La lobélie, originaire d'Amérique du Nord, tient son nom du botaniste Mathias de Lobel qui l'identifia le premier au XVIIIe siècle. Les Amérindiens l'utilisaient depuis longtemps comme vomitif en cas d'empoisonnement alimentaire, comme contrepoison en cas d'absorption d'alcaloïdes et, à petites doses, pour soigner les maladies vénériennes. Ils la fumaient aussi pour ses effets relaxants.

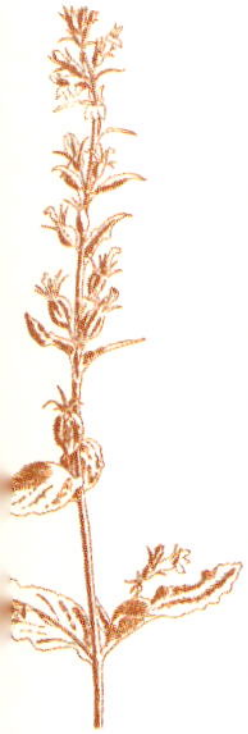

Les Quakers de la Nouvelle-Angleterre furent les premiers à exporter en Angleterre des paquets de lobélie séchée pour traiter l'asthme, les convulsions et les empoisonnements. Rapidement, les apothicaires l'ont cultivée. Le Dr Thompson, célèbre médecin américain du XIXe siècle, la popularisa en soignant avec succès bon nombre de malades chroniques des poumons ou des nerfs.

La lobélie apparaît dans le *Codex* américain de 1820 à 1960. On la retrouve dans de nombreuses recettes de cataplasmes, de lavements, de liniments, d'huiles, de pilules et de teintures-mères composées. En 1949, on l'utilisait en injection pour ranimer les nouveau-nés, les vieillards en apnée, en cas de suffocation ou d'empoisonnement par alcaloïde.

Santé Canada a classé la lobélie comme drogue ou poison et en défend la vente et l'usage. Les herboristes sont unanimes cependant pour dire qu'en doses minimales et sous surveillance, ce

Pour se soigner intelligemment avec la lobélie, faire preuve de discernement et de prudence, car c'est un broncho- et vasodilatateur fulgurant !

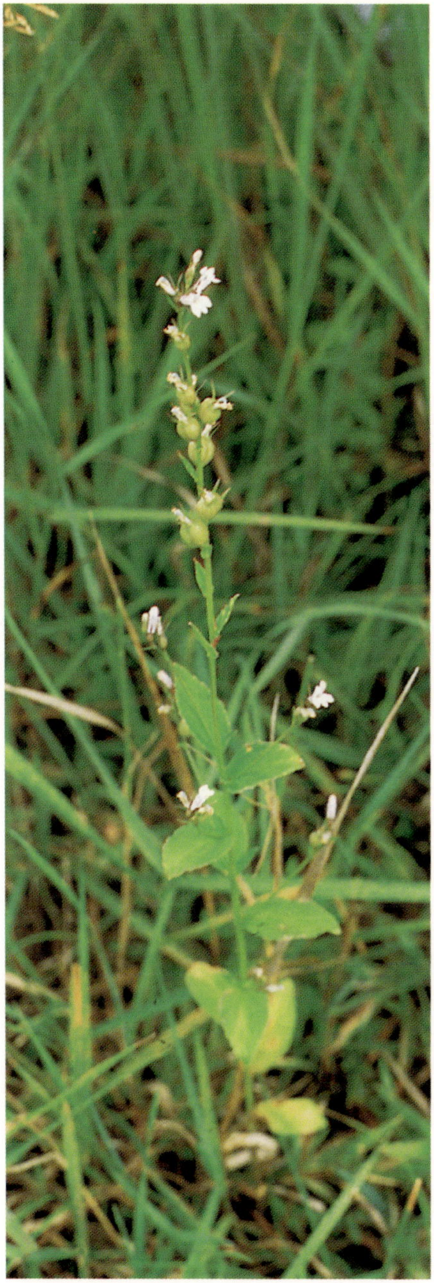

remède d'appoint conjugué à un tonique guérit les pires maladies du cœur, des nerfs et des poumons.

Habitat: Les friches, les prairies sèches, les clairières, les pâturages pauvres, à la lisière des forêts et au bord des fossés.

Description: Herbacée annuelle à tige dressée de 40 cm à 80 cm de hauteur pourvue de feuilles alternes. Les nombreuses fleurs sont bleu pâle et serties de cinq étamines soudées bleu foncé. Les fruits sont des capsules enflées qui contiennent jusqu'à 500 graines brunes rappelant des œufs d'insectes.

Parties utilisées: Feuilles, fleurs et capsules.

Composition chimique: Alcaloïdes (14!), gommes, résines, lipides, huile essentielle, acide lobélique.

Propriétés médicinales: Antispasmodique, relaxante, émétique, expectorante, diurétique, sudorifique, emménagogue, ocytocique, broncho-dilatatrice, révulsive, astringente.

Applications: La lobélie, plante extrêmement puissante et concentrée, agit à des doses infimes: il suffit de mâcher la moitié d'une petite feuille pour se mettre à saliver fortement, ou du moins à ressentir des spasmes dans la gorge et des palpitations. Il est important de s'en tenir aux recettes traditionnelles. On peut ajouter l'une ou l'autre des parties aériennes de la lobélie dans une décoction ou une infusion antispasmodique ou pectorale : 1 g de feuille dans 250 ml (1 tasse) d'eau ou 1 capsule pour 1 litre (4 tasses).

Il est sage de la combiner à des plantes plus douces et complémentaires. Pour les poumons : molène, tussilage et feuilles de lobélie ; contre la nervosité excessive : scutellaire, valériane et feuilles de lobélie.

Pour plus de prudence, d'efficacité et de rapidité, choisir la teinture-mère dans le vinaigre (25 % de plantes pour 100 % de vinaigre) : prendre de 1 à 5 gouttes 3 fois par jour. Elle est aussi très efficace en friction localisée, par exemple sur le sternum en cas de crise d'angoisse. On retrouve parfois la lobélie dans la composition de pommades contre les dermatoses allergiques comme l'eczéma.

Dans certains cas sévères d'asthme, on peut fumer les feuilles de lobélie, ou encore les faire brûler et en respirer la fumée.

Anecdote : La lobélie en poudre faisait partie des philtres d'amour des shamans amérindiens. Elle leur servait aussi à éloigner l'orage : ils la lançaient alors en direction des éclairs. L'élixir floral de lobélie stimule la force intérieure, ramène la sérénité et l'équilibre de la libido masculine.

TEINTURE S.O.S.

20 g (4 c. à thé)	Capsules de lobélie fraîche
5 g (1 c. à thé)	Piment de cayenne mûr
200 ml (⅘ tasse)	Vinaigre de cidre de pommes

Broyer les plantes au mortier ou au robot. Les couvrir de vinaigre dans un bocal en verre. Laisser macérer pendant 1 mois à l'abri de la lumière tout en remuant régulièrement. Filtrer soigneusement.

C'est un remède d'urgence en cas de crise d'angine ou d'asthme, de broncho-spasmes, d'angoisse ou d'hystérie : dosage très minime : de 3 à 5 gouttes diluées dans un peu d'eau. Il agit dans les 5 à 10 minutes suivant l'ingestion. Ne pas dépasser 3 prises éloignées dans la même journée.

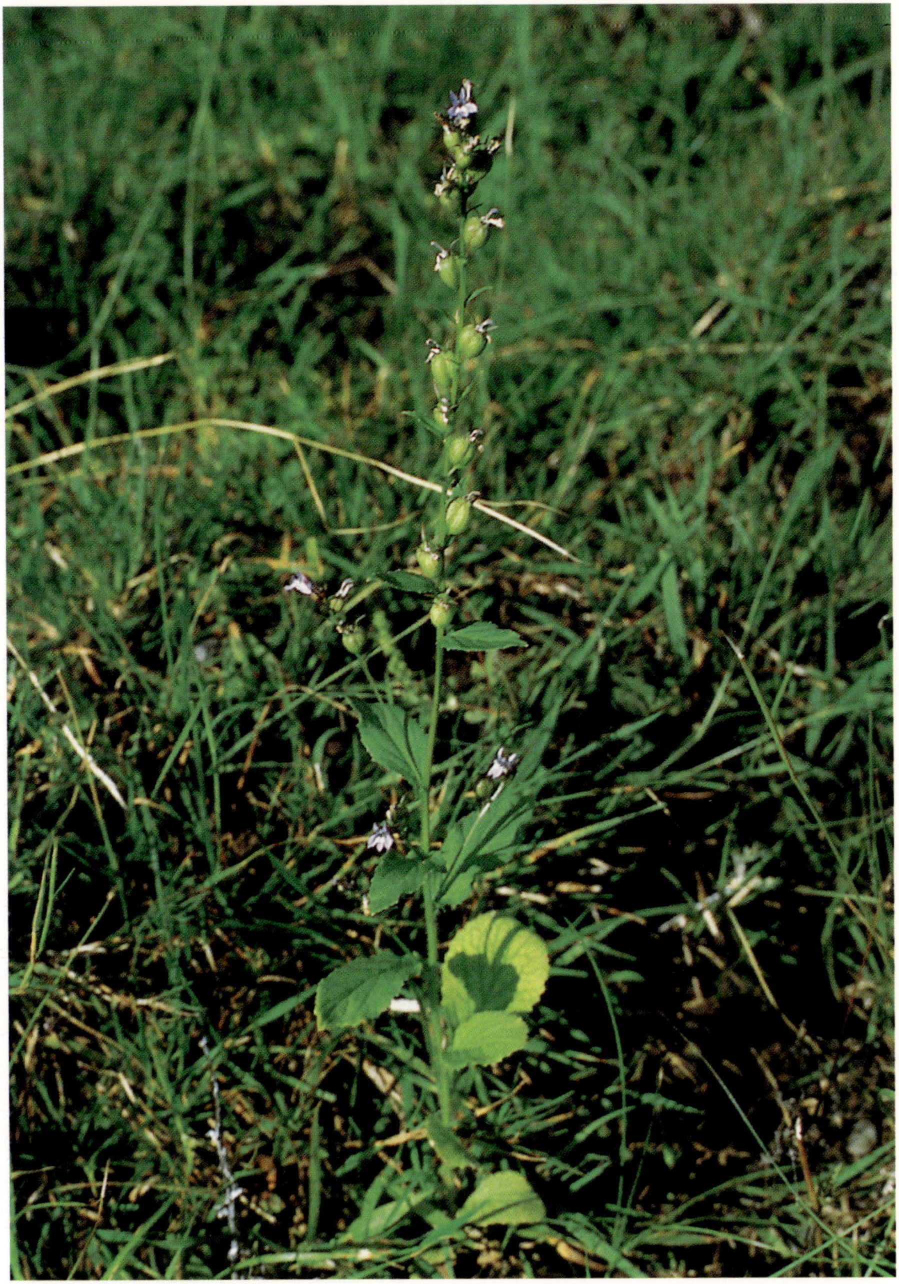

LUZERNE

FAMILLE DES FABACÉES

Nom latin : *Medicago sativa*

Noms communs : Herbe à bisons, herbe à vaches, lucerne, sainfoin

Noms anglais : *Alfafa, buffalo grass, chilean clover, purple medicle*

Historique : Son nom français vient de *lucerne,* mélange de celte et de français qui signifie « la plante qui luit ». La variété originelle du Moyen-Orient était jaune et dépassait les herbes voisines. Les Arabes la nommaient *al-facfacah,* ce qui signifie « père de toute nourriture », car la luzerne était aussi la nourriture favorite de leurs pur-sangs.

Il y a 2000 ans, les Chinois ont été fort intrigués par les vaches qui la broutaient avec délectation. Ils ont vite reconnu la valeur nutritive de cette plante : non seulement elle fit partie de leur alimentation, mais ils s'en sont servis pour traiter la cachexie et les ulcères. En Europe, elle est surtout cultivée comme fourrage. Partout en Amérique du Nord, on vend de la luzerne germée pour les salades. Dans les magasins de produits naturels, on propose la chlorophylle liquide extraite de la luzerne comme dépuratif sanguin. Grâce à la luzerne, on a découvert la vitamine K antihémorragique.

Cette charmante légumineuse est un apport d'énergie peu coûteux, qui peut vraiment vous aider à vivre plus longtemps !

Habitat : Les terres cultivées assez acides et argileuses, mais riches en nitrate et en phosphate. On la retrouve échappée des cultures fourragères dans les friches à proximité.

Description : Plante herbacée vivace à tiges rondes érigées. Les feuilles sont vert foncé et les fleurs, mauve pâle à violet soutenu. Le fruit oblong contient des dizaines de petites graines brunes, striées et vernies.

Parties utilisées : Les jeunes pousses issues de la germination, les parties aériennes au début de la floraison dans les champs.

Composition chimique : Protéines, sucres, chlorophylle, phyto-œstrogènes, minéraux (calcium, fer, magnésium, phosphore, potassium, silice), bêta-carotène, vitamines B, C, E et K, enzymes.

Propriétés médicinales : Apéritive, fortifiante, cicatrisante, hémostatique, digestive, nutritive, galactagogue, fertilisante, hypocholestérolémiante, cardiotonique, reminéralisante, reconstituante.

Applications : La meilleure façon de consommer la luzerne est de la manger crue, en salade ou en sandwich. Les feuilles de la luzerne adulte cueillie dans les prés sont toutefois plus riches en

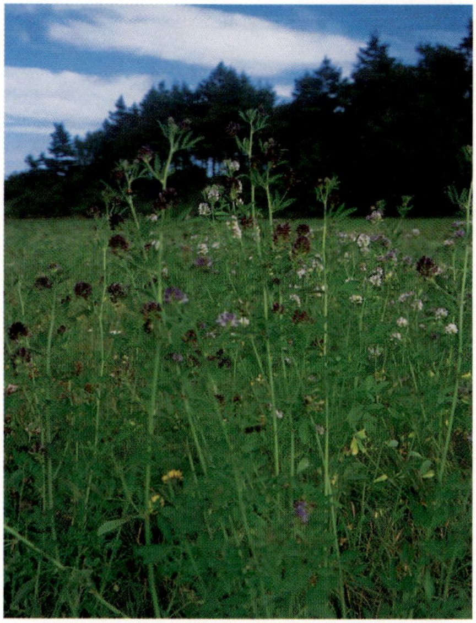

chlorophylle et en minéraux. Elles aident à soigner les aphtes, les maux de gorge, les ulcères digestifs, l'inappétence et l'anémie ainsi qu'à faire baisser le taux de mauvais cholestérol. En tisane, on peut la consommer à long terme, mais à petites doses, car elle peut provoquer des ballonnements si on dépasse 750 ml (3 tasses) ou 5 g de feuilles par jour. La consommer en gélules ou en comprimés est une bonne manière de compléter l'apport quotidien de minéraux et de protéines.

Mise en garde: Ne pas consommer les graines de luzerne : elles contiennent une enzyme dangereuse, la canavanine, qui peut stopper la régénération sanguine. Éviter aussi cette plante en cas de lupus, de cancer du sein ou de l'utérus, au début de la grossesse ou en même temps que des anticoagulants.

Anecdote: Porter sur soi de la luzerne séchée enlève de l'esprit les soucis d'argent...

SALADE NUTRITIVE

10 g (2 c. à soupe)	Graines de luzerne
1 litre (4 tasses)	Eau
1	Filet en plastique
1	Élastique
1	Bocal en verre

Faire tremper les graines dans l'eau pendant 24 h, puis égoutter. Fixer le filet en plastique avec l'élastique sur le dessus du bocal. Rincer les graines dans le bocal sous le robinet et égoutter. Placer le bocal à l'abri de la lumière. Répéter l'opération matin et soir pendant 3 à 4 jours. Les pousses apparaissent le sixième jour. Tremper les germes dans un saladier en les frottant délicatement pour trier les téguments et ôter ceux qui sont durs. Égoutter et conserver au frigidaire. À consommer dans la semaine suivante.

Déguster cette salade de luzerne avec une vinaigrette maison.

Note : Deux cuillères à soupe de graines donnent 3 tasses de luzerne germée.

MAUVE

FAMILLE DES MALVACÉES

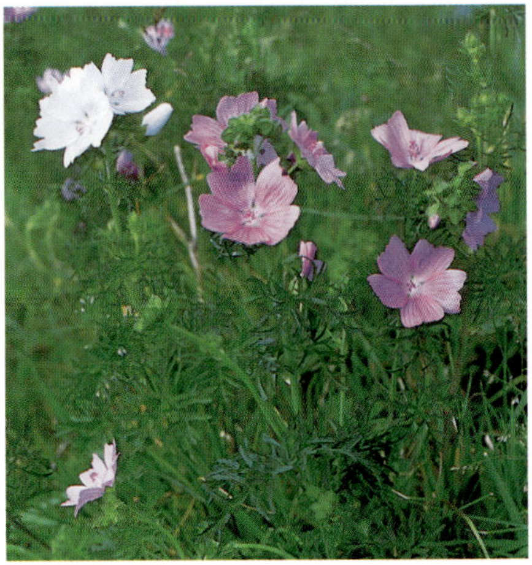

Nom latin : *Malva Moschata*

Noms communs : Fromageon, fausse guimauve, fouassier, herbe à fromage, meule

Noms anglais : *Mallow, cheeses, mouls*

Historique : Pythagore affirmait que la mauve modérait les passions et tenait l'esprit en respect tout en libérant le ventre. Hippocrate la recommandait à ceux qui ont la salive amère et salée, qui digèrent mal et qui ont l'urine et les selles brûlantes. Baptiste Platine de Crémone, cuisinier et herboriste italien du XVe siècle, la conseillait pour amollir le ventre, guérir la gravelle et dissoudre les pierres aux reins. Au XVIe siècle, toujours en Italie, on l'appelait *omnimorbia,* ce qui signifie « remède à toute maladie ». À la même époque, on utilisait un test de grossesse bien particulier : la femme urinait trois matins de suite sur une fleur de mauve. Si elle fanait, la femme était enceinte !

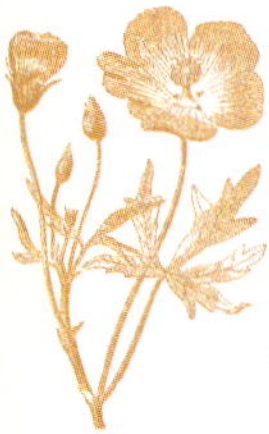

De nos jours, les bédouins du Sahara la mangent pour rafraîchir le sang, les gitans la mâchent et la crachent sur les plaies. Dans les pays celtiques, les jeunes filles en font des couronnes pour la Fête du printemps, le *May Day,* et beaucoup de gens en plantent sur le seuil pour inviter la joie de vivre dans leur maison.

Habitat : dans les pays tempérés de l'Occident : les pâturages, les prairies grasses et ensoleillés, au bord des terres cultivées. Certaines espèces arrivent à survivre autant dans le désert de la Mauritanie que dans la toundra canadienne.

Description : Plante herbacée de 20 cm à 50 cm de hauteur. Ses fleurs héliophiles en forme de tutu en dentelle rose pâle ou blanche apparaissent dès le début du mois de juin. La tige, couchée ou demi-dressée, est ronde et dense, couverte de petits poils doux. Les feuilles ont des formes différentes selon leur maturation. Les

Que son nom vienne du latin *mal va*! (« mal, va t'en ! »), du grec *malasso* (« qui ramollit ») ou de l'hébreu *malakos* (« tendre »), peu importe : tous lui conviennent bien !

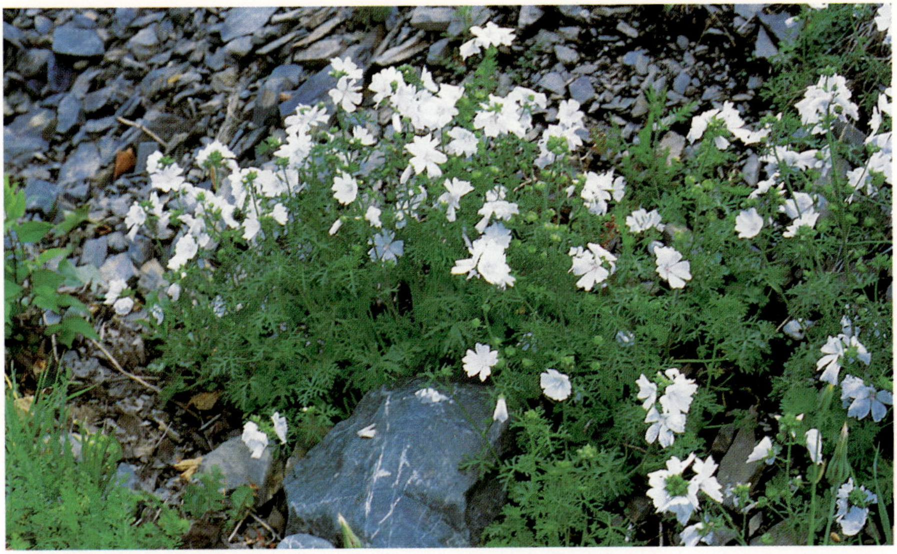

racines sont blanchâtres, denses et ligneuses. Le fruit forme un disque brun et bombé qui ressemble à un fromage égoutté, d'où son nom de « fromageon » dans les vieilles campagnes françaises.

Parties utilisées : Les feuilles et les fleurs à peine épanouies, les racines, de préférence très tard à l'automne, juste avant les premières gelées.

Composition chimique : Vitamines A, B et C, minéraux (fer, potassium), mucilages, antioxydants, amidons, sucres, asparagine, malvadine, fibres.

Propriétés médicinales : Adoucissante, émolliente, calmante, euphorisante, altérative, nutritive, laxative, lubrifiante, digestive, régénérante, pectorale, béchique, révulsive, vulnéraire.

Applications : On peut manger les feuilles fraîches (maximum 5 par portion) en salade et même utiliser les fleurs (10 par personne) comme décoration : elles activent la digestion après des repas trop copieux ou en cas de constipation chronique. La mauve, plante à mucilages, libère mieux ses principes actifs lorsqu'elle est consommée crue. Idéalement, il ne faut laisser macérer les fleurs ou les feuilles que quelques minutes dans l'eau chaude mais pas bouillante.

Faire sécher les fleurs rapidement à l'ombre pour éviter la perte de leurs couleurs et de leurs propriétés. Les feuilles prennent deux fois plus de temps à sécher. Elles serviront en hiver à faire des tisanes ou des décoctions. En teinture-mère (50 % de plantes, 100 % d'alcool, de vin ou de vinaigre), elles garderont toutes leurs propriétés : prendre 20 gouttes 3 fois par jour. La racine

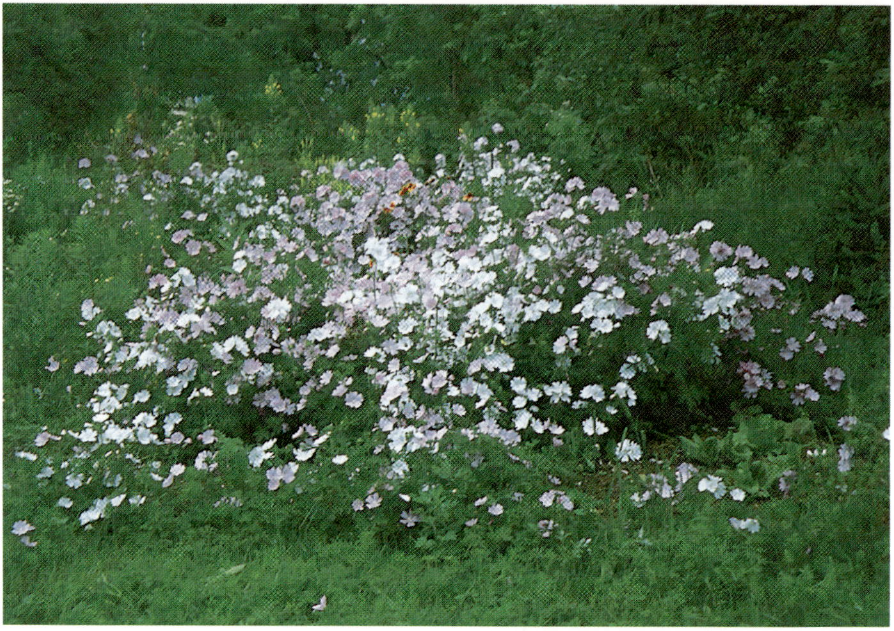

séchée en décoction servira de laxatif: 1 c. à soupe dans 250 ml (1 tasse) d'eau.

On peut appliquer la plante entière crue et broyée sur des plaies et pour ramollir des indurations. En macération ou en tisane, elle aide à décoller toutes les substances indésirables dans les intestins, les poumons et même les reins. Elle sert souvent de plante tampon. Par exemple, dans un mélange laxatif avec le pissenlit (plus cholérétique) et le sapin (plus drastique comme tonique intestinal), la mauve va enrober la muqueuse pour adoucir le processus d'élimination.

Anecdote: Dans la Grèce antique, on plantait des mauves autour des sépulcres pour assurer aux âmes des défunts le repos et la sérénité.

SALADE LIBÉRATRICE D'HORACE

1 Pied de chicorée

10 Petits plants de mauve (feuilles et fleurs)

20 Olives noires

Vinaigrette maison

Dénoyauter les olives, laver et égoutter les salades. Mélanger le tout avec la vinaigrette et décorer de fleurs de mauve.

Manger cette salade au début du repas.

Elle nettoie en douceur toutes les voies digestives, particulièrement le foie et le côlon. Idéale après des excès de table!

MENTHE POIVRÉE

FAMILLE DES LAMIACÉES

Nom latin : *Mentha piperita*

Noms communs : Baume vert, menthe anglaise, menthe romaine, menthe rouge, sentebon

Nom anglais : *Peppermint*

Historique : La menthe serait originaire de l'Asie mineure ; les Babyloniens la distillaient cinq siècles av. J.-C. pour en faire un concentré digestif. Son nom vient de la mythologie grecque : la nymphe Minthe, dérangée dans ses ébats avec Pluton par Prosperine, la femme de Pluton, aurait été transformée par celle-ci en menthe sauvage. À l'époque de Dioscoride et de Pline, les Grecs et les Romains la buvaient en tisane et ils en plaçaient quelques branches dans les jarres de lait frais pour mieux le conserver. Pline disait que « la menthe ravive l'esprit » ; il en faisait placer des bouquets dans les chambres des malades. Culpeper disait d'elle qu'« elle était apte à disperser les vents du ventre, à soulager les coliques des enfants, à supprimer les maux mensuels des femmes, à guérir les plaies infectées et les morsures de chiens enragés ». Les Éclectiques prescrivaient la menthe contre les maux de tête, les grippes, les maux de ventre et les fièvres récurrentes comme la malaria. De récentes recherches allemandes et russes ont prouvé ses vertus antiacides et cholagogues. Beaucoup de remèdes stomachiques vendus en pharmacie en contiennent. En Europe, on consomme couramment des alcools de menthe comme digestif.

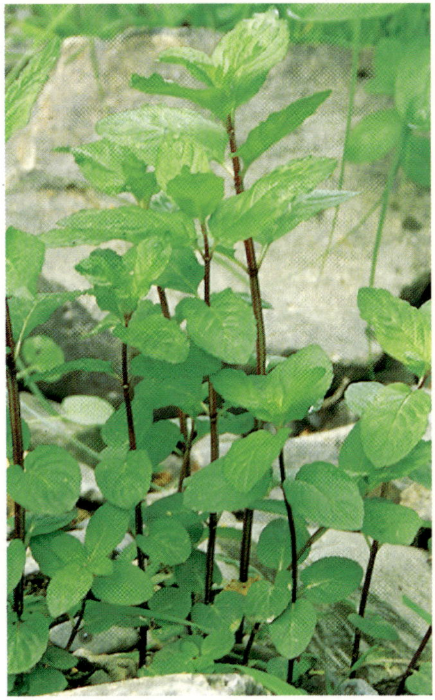

La menthe est la plante médicinale
la plus célèbre au monde, mais elle reste
sous-estimée et mal utilisée malgré
ses multiples qualités.

Habitat : Le long des ruisseaux et des rivières, les fossés et les friches détrempées.

Description : Plante de 30 cm à 50 cm de hauteur à tige carrée violacée. Les feuilles sont dentées. Les fleurs lilas sont disposées en épis terminaux. Les racines sont des stolons blanchâtres qui permettent l'expansion très rapide de la plante.

Parties utilisées : Les feuilles, cueillies avant la floraison de la plante. Il est toutefois plus simple de la couper tout entière et de la faire sécher en bouquet ou étalée sur des claies.

Composition chimique : Chlorophylle, vitamines A et C, minéraux (fer, magnésium), huile essentielle riche en menthol et en terpènes, principes aromatiques et analgésiques, alcools, aldéhydes, tanins, principes amers, flavonoïdes.

Propriétés médicinales : Antiseptique, bactéricide, analgésique, anti-inflammatoire, aphrodisiaque, euphorisante, carminative, digestive, cholagogue, cholérétique, rafraîchissante, tonique, pectorale, vasodilatatrice.

Applications : On ajoute les feuilles de menthe fraîches dans le taboulé (salade orientale à base de semoule), dans la salade de concombres à la crème, dans la salade de gésiers de canard. L'agneau et les gibiers se marient particulièrement bien avec la menthe. Les feuilles de menthe crues sont aussi très efficaces, mâchées ou pilées, pour soigner les piqûres d'insectes. En cataplasme : contre les maux de tête, les crampes et les spasmes musculaires, ainsi que les douleurs rhumatismales.

L'huile de menthe poivrée massée localement agit comme vasodilatateur : appliquée rapidement, elle évite l'apparition de bleus et d'ecchymoses. Elle soigne également les piqûres d'insectes. Éviter les muqueuses. En cas de douleur musculaire, la diluer à 20 % dans une bonne huile végétale.

En usage interne, ne pas consommer plus de 3 gouttes d'huile essentielle à la fois.

HUILE RAFRAÎCHISSANTE ET ANALGÉSIQUE

40 g (1 ½ tasse)	Menthe poivrée bien séchée
500 ml (2 tasses)	Huile d'olive de première pression à froid

Mélanger les deux ingrédients dans une bouteille ou un bocal en verre. Le garder à l'abri de la lumière pendant 1 mois et l'agiter tous les 2 ou 3 jours. Filtrer.

S'en servir en cas de douleurs, des céphalées aux crampes intestinales ou musculaires : en massage ou en compresse locale selon la surface à traiter.

Se garde 1 an à l'abri de la lumière.

Entière, en décoction inhalée (1 plant dans 250 ml ou 1 tasse d'eau), elle décongestionne les voies respiratoires; bue, elle soigne les maladies de l'appareil digestif: colique, constipation, gastrite, gaz intestinaux et indigestions. En tisane, à raison de 3 feuilles pour 250 ml ou 1 tasse d'eau, elle constitue un excellent tonique général qui active la circulation et le cœur. Éviter d'en boire le soir.

Mise en garde: Éviter de dépasser la dose d'huile essentielle. La garder hors de portée des enfants. Ne pas combiner la feuille de menthe avec l'aloès, la cannelle et les résineux en général: les effets sont trop purgatifs et stupéfiants.

Anecdote: Si Culpeper la rendait responsable de rêves impurs et de pollutions nocturnes, les Grecs anciens et les Russes d'aujourd'hui la vénèrent et en font le breuvage de l'Amour.

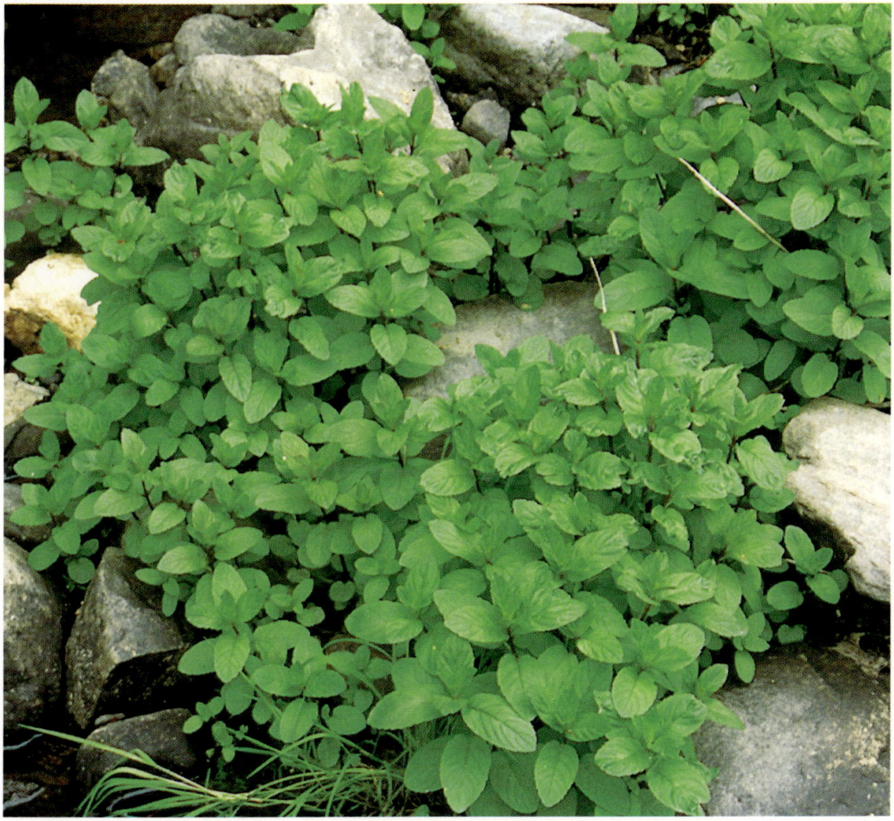

MENTHE POULIOT

FAMILLE DES LAMIACÉES

Noms latins : *Mentha pulegium* (Europe) ou *hedeoma pulegioides* (Amérique du Nord)

Noms communs : Bléchon, herbe de Saint-Laurent, herbe aux puces, peliot, pouliot royal

Noms anglais : *Pennyroyal, squaw mint, stinking balm, tickweed*

Historique : Pline donna à cette plante le nom de *Pulegium,* car elle éloignait les puces (*pullex* en latin) des animaux et les tiques. Les Romains comme les Grecs, tenant compte des conseils de Dioscoride, l'utilisaient comme digestif après leurs agapes, comme stimulant nerveux et aussi pour calmer l'hystérie des femmes, qu'il reliait aux douleurs menstruelles. Les Amérindiens s'en servaient en plus pour éloigner les moustiques et en donnaient en décoction au moment de l'accouchement. Selon John Gerard, la menthe plongée dans de l'eau infectée agit comme désinfectant ; placée en couronne sur la tête, elle soigne les douleurs, la confusion et les vertiges. La tisane au miel nettoie les poumons et clarifie les humeurs de la poitrine. Culpeper, quant à lui, recommande le vinaigre à la menthe pouliot en inhalation pour la réanimation en cas de syncope, la cendre frottée sur les gencives pour les fortifier et, en cataplasme, pour dissoudre les taches sur la peau. Au XIXe siècle, la menthe pouliot fut inscrite au *Codex* américain comme un puissant digestif, un emménagogue et un stimulant général, mais, à partir de 1916, elle fut listée comme abortive, irritante et toxique. Ce paradoxe est dû à la confusion qui existe entre les effets de la plante et ceux de l'huile essentielle. En 1980, le Dr Norman Farnsworth, un pharmacien de l'État de l'Illinois, a prouvé qu'il fallait avaler 300 litres (75 gallons) de tisane pour obtenir la même toxicité que celle contenue dans 15 ml (1 c. à soupe) d'huile essentielle !

Souhaitons la réhabilitation de cette merveilleuse plante aromatique sauvage aux innombrables qualités !

Habitat : Les lisières des bois, les sols argileux, les lieux humides et ombragés.

Description : Petite plante annuelle à tige ligneuse garnie de multiples petites feuilles oblongues très aromatiques. La racine est petite, brune et garnie de radicelles d'ancrage.

Parties utilisées : Les tiges avec les feuilles, cueillies à la fin de l'été, au début de la floraison.

Composition chimique : Huile essentielle riche en pulégone, chlorophylle, minéraux (calcium, potassium).

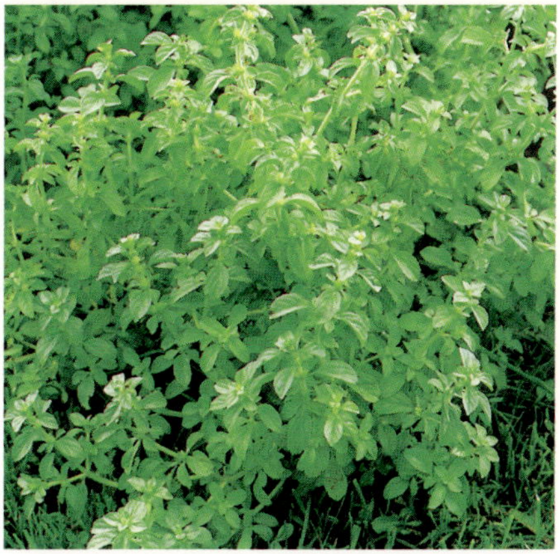

Propriétés médicinales : Antiseptique, antispasmodique, aphrodisiaque, diurétique, carminative, digestive, emménagogue, ocytocique, insectifuge, parasiticide, tonique, nervine.

Applications : Contre les gaz intestinaux, les maladies à champignons ou les règles difficiles. Fraîche, en décoction ou en tisane peu concentrée : 1 tige feuillue pour 500 ml ou 2 tasses d'eau par jour pendant 3 à 10 jours. En teinture-mère (25 % de plantes pour 100 % d'alcool) : 5 à 10 gouttes, 2 à 3 fois par jour en cure de 3 à 10 jours.

En simple couronne, elle soigne les maux de tête. Suspendue en bouquet ou saupoudrée (la réduire en fine poudre) aux endroits stratégiques, elle fait fuir les insectes et les rongeurs.

En plus d'être antiseptique et antifongique en cas de plaie, l'huile médicinale est aussi un antispasmodique articulaire et musculaire.

Mise en garde : L'huile essentielle de menthe pouliot est toxique en usage interne : plusieurs femmes sont mortes pour en avoir absorbé de trop fortes doses. Par ailleurs, la plante elle-même peut être abortive et stimulante. Ne jamais en prendre le soir ou en cas d'hypertension sévère.

Anecdote : Chez les Grecs, on utilisait la menthe pouliot dans les rituels demandant les grâces de Déméter, déesse des récoltes, et on lavait les morts avec une décoction pour aider l'âme à s'échapper du corps.

VINAIGRE MENTHOLÉ DE CULPEPER

500 ml (2 tasses)	Vinaigre de cidre de pommes
30 g (1 tasse)	Menthe pouliot

Hacher au mélangeur ou au couteau les feuilles et les tiges de la plante. Les mettre dans un bocal en verre teinté. Les couvrir de vinaigre. Laisser macérer 1 mois en agitant régulièrement. Filtrer avec un coton à fromage et entreposer dans un endroit frais à l'abri de la lumière.

Ce vinaigre se conserve 1 an : il sert à soulager toutes les douleurs localisées, brûlures, crampes d'estomac, tendinites, entorses, névralgies, etc. Il sert aussi d'antiseptique sur une plaie infectée et d'insecticide. En cas de plaie ouverte, le diluer dans 5 fois son volume d'eau bouillie.

MILLEPERTUIS

FAMILLE DES HYPERICACÉES

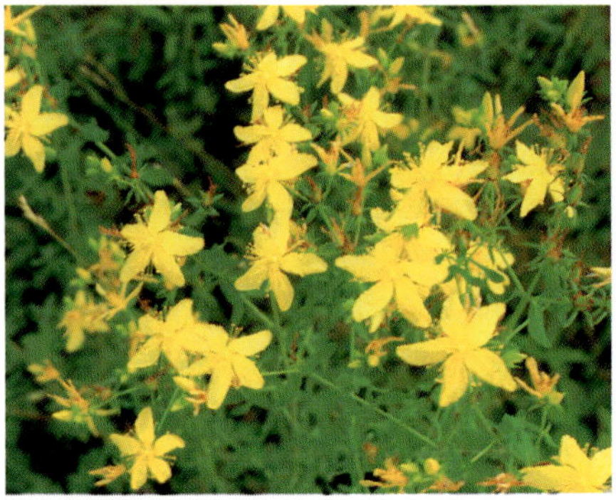

Nom latin : *Hypericum perforatum*

Noms communs : Chasse-diable, herbe à mille trous, herbe aux brûlures, herbe aux piqûres, herbe de Saint-Jean, toutsaine, trucheron

Noms anglais : *St. John's wort, klamath weed*

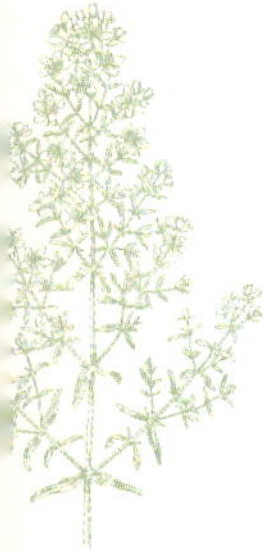

Historique : Son nom *Hypericum* vient du grec *hyper* et *eikon* qui signifient « plus puissant qu'une icône ». Le millepertuis avait effectivement la réputation d'éloigner les mauvais esprits. Pline le prescrivait macéré dans du vin contre les piqûres de serpent et Dioscoride, en tisane emménagogue, fébrifuge, diurétique et contre la sciatique. John Gerard le conseillait contre les écoulements de sang (plaies ou sang dans l'urine, selles sanguinolentes). Les Grecs, les Romains et plus tard les Chrétiens lui conféreront le pouvoir de protéger des calamités et du mauvais sort. Culpeper aussi le conseillait comme remède pour guérir les plaies et les bosses, et, en usage interne, pour arrêter les crachements de glaires et de sang.

Le millepertuis, agrégat de multiples petits astres de lumière, est un baume bienfaisant sur les plaies de l'âme et du corps.

Les premiers colons blancs d'Amérique l'ont utilisé contre les diarrhées, les fièvres, les plaies et les piqûres de serpents. Depuis le XIXe siècle, on s'en sert comme remède de base en homéopathie pour traiter l'asthme, la diarrhée, les hémorroïdes et certaines névralgies paralysantes.

En 1988, des chercheurs de l'université de New York ont constaté ses puissantes vertus immunostimulantes, notamment contre le redoutable virus du sida. Les Allemands, quant à eux, ont noté que l'huile de millepertuis avait, hors de tout doute, des vertus antibiotiques capables de soigner des blessures et des brûlures très graves.

En 1995 et 1996, les Drs E. Ernst et K. Linde ont prouvé que le millepertuis agit comme antidépresseur, modéré mais constant, au bout de deux mois. Il mérite bien son nouveau surnom de « Prozac naturel ».

Description : Plante herbacée vivace de 20 cm à 80 cm de hauteur faite de nombreuses tiges. Les feuilles sont percées de multiples petits trous. Les fleurs disposées en corymbe sont jaune vif. Le fruit est une capsule à trois loges remplie de nombreuses graines noires.

Habitat : Les sols calcaires ensoleillés et bien drainés de tout l'hémisphère Nord.

Parties utilisées : Les fleurs, le jour de leur éclosion avant qu'elles ne soient pollinisées, et les feuilles.

Propriétés médicinales : Antidépresseur, antispasmodique, astringent, cicatrisant, antiviral, analgésique, cicatrisant, émollient, cholagogue, dépuratif, diurétique, hémostatique, régénérant, vulnéraire.

Composition chimique : Principes actifs (hypericine et pseudohypericine), bioflavonoïdes, sucres, huile essentielle, pigments, acides.

Applications : Avec les fleurs à peine écloses, on fait une teinture-mère et un élixir floral tranquillisants ou immunostimulants, ou encore une huile analgésique, la seule à base de fleurs fraîches. On peut ajouter de la teinture-mère de millepertuis à un mélange calmant

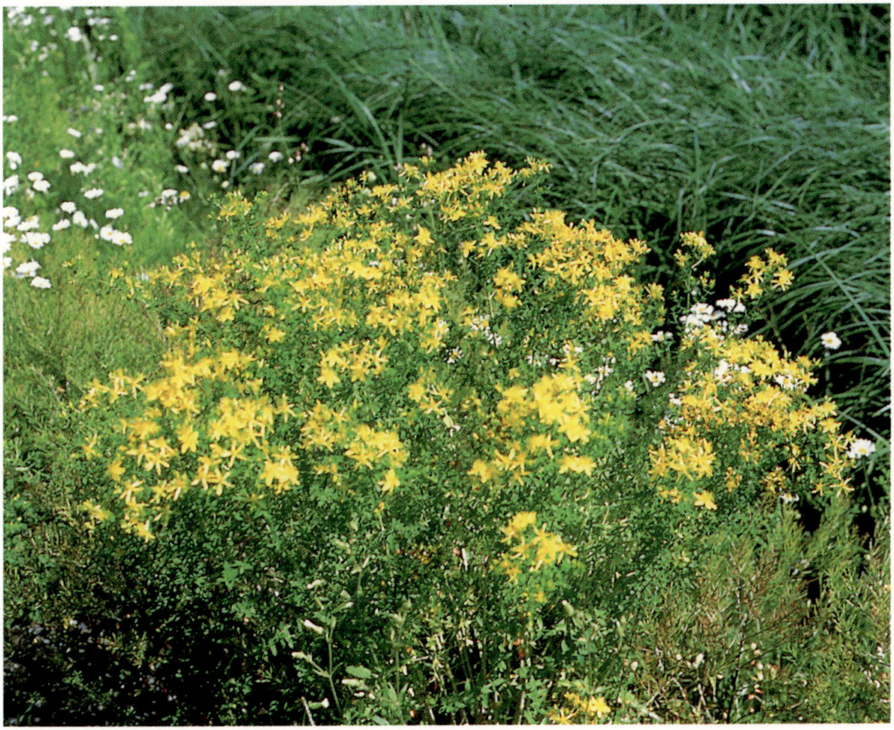

pour les nerfs, en cas de douleurs, d'insomnie et même de dépression. Il faut suivre un traitement d'un mois pour obtenir des résultats probants.

Prendre 10 gouttes matin et soir et 20 gouttes au coucher du mélange suivant :

- 40 % de teinture-mère de millepertuis ;
- 40 % de teinture-mère de tilleul ;
- 20 % de teinture-mère de valériane.

En décoction (1 plant de millepertuis entier avec 250 ml ou 1 tasse d'eau), le millepertuis soigne les diarrhées et les troubles circulatoires. En cas de maladie virale, il est indiqué de prendre 1 c. à thé de plante hachée dans 250 ml (1 tasse) d'eau, 3 fois par jour. Les extraits standardisés de millepertuis sont surtout utilisés contre les dépressions et les maladies virales chroniques. Il est déconseillé aux personnes qui prennent des antidépresseurs, des antihistaminiques ou des tranquillisants.

Mise en garde : Pour la cueillette, il est recommandé de porter des gants : les personnes à pigmentation très claire peuvent développer des taches pigmentaires. Éviter de consommer de la bière, du chocolat, du camembert, de la charcuterie et du vin rouge. Ces aliments contiennent de la tyramine, une substance dangereuse lorsqu'elle est associée au millepertuis.

Anecdote : Une vieille pratique magique consiste à jeter dans le foyer des branches de millepertuis fraîches ou séchées en invoquant à haute voix la bienveillance des esprits de lumière sur la maisonnée et ses habitants.

L'HUILE DE SAINT-JEAN

500 ml (2 tasses)	Huile d'olive
50 g (1 ½ oz)	Fleurs de millepertuis
1	Bocal en verre coloré (bleu, brun ou vert)

Cueillir les fleurs de millepertuis par temps sec et ensoleillé. Les placer dans le bocal et les couvrir d'huile. Garder à l'abri de la lumière tout en remuant régulièrement. Laisser macérer 2 mois et filtrer dans un coton à fromage en essorant.

Cette huile soigne les brûlures mineures, les contusions, les névralgies, les rhumatismes. Elle soulage toutes sortes de douleurs internes et externes. Pour la conserver plus longtemps, on peut ajouter 5 % d'huile essentielle de lavande.

MOLÈNE

FAMILLE DES SCROFULARIACÉES

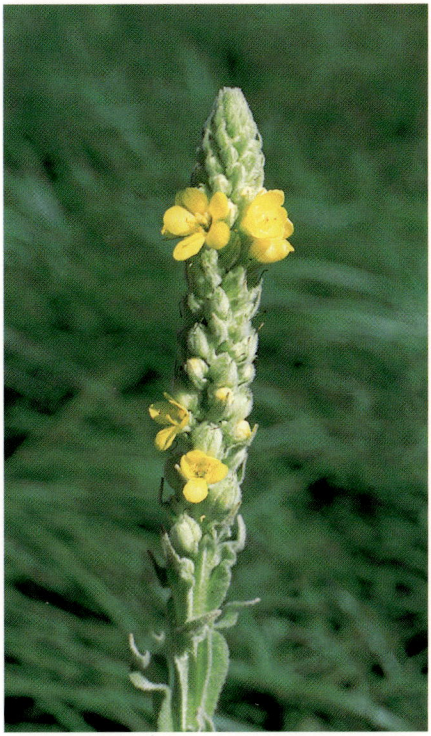

Nom latin: *Verbascum thapsus*

Noms communs: Bouillon-blanc, bouillon mâle, blanc de mai, cierge de Notre-Dame, herbe à bonhomme, herbe de Saint-Fiacre, tabac du diable

Noms anglais: *Adams' flannel, Aaron's rod, beggar's blanket, shefferds' staff, fluffweed, hare's beard, velvet plant, mullein*

Historique: Écoutons Dioscoride parler de la molène: «La décoction d'icelle aide aux rompus, aux spasmés, aux brisés, aux toux anciennes et en s'en lavant la bouche elle mitige les douleurs des dents.»

Les Romains, qui l'appelaient *candelaria,* confectionnaient des cierges pour les expéditions nocturnes en les trempant dans la poix, et les praticiennes romaines se blondissaient les cheveux avec les fleurs. Quant à sainte Hildegarde, elle ne jurait que par la molène pour soigner l'aphonie de ses sœurs. John Gerard affirmait que les vieux Anglais du Kent en donnaient aux vaches qui toussaient, et que tous les asthmatiques irlandais en cultivaient dans leur jardin. La fleur de molène fait partie du célèbre mélange des sept pectorales, au *Codex* français depuis des siècles. Les Allemands fabriquent depuis longtemps une huile vulnéraire et antiseptique contre les otites et les infections suppurantes.

Habitat: Les terrains vagues, les décombres et les friches incultes et

Ce grand cierge de laine d'or et d'argent est attirant et rassurant. Prudence! Il a besoin d'être filtré soigneusement. Ses graines toxiques ne doivent servir qu'à perpétuer l'espèce.

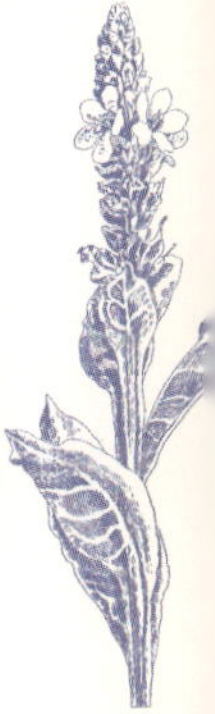

pierreuses où elle s'épanouit souvent en colonies.

Description : Plante de 1 m à 2 m de hauteur (à l'âge de 2 ans) à tige centrale ronde, robuste et velue. Elle est garnie de grandes feuilles ovales, argentées et cotonneuses. Ses fleurs sont disposées en épi, serrées, jaunes et huileuses. Elles s'ouvrent le matin et meurent le soir après la pollinisation.

Parties utilisées : Les feuilles, au printemps de la deuxième année, les fleurs au mois d'août, plus rarement la racine en automne.

Composition chimique : Mucilages, bioflavonoïdes, rutine, saponines, aucubine, huile essentielle, pigments.

Propriétés médicinales : Adoucissante, émolliente, antihistaminique, antioxydante, antiseptique, astringente, cicatrisante, vulnéraire, dépurative, reminéralisante, expectorante, mucolytique.

Applications : On peut broyer les feuilles fraîches cueillies une à une et les appliquer telles quelles sur une plaie ou une hémorragie ainsi que sur les hémorroïdes. On peut aussi les faire sécher et les utiliser pour fabriquer une huile ou un onguent vulnéraire : excellent contre les engelures, les contusions et les hémorroïdes. Pour un usage interne, filtrer à travers une gaze fine pour éviter le contact des poils irritants. Les fleurs en décoction rapide (1 c. à thé pour 250 ml ou 1 tasse d'eau), parfois mélangées à d'autres plantes pectorales comme la mauve ou l'aunée, soignent les irritations chroniques des bronches. Pour l'asthme, les allergies et les bronchites tenaces, boire 750 ml (3 tasses) par jour pendant 7 jours.

Anecdote : Les sorcières en faisaient des torches pour le sabbat. Pour éloigner les démons, les superstitieux en portaient une feuille sur eux à l'Halloween et les moines en cultivaient autour des monastères.

HUILE BACTÉRICIDE ALLEMANDE

40 g (1 tasse)	Fleurs de molène
500 ml (2 tasses)	Huile d'olive
10 ml (2 c. à thé)	Teinture de benjoin ou de myrrhe
1	Bocal en verre vert

Broyer les fleurs au mortier rapidement. Mélanger tous les ingrédients et laisser macérer dans un bocal vert près du feu ou derrière une fenêtre, pendant 21 jours. Filtrer avec un linge en coton fin. Insérer dans l'oreille en cas d'otite ou d'infection du pavillon de l'oreille, ou appliquer en cas d'eczéma, de teigne ou de mycose.

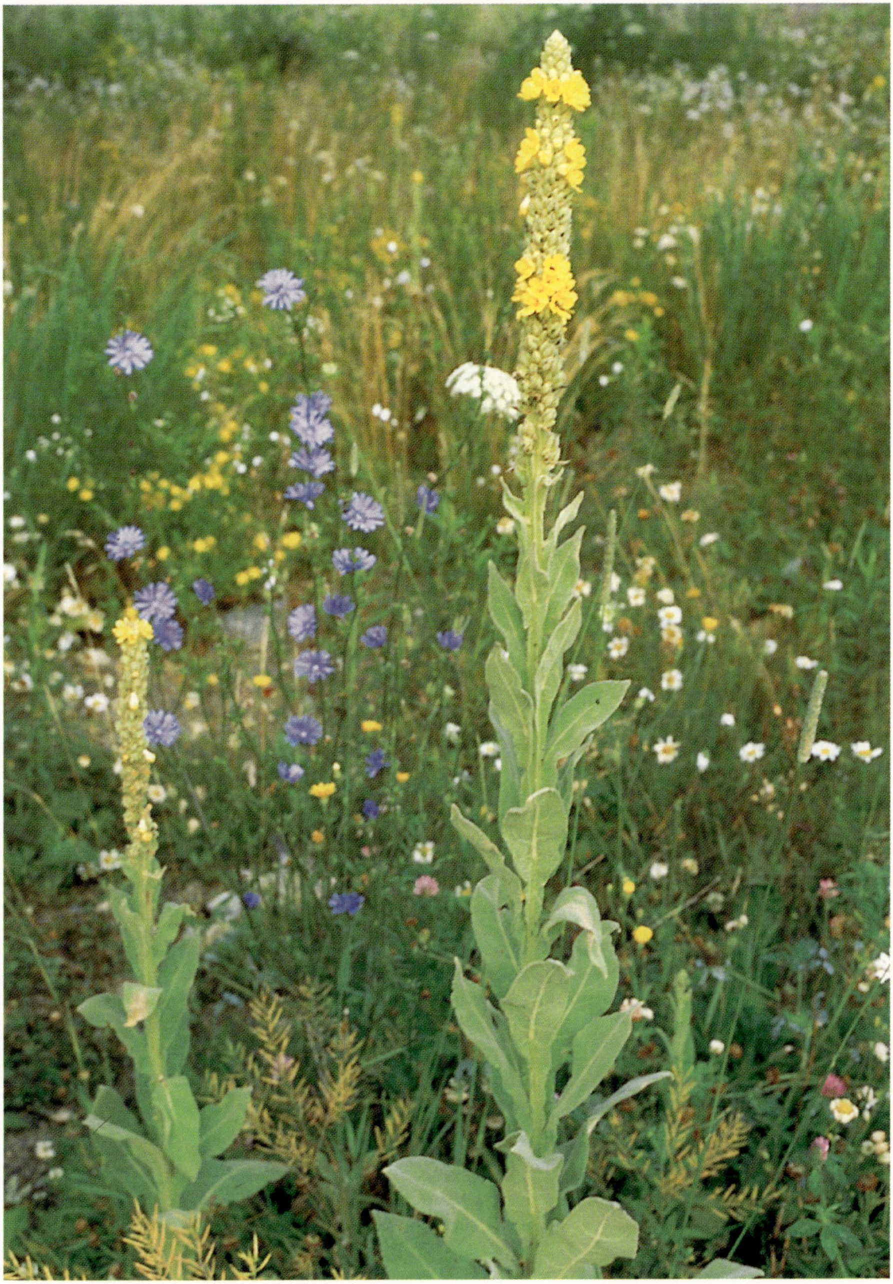

MOURON DES OISEAUX

FAMILLE DES CARYOPHYLLACÉES

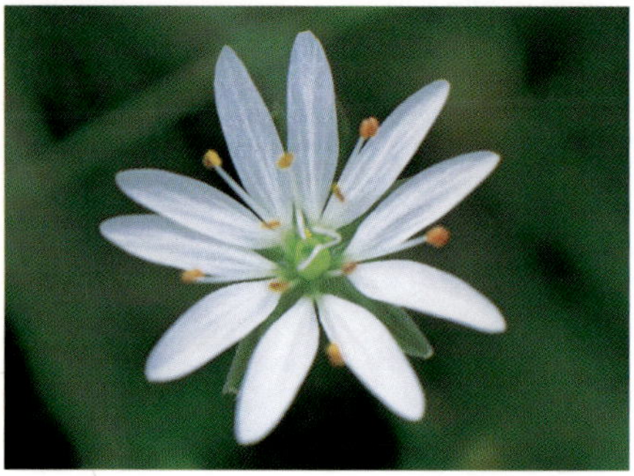

Nom latin: *Stellaria media*

Noms communs: Bec de moineau, herbe à oiseau, mouron blanc, stellaire

Noms anglais: *Chickwed, satin flower, starweed, stitchwort*

Historique: Selon John Gerard, le mouron des oiseaux macéré avec des graines de lin et des racines de guimauve fait merveille contre toutes sortes d'enflures, le suc de ses feuilles guérit le scorbut, la décoction nettoie les yeux infectés, les poumons congestionnés et les intestins encombrés. Son compatriote Culpeper affirme plus tard que «le mouron est une plante douce, fine et subtile influencée par la lune, car blanche, calmante et rafraîchissante même pour un foie surchauffé en cataplasme humide de la plante broyée, encore plus efficace avec une prière et la bénédiction divine».

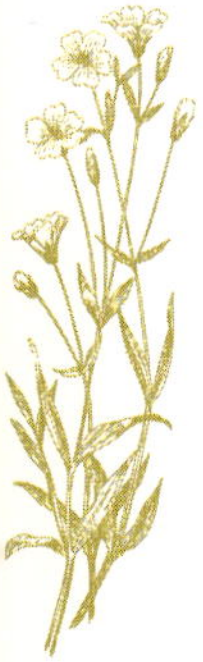

L'abbé Kneipp l'utilisait contre les affections pulmonaires et, en 1954, le chercheur américain F. K. Fitzpatrick la confirme efficace contre le microbe de la tuberculose. La sagesse populaire la dit utile contre l'embonpoint des vieilles femmes et, aujourd'hui, elle entre dans la composition de plusieurs concentrés amaigrissants à base de plantes. En Chine on l'emploie depuis longtemps en usage interne contre la grippe et les douleurs articulaires et, en usage externe, contre les maladies de peau. Susan Weed l'adore et lui consacre plus de 10 pages élogieuses dans son fameux traité *Healing Wise*.

Habitat: Les terres meubles et fertilisées, les sols riches des cultures potagères.

IMPORTANT: Le mouron rouge, très répandu en Europe, est potentiellement toxique.

Description: Plante annuelle de 10 cm à 1 m de hauteur faite de plusieurs tiges portant des petites feuilles à l'aisselle des divisions. Les fleurs sont terminales, en forme d'étoiles blanches. Plante baromètre et horloge, car elle ne s'ouvre que par beau temps, entre 9 heures et midi!

Cette minuscule «mauvaise herbe» est très sous-estimée. Quand nous la connaîtrons mieux, nous la cultiverons dans nos potagers.

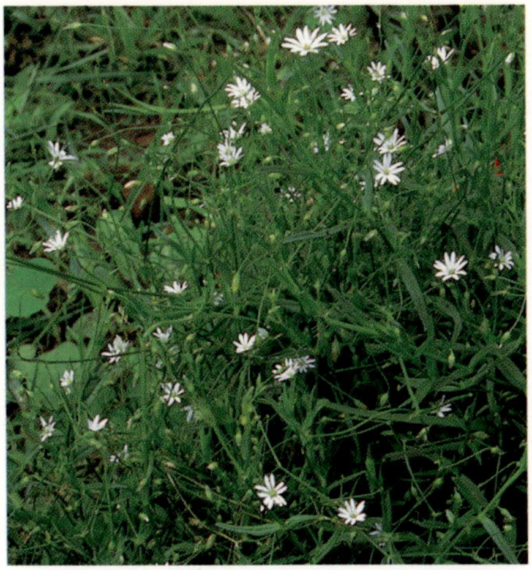

Parties utilisées: Toutes les parties aériennes.

Composition chimique: Glucides, protéines, huile, saponines, minéraux (calcium, magnésium, fer, silice, sodium), vitamines B_1, B_2, B_3 et C (375 mg par 100 g), chlorophylle.

Propriétés médicinales: Antiseptique, résolutif, antiscorbutique, dissolvant, diurétique, lithotritique, normotenseur, dépuratif, nutritif, reminéralisant, rafraîchissant, révulsif, pectoral, antituberculeux, tonique cardiaque et nerveux.

Applications: On peut manger les jeunes plantes et même les faire blanchir et les congeler pour l'hiver, ou encore les conserver en marinades. En cataplasme (10 g ou une poignée), fraîchement haché ou ébouillanté, il soigne les abcès, les démangeaisons, les éruptions cutanées, les furoncles et autres lésions de la peau. Bu en tisane (3 g dans 250 ml ou 1 tasse d'eau), le mouron des oiseaux frais est un bon remède amaigrissant, car il draine en même temps les excès de graisses, de minéraux et de protéines. Faire frémir l'eau juste une minute et ne pas laisser infuser trop longtemps, car les propriétés du mouron disparaissent à la chaleur.

En lotion, il régénère la peau, même celle du visage. Excellent en bains d'yeux contre les conjonctivites, en lavements contre les colites et les hémorroïdes. Le mouron est utile pour tout excès de chaleur: ménopause, fièvre passagère, abcès chaud, jaunisse. Il absorbe et calme toutes les inflammations.

Anecdote: L'élixir du mouron des oiseaux apporte la paix de l'esprit et éveille la conscience, permettant ainsi de faire des choix judicieux. Il stimule la libido et augmente la fertilité.

MARINADE AROMATIQUE ET DIURÉTIQUE

125 ml (½ tasse)	Eau
40 g (1 tasse)	Mouron blanc cru
1	Branche de céleri frais
125 ml (½ tasse)	Vinaigre de cidre de pommes
2 g (½ c. à thé)	Graines d'aneth
1 pincée	Sel

Verser l'eau bouillante sur le mouron haché. Émincer le céleri et le faire blanchir à part. Ajouter le céleri blanchi, le vinaigre et les graines d'aneth. Stériliser ou réfrigérer. Consommer dans le mois suivant comme garniture de quiche ou de pâté, ou encore en salade.

MYRTILLE

FAMILLE DES ÉRICACÉES

Nom latin : *Vaccinium myrtillus*

Noms communs : Airelle, bleuet, brimbelle, pouriot, raisin des bois

Noms anglais : *Bilberry, blueberry, huckleberry, whortleberry*

Historique : La myrtille existe depuis l'aube de l'humanité, comme l'attestent les graines fossilisées des sites préhistoriques. Les Indiens d'Amérique les utilisaient séchées, sous forme de pâte, et mélangées à la viande, notamment dans le *pemmican,* plat à base de gibier. Ils appliquaient les feuilles bouillies sur les plaies et employaient les fleurs séchées dans les fumigations rituelles pour faire fuir les mauvais esprits causant la folie. Dioscoride disait qu'elle resserre les tissus, apaise le flux du ventre ; il l'utilisait pour soigner la diarrhée, la dysenterie et l'inflammation de la bile.

Pendant la Deuxième Guerre mondiale, on s'est aperçu du pouvoir régénérant des myrtilles sur la cornée, car les pilotes de bombardier voyaient beaucoup mieux leurs cibles la nuit, après en avoir mangé.

Ce cher petit raisin des bois se vend maintenant en comprimés à prix d'or, mais rien ne pourra remplacer la bonne tarte aux myrtilles de nos grands-mères !

Habitat : Les terres acides et humides des forêts de feuillus, les marais et les bois dévastés par les incendies.

Description : Sous-arbrisseau de 30 cm à 40 cm de hauteur aux nombreuses tiges dressées. Les feuilles, légèrement dentelées sur le pourtour, sont vert clair et brillantes. Les fleurs rose clair apparaissent au printemps. Le fruit est une baie bleue charnue tirant vers le violet.

Parties utilisées : Les feuilles au printemps, les fruits au début ou au milieu de l'été selon les régions, et les racines en automne.

Composition chimique : Fruits : sucres, anthocyanidines, acides gras, pectine, bêta-carotène, vitamine C, néo-myrtilline, minéraux (fer, cuivre, manganèse), toniques. Feuilles et racines : tanins, chlorophylle, mucilages, arbutine, acide, quinine.

Propriétés médicinales : Antidiabétique, antibiotique, astringente, antiseptique, antiurique, diurétique, antioxydante, régénérante, ophtalmique, vulnéraire, reminéralisante, tonique général et veineux.

Applications : On utilise les feuilles fraîches en décoction légère (1 c. à thé dans 250 ml ou 1 tasse d'eau) ou séchées en tisane : elle est antidiarrhéique, anti-

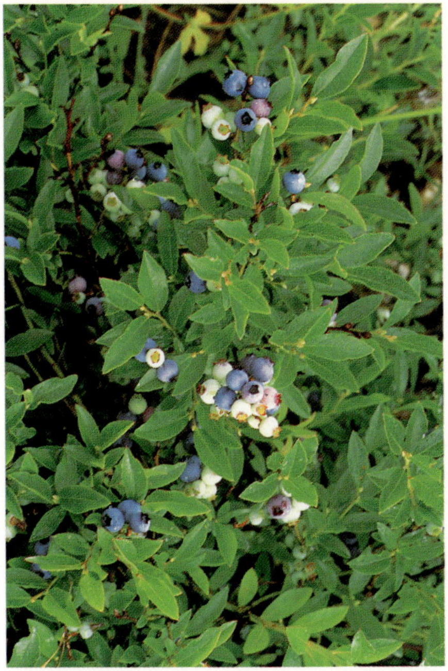

acide ou diurétique (usage interne) et, en compresses sur la peau, elle est antiseptique et cicatrisante. Elle soigne aussi les infections urinaires, l'hyperacidité des muqueuses ou du sang.

La racine agit davantage comme astringent et antiputride intestinal (même dosage): elle traite les diarrhées, les ulcères et les suppurations.

Il est bon de faire une cure intensive de fruits crus quand ils sont à leur meilleur: utiles contre les troubles de vision nocturne, la fragilité capillaire et le diabète. Sinon, les congeler, les sécher doucement au four ou les préparer en teinture-mère, combinée ou pure. Les teintures peuvent se faire avec les fruits, les feuilles ou les racines (50 % de plantes, 100 % d'alcool).

Anecdote: L'élixir de myrtille aide à retrouver la mémoire en purifiant le sang et en irriguant le cerveau.

ÉLIXIR DE L'ABBÉ KNEIPP

500 ml (2 tasses)	Eau-de-vie
200 g (7 oz)	Myrtilles crues écrasées
2	Bâtons de cannelle
5	Clous de girofle

Mélanger le tout et laisser macérer 1 mois à l'abri de la lumière en remuant de temps en temps. Filtrer.

Boire 25 ml (1 oz), pur ou dilué, en cas de diabète, de gastrite, d'entérite, de coliques et de gaz intestinaux, ou de mauvaise vision nocturne, ou tout simplement comme digestif corsé et savoureux!

FAMILLE DES JUGLANDACÉES

Nom latin : *Juglans regia*

Noms communs : Arbre au sommeil, calottier, écalonnier, gland de Jupiter, gland divin, goguier, naguier

Noms anglais : *Walnut, Jupiter's nuts, tree of evil*

Historique : Le noyer comestible, sans doute originaire d'Asie mineure, doit son nom botanique au nom grec *Juglans* ou « glands de Jupiter ». Ce dernier aurait créé les noyers lorsque les dieux vivaient sur terre parmi les hommes. Selon Culpeper, des feuilles de noyer mélangées à de l'oignon, un peu de miel et de sel neutralisent tous les poisons des animaux venimeux.

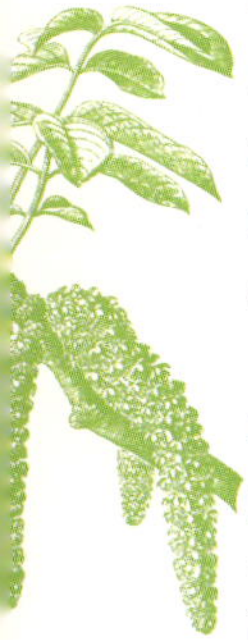

Le noyer est surtout cultivé pour ses noix. La France est un des plus grands producteurs ; l'appellation contrôlée « Noix de Grenoble » date de 1938. Son bois sert de matériau en menuiserie. Ses feuilles et son brou sont toujours utilisés commercialement pour un usage officinal mais aussi cosmétique (huile à bronzer). Même ses coquilles sont intégrées dans des matériaux isolants.

Ces grands arbres admirables sont utiles et précieux. Il est temps de les redécouvrir et de les ressemer pour nos enfants.

Le Pr Binet a prouvé que les feuilles de noyer ont une action bactéricide efficace contre les pustules de la maladie du charbon et aussi les scrofules de la tuberculose. Le Dr Max Tetau, le créateur de la gemmothérapie, affirme que les bourgeons de noyer sont efficaces contre les ulcères d'estomac, l'angoisse et l'impuissance masculine. Les Amérindiens s'en servaient pour soigner les maladies parasitaires de la peau et comme purgatif en cas de jaunisse.

Les herboristes américains actuels considèrent la feuille de noyer indigène comme le meilleur fongicide, vermifuge et parasiticide (usage externe et interne). Ils conseillent l'écorce interne du noyer cendré comme unique laxatif pour les femmes enceintes.

Habitat : Le noyer de Grenoble *(Juglans regia)* est cultivé dans les régions tempérées, dans des vergers ensoleillés où les arbres ont de la place pour croître. En Amérique du Nord, le noyer cendré *(Juglans cinerea)* et le noyer *(Juglans negra)* poussent dans les vieilles forêts de feuillus ou près des friches fertilisées par les vaches.

Description : Arbre de 20 m à 30 m de hauteur qui peut vivre jusqu'à 300 ans. L'écorce est lisse et grisâtre. Les feuilles caduques sont enduites de résine. Le fruit ovale est une drupe constituée d'un péricarpe épais, appelé

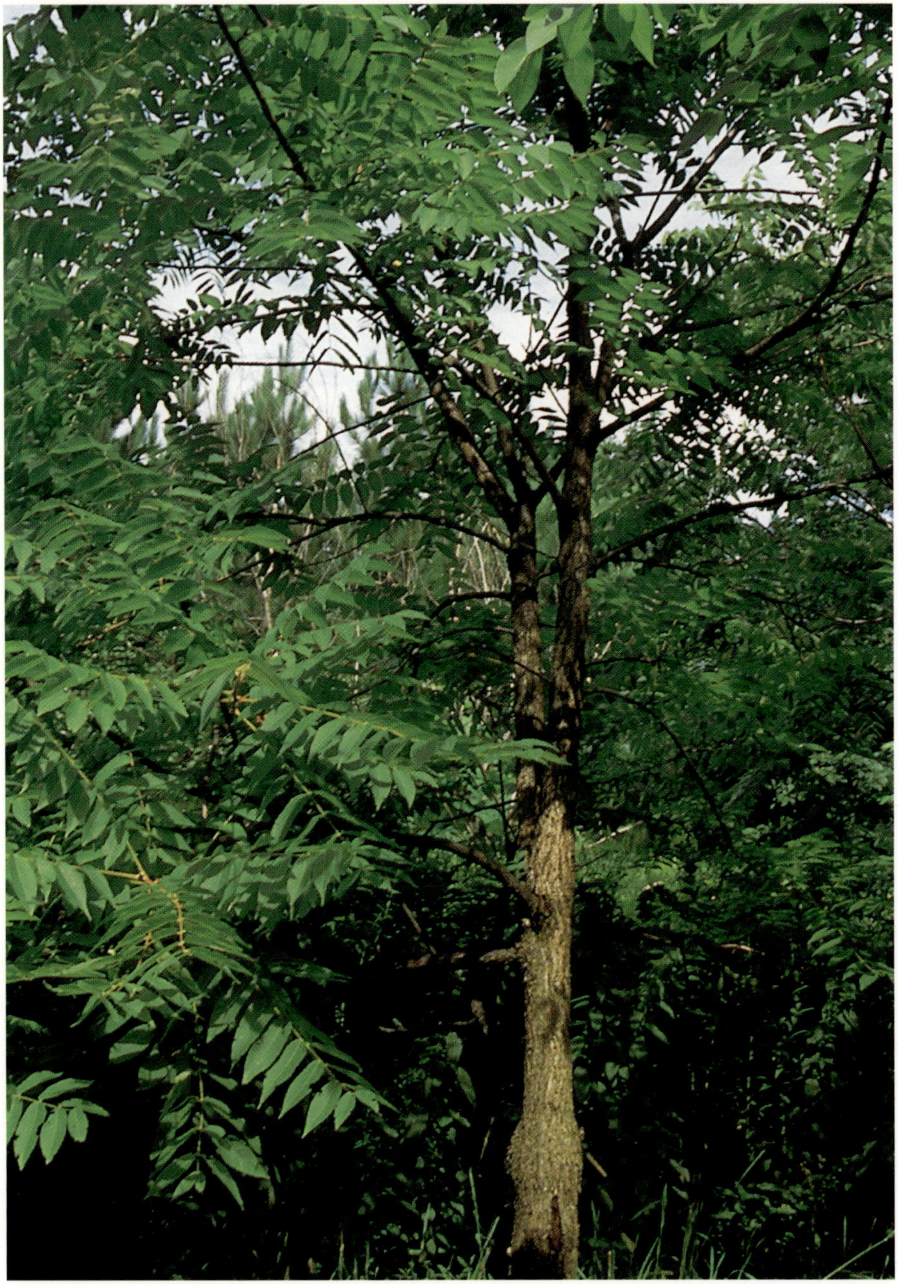

« brou ». Il s'ouvre à maturité pour libérer la coquille qui contient la noix.

Parties utilisées : Les feuilles en juillet, avant l'apparition des fruits, et les cerneaux qu'on laisse idéalement mûrir dans les noix jusqu'au mois de décembre.

Composition chimique : Feuilles et brou : tanin, vitamines C et E, acides organiques, minéraux (fer, potassium, iode), naphtoquinones, protéines. Noix : huile riche en acides gras essentiels, protéines, sucres, vitamines A, B_1, B_2 et PP, minéraux (cuivre, fer, phosphore, soufre, zinc).

Propriétés médicinales : Antiseptique, astringent, antidiabétique, hypoglycémiant, dépuratif sanguin et lymphatique, fongicide, tonique, stomachique, vermifuge.

Applications : Les feuilles bouillies quelques minutes servent de cataplasme ou de lotion en cas de problèmes infectieux de la peau : champignons, herpès, eczéma suintant et psoriasis. Elles sont efficaces contre les pellicules (dernière eau de rinçage). En décoction concentrée, soit 20 g (1 oz) de feuilles par litre d'eau (4 tasses) et macérée quelques heures : en boire 3 tasses par jour avant les repas pour soigner les levures invasives, l'hyperacidité de l'estomac, la mauvaise digestion des graisses et les maladies de peau chroniques.

Le brou vert macéré (50 % de brou, 100 % de vinaigre ou d'alcool) est un anti-infectieux intéressant à utiliser en bains de bouche, en gargarisme ; simplement dilué dans l'eau ou en tisane, il sert de lotion désinfectante.

Les noix sont très nutritives et, prises à raison de 50 g (3 c. à soupe) 3 soirs consécutifs, dans une salade par exemple, elles constituent un excellent vermifuge. Elles sont aussi réputées comme aphrodisiaque masculin. L'huile de noix fraîche en frictions locales combat les pellicules et stimule la pousse des cheveux.

Mise en garde : Éviter de consommer des noix rances — très toxiques — et toute noix si l'on souffre de problèmes hépatiques. Si on fait une cure avec du brou de noix, se brosser les dents avec du bicarbonate de soude, car ses tanins noircissent les dents.

Anecdote : Selon une croyance populaire, le noyer représente le soleil et le sexe mâle, et son fruit augmente la virilité. Porter une noix sur soi renforce le cœur et chasse les rhumatismes.

LIQUEUR STOMACHIQUE

300 g (10 oz)	Brou vert (au mois d'août)
1 litre (4 tasses)	Eau-de-vie ou alcool blanc à 60°
250 g (1 tasse)	Sucre de canne roux

Hacher le brou en petits morceaux. Le laisser macérer 1 mois dans l'alcool à l'abri de la lumière. Filtrer soigneusement. Ajouter le sucre en agitant bien.

En consommer 15 ml à 30 ml (1 à 2 c. à soupe), pure ou diluée dans de l'eau : excellent contre l'inappétence, l'indigestion et les ulcères.

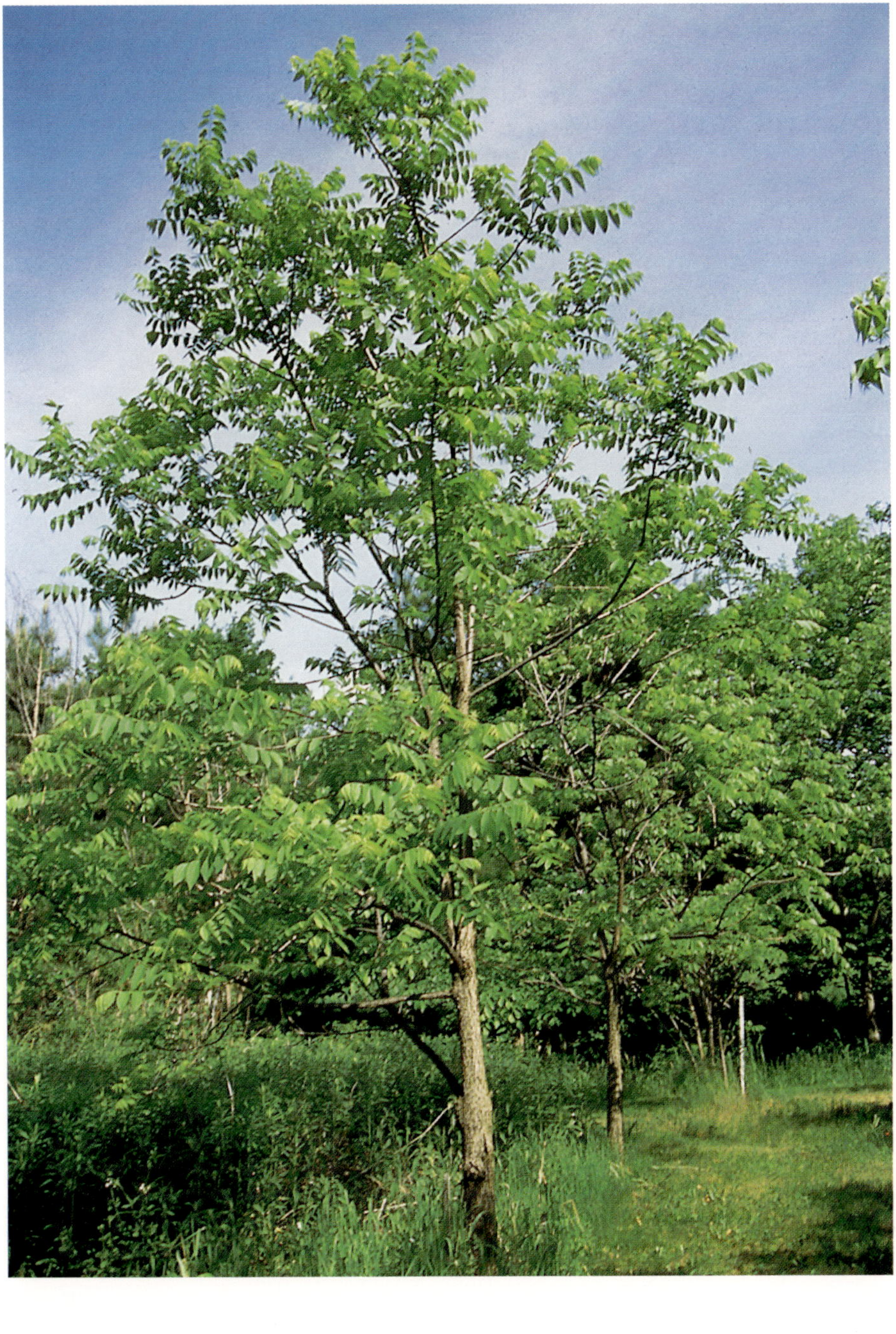

ONAGRE

FAMILLE DES ONAGRACÉES

Nom latin: *Oenothera biennis*

Noms communs: Étoile du soir, herbe aux ânes, jambon des jardiniers, œnothère, onagrère, primevère du soir

Noms anglais: *Evening star, evening primrose, fever plant*

Historique: L'onagre a, paraît-il, été nommée ainsi par Theophrastus, médecin grec de l'Antiquité. Son nom d'« œnothère » viendrait de *oïnos* qui signifie « vin » et de *threra* qui veut dire « chasser »: il évoque la capacité de la plante à contrer les effets de l'ivresse. Étrangement, l'onagre est surtout originaire d'Amérique du Nord. Elle serait arrivée dans les ports de Hollande seulement en 1614, au début de la colonisation américaine. Les Amérindiens l'utilisaient depuis longtemps en cataplasme ou en lotion pour arrêter le sang, soigner les blessures et régénérer la peau abîmée (cicatrices d'éruptions malignes). En Europe, au XVIIe siècle, on l'a appelée la « panacée du roi »: elle servait contre toutes sortes de douleurs (menstruelles, rhumatismales, etc.).

Cette étoile du soir qui s'ouvre seulement au crépuscule est capable de régénérer le corps entier.

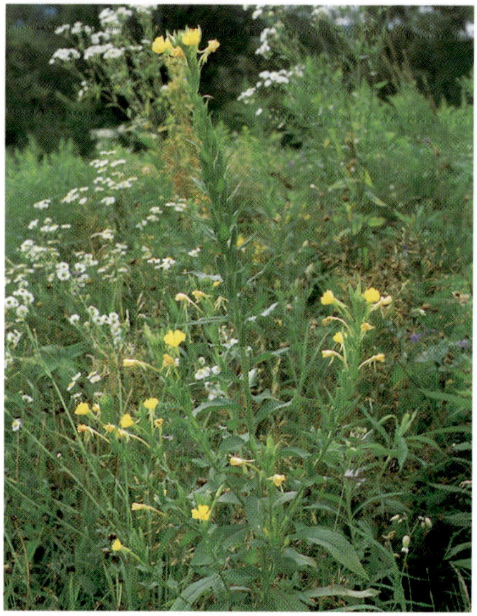

En 1917, un chercheur allemand, le Dr Unger, révéla que les graines de l'onagre sont constituées de 15 % d'huile. À partir de 1919, les découvertes se succédèrent, notamment celle de l'acide gamma linoléique. Le Dr John Williams commercialisa l'huile d'onagre concentrée sous le nom de « Naudicelle ». Des expériences sérieuses prouvent l'action de l'huile d'onagre dans les maladies graves comme la schizophrénie, la sclérose en plaques et l'asthme chronique. Elle est désormais cultivée commercialement et consommée dans le monde entier.

Habitat: Les terres incultes, les pâturages pauvres, les rives sablonneuses et au bord des chemins, au soleil.

Description : Plante bisannuelle de 1 m de hauteur avec une robuste tige ronde légèrement velue et tachée de rouge, divisée vers le sommet. Elle porte de solides épis de fleurs jaune vif. Les fruits sont soudés à la tige, à l'aisselle des feuilles. La racine est pivotante, charnue et rougeâtre. Séchée, elle dégage une odeur de vin rouge.

Parties utilisées : Toutes les parties de la plante, y compris la racine.

Composition chimique : Acides gras essentiels, phytostérols, alcool cérylique, mucilages, tanins, minéraux (calcium, magnésium, manganèse).

Propriétés médicinales : Astringente, cicatrisante, anti-inflammatoire, antispasmodique, dépurative, laxative, immunostimulante, antioxydante, lubrifiante, nutritive.

Applications : La première année de la plante, on peut manger les jeunes feuilles et la racine, crues ou cuites à la vapeur, ou bien les appliquer sur la peau en cas de plaie mineure. La deuxième année, on utilise les tiges et les feuilles en décoction pour soigner la diarrhée, les spasmes nerveux, pulmonaires ou de type asthmatique, ou les crises de panique. Avec les fleurs, on peut faire un élixir floral ou décorer les salades. On peut cuire les jeunes fruits à la vapeur et les manger en petite quantité. Quant aux graines, on les consomme broyées en teinture-mère (50 % de plantes, 100 % d'alcool) : prendre 20 gouttes 3 fois par jour. On peut aussi les manger séchées et les avaler avec de l'eau après un bon masticage.

L'huile d'onagre (concentrée en gélules) est excellente pour soigner l'arthrite, la sclérose en plaques, la peau sèche, les bouffées de chaleur de la ménopause, le syndrome prémenstruel et les maladies à immunodéficience. Elle est plus efficace accompagnée de vitamine E. Comme tous les gras polyinsaturés, il faut la conserver au frigidaire.

Mise en garde : Éviter de donner de l'huile d'onagre aux épileptiques et en cas de nausée constante. Idéalement, il faut nettoyer le foie avant d'en consommer pour mieux l'assimiler.

Anecdote : L'élixir d'onagre répare le chakra du cœur et soigne aussi l'estomac irrité depuis longtemps.

HUILE RÉGÉNÉRANTE

20 g (¾ tasse)	Fleurs d'onagre
250 ml (1 tasse)	Huile d'olive biologique
40 gouttes	Huile essentielle de lavande

Faire sécher les pétales d'onagre pendant 1 semaine et les déchirer délicatement. Ajouter l'huile d'olive et l'huile essentielle. Laisser macérer 1 mois à l'abri de la lumière tout en agitant de temps en temps. Filtrer.

Cette huile est cicatrisante et hydratante. À utiliser en petite quantité sur le visage (à l'occasion sur le corps) contre les dartres, les rides et la peau sèche.

ORME ROUGE

FAMILLE DES ULMACÉES

Nom latin : *Ulmus rubra*

Noms communs : Orme champêtre, orme guérissant, orme indien, orme rouge

Noms anglais : *Slippery elm, indian elm, red elm*

Historique : Les Amérindiens ont utilisé la poudre d'orme pendant des millénaires contre toutes sortes d'affections de la peau : eczéma, impétigo, scrofules et ulcères. Au XVe siècle, en France, en Iran et en Italie, on s'en servait pour laver les plaies et les yeux infectés, et soigner les contusions. Des galles de l'orme (excroissances sur les feuilles), on tirait un liquide visqueux et sucré, « l'eau d'orme ». Culpeper affirmait aussi que « ça nettoie la peau et la rend claire ».

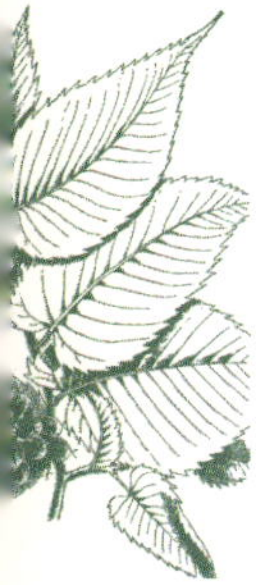

Aux États-Unis, les Éclectiques recommandaient la décoction de poudre d'orme pour les petits enfants qui ont trop d'appétit ou qui souffrent de colite : meilleure en lavement combinée à

Outre ses vertus régénérantes, l'orme est un substitut alimentaire satisfaisant et peu calorifique, idéal pour tous les boulimiques, les gens au régime et les nourrissons insatiables.

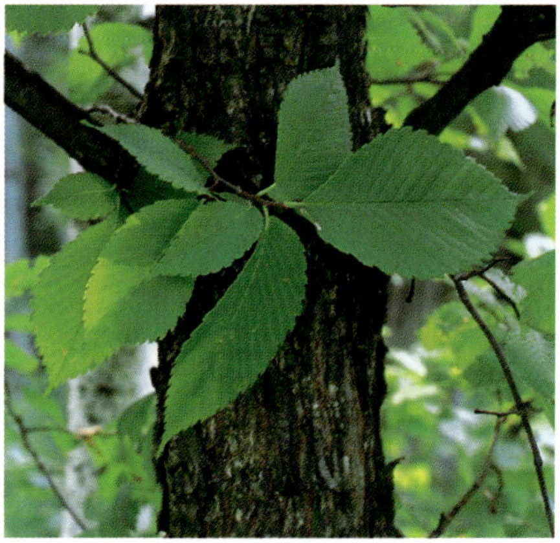

du lait, du sucre et même un peu d'huile d'olive. À la même époque, on interdisait la vente de baguettes d'écorce d'orme de 10 cm et plus, car beaucoup de femmes s'en servaient pour avorter, provoquant hémorragies et infections. La poudre d'orme rouge — en langage d'apothicaire *Cortex ulmus* — est encore présente dans plusieurs *Codex* pharmaceutiques importants. Elle reste un des émollients doux les plus efficaces pour régénérer la peau et les muqueuses digestives et pulmonaires.

Habitat : Les couches arables très minces, les prairies pauvres, les lisières des bois, les friches calcaires où aucun autre arbre ne lui fait concurrence.

Description : Grand arbre en forme de parasol pouvant atteindre 30 m de hauteur. L'écorce est très épaisse et se fendille avec l'âge en longues côtes verticales écailleuses. Ses feuilles sont nervurées finement, très rugueuses et dentelées.

Parties utilisées: L'écorce interne, ou aubier, à partir de la dixième année, plus rarement les feuilles des jeunes arbres et les fleurs.

Composition chimique: Amidons, sucres, mucilages, coumarines, tanins, minéraux (potassium, calcium), gomme résineuse, acide ulmique.

Propriétés médicinales: Astringent, cicatrisant, adoucissant, rafraîchissant, diurétique, dissolvant, émollient, expectorant, laxatif, dépuratif, nutritif, reconstituant, tonique, vulnéraire.

Applications: On recueille l'écorce interne, la partie la plus importante, de la façon suivante: choisir un orme âgé d'au moins 10 ans, entailler latéralement un rectangle d'écorce sans toutefois peler le pourtour entier pour ne pas trop blesser l'arbre — idéalement, appliquer un cataplasme d'argile pour le régénérer. L'écorce d'orme sain pliera sous la pression. Enlever l'écorce externe. Couper l'écorce interne en petits morceaux, la faire sécher à l'ombre pendant deux semaines au moins. La râper finement et la réduire en poudre au moulin à café. Plus la poudre est fine, plus son action sera efficace: elle soigne les aphtes, les ulcères digestifs, l'aérophagie ou l'anorexie. Les principes actifs sont solubles dans l'eau froide ou tiède: mélanger la poudre d'orme dans 4 fois sa quantité d'eau en remuant bien. Excellente contre toutes sortes d'inflammations digestives.

En infusion, combinée à la consoude, elle soigne les ulcères; à l'angélique, elle élimine les gaz intestinaux; à la salicaire, elle stoppe les diarrhées.

En usage externe, les cataplasmes à base de poudre d'orme combinée à des herbes antibiotiques, comme la bardane ou le serpolet, font merveille contre les infections bactériennes.

En cas d'infection anale, utiliser une solution d'eau ou de tisane: 200 ml (⅘ tasse) avec 5 g (1 c. à thé) de poudre

DÉCOCTION ANTI-ULCÉREUSE

10 g (⅓ oz)	Feuilles de cataire
10 g (⅓ oz)	Feuilles de consoude
10 g (⅓ oz)	Poudre d'orme
500 ml (2 tasses)	Eau

Faire infuser les plantes dans l'eau bouillante pendant 10 min. Filtrer, laisser tiédir et mélanger la poudre d'orme dans la théière. Laisser gonfler 10 min.

Boire entre les repas ou pendant les crises, à petites gorgées.

En pâte (avec 100 ml ou 6 c. à soupe d'eau), on peut l'appliquer sur toutes sortes d'ulcérations de la peau.

Cette décoction soigne les ulcères, mais aussi les crises douloureuses de colite ulcéreuse et les diarrhées aiguës.

Remarque: ne pas se laisser rebuter par la texture gluante et le goût de fenugrec de la poudre d'orme. Ses mucilages aromatiques font des merveilles!

d'orme, filtrée et tiédie, additionnée de camomille, de cataire ou d'écorce de chêne. Pour un lavement, augmenter à 20 g (¾ oz) la quantité de poudre d'orme.

Anecdote : Le Dr Bach conseille l'élixir de fleurs d'orme aux personnes écrasées par de trop lourdes responsabilités et qui ne se sentent pas à la hauteur.

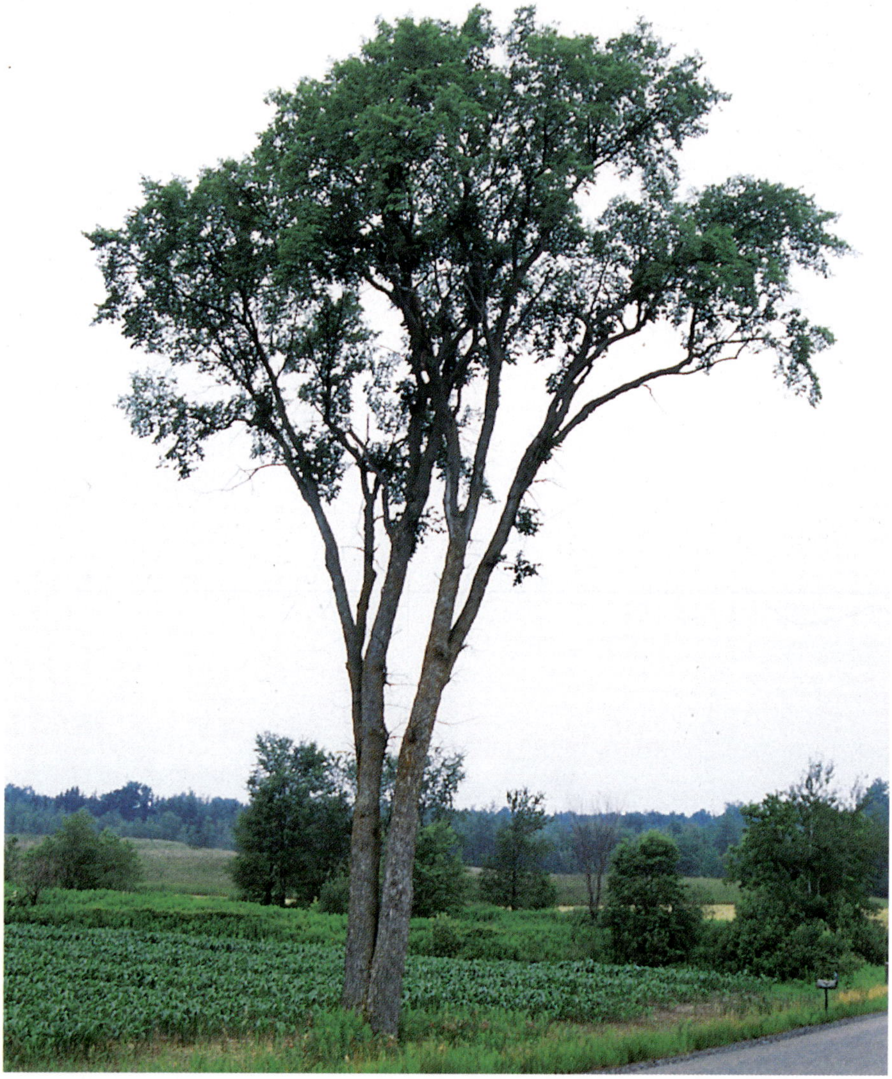

ORTIE DIOÏQUE

FAMILLE DES URTICACÉES

Nom latin : *Urtica dioïca*

Noms communs : Ortie brûlante, ortie grièche, ortie gringe, ortie piquante

Noms anglais : *Nettle, stinging nettle*

Historique : Les troupes de Julius César se frottaient le corps avec de l'ortie pour se réchauffer lors de leurs campagnes nordiques. L'écrivain romain Caïus Pétrone affirmait qu'on augmente la virilité de l'homme en le fouettant avec des branches d'ortie sous les reins et sous le nombril. Pendant des siècles, on a aussi fouetté le corps des rhumatisants pour expulser le mal.

Selon John Gerard, l'ortie est un merveilleux antidote contre les plantes poisons et, cuite avec de la myrrhe, elle est un puissant diurétique. Albertus Magnus, l'alchimiste herboriste du XVe siècle, affirmait qu'en trempant la main dans une décoction d'ortie, puis dans un ruisseau, on attire les poissons en grand nombre (avis aux pêcheurs !). L'ortie a une puissante aura magique : elle faisait partie des herbes capables de chasser les démons, et on s'en servait pour bénir les épées et les serpes pour les cueillettes rituelles. Au XVIe siècle, en France, on buvait abondamment de la tisane d'ortie, une mode lancée par le médecin de Marie-Antoinette.

Les Amérindiens en faisaient boire aux femmes enceintes pour fortifier l'enfant, ainsi que l'utérus et le sang de la mère. Dans leur traité médical, *Kinsg's America Dispensatory,* les Éclectiques la conseillaient comme diurétique et pour soigner les cystites et l'incontinence urinaire. Ils la disaient astringente, hémostatique, et la recommandaient en décoction de plante fraîche contre l'eczéma, les diarrhées et les hémorroïdes. De récentes recherches allemandes américaines et japonaises confirment son efficacité contre l'hypertrophie bénigne de la prostate.

> L'ortie pique, mais si elle ne se défendait pas ainsi, elle aurait disparu du globe depuis longtemps. Le remède n'est jamais loin dans la nature : l'oseille, la patience ou le plantain broyés soulagent vite ses piqûres.

Habitat : Les sols riches en argile, les vieux fumiers compostés près des étables et des écuries, près des jardins, des maisons abandonnées et des détritus et, bien sûr, près des champs d'épandage de purin.

Description : Herbacée vivace de 50 cm de hauteur avec une solide tige carrée et des feuilles dentelées couvertes de poils piquants. Les fleurs sont

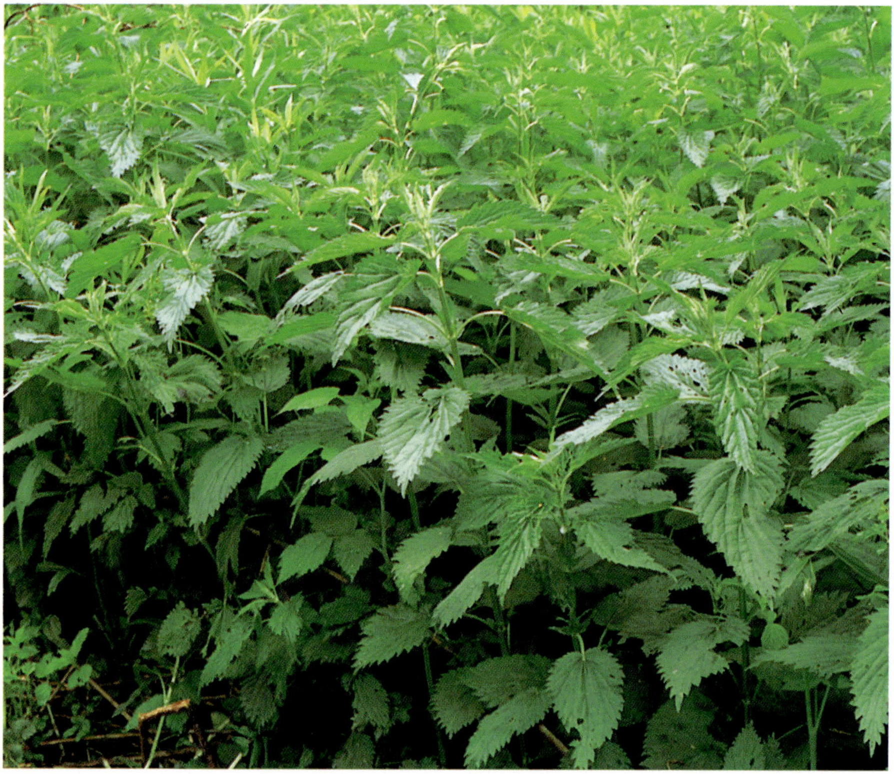

verdâtres et disposées en grappes aux axes des feuilles, dans la partie supérieure de la tige.

Parties utilisées: Toute la plante, mais surtout les feuilles avant la floraison en mai et en juin.

Composition chimique: Glucides, protéines, chlorophylle, vitamines A et C, minéraux (fer, silice, potassium), ammoniac, acide gallique et formique, indoles, sérotonine, lécithine, enzymes, mucilages.

Propriétés médicinales: Antibiotique, antiallergique, antirhumatismale, antiseptique, antidiabétique, antigoutteuse, dépurative, fortifiante, galactagogue, nutritive, hypoglycémiante, tonique, vermifuge, révulsive.

Applications: Cueillir les feuilles d'ortie un mois avant la floraison, toujours avec des gants de jardinier et un sécateur. On mange les très jeunes feuilles en soupe, en quiche ou en purée, ou encore en décoction pour nettoyer le sang.

En tisane: 3 feuilles dans 250 ml (1 tasse) d'eau: pour fortifier le sang, combattre l'anémie, la déminéralisation des jeunes enfants et des mamans qui allaitent. Son goût étant neutre, on peut rajouter du miel.

En teinture-mère (50 % de plantes, 100 % d'alcool, de vin ou de vinaigre): prendre 7 à 15 gouttes 3 fois par jour: excellent en cas d'allergies sévères, de rhumatismes, de fatigue intense et d'anémie.

En inhalation: 5 g (1 c. à thé) de feuilles d'ortie, 5 g (1 c. à thé) de pousses de sapin dans 500 ml (2 tasses): en cas de crise d'asthme, inhaler la vapeur dans un récipient à bec ou au-dessus d'un bol, le bas du visage entouré d'une serviette.

Une infusion d'ortie et de prêle, et un peu de jus de citron ou de vinaigre peut servir d'eau de rinçage pour les cheveux secs ou dévitalisés.

Anecdote: «Si seulement le peuple connaissait ses multiples usages: quand elle est jeune l'ortie est un bon légume, adulte ses tiges font des cordes et étoffes très résistantes! En fourrage, elle fait pondre les poules et se reproduire les vaches et ses semences font briller les robes des chevaux. Sa racine bouillie donne une belle teinture jaune doré. Décidément l'ortie donne beaucoup pour le peu qu'elle demande!»

VICTOR HUGO
Les Misérables

TISANE DU BON SANG

1	Feuille de plantain
2	Feuilles d'ortie
3	Feuilles de menthe
250 ml (1 tasse)	Eau

Faire bouillir les plantes pendant 3 min. Laisser infuser.

À consommer chaud avant le petit-déjeuner et le repas du midi pour enrichir le sang, drainer les reins, soigner les allergies ou les troubles de la prostate. Si les plantes sont sèches et évaporées, prolonger ce traitement pendant 1 mois en doublant les doses.

OXALIDE

FAMILLE DES OXALIDACÉES

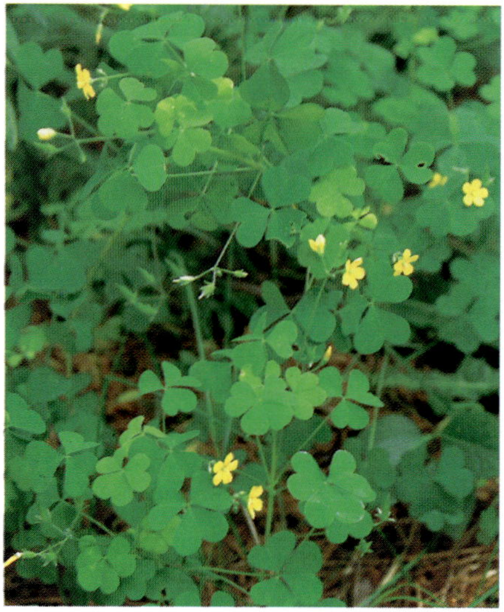

Nom latin : *Oxalis acetosella*

Noms communs : Alléluia, pain d'oiseau, pain de coucou, surette, vinaigrette

Noms anglais : *Fairy bell, cuckoo's meat, hallelujah, surell, wood sorrel, wood sour*

Historique : Son nom vient du grec *oxys* qui signifie « acide » et du latin *acetosella* qui veut dire « sel de vinaigre ». L'oxalide et surtout ses trois feuilles réunies ont été choisies par saint Patrick comme l'emblème de l'Irlande, le *shamrock*.

Les peintres de la Renaissance la dessinaient comme symbole de la Trinité : Fra Angelico l'intégrait souvent dans ses tableaux. Mme Grieve, dans *The Modern Herbal,* affirme que les peuples nordiques la consommaient en salade et en soupe. Aujourd'hui, les Russes l'utilisent pour soigner les catarrhes, les fièvres, les hémorragies et les infections urinaires. Selon John Gerard, l'oxalide est meilleure que l'oseille. Crue, elle redonne l'appétit et tonifie les estomacs faibles et malades. Les apothicaires ont longtemps fabriqué les « sels de citron » en faisant évaporer le suc de l'oxalide : 3 kg (6 lb) de jus donnaient 60 g (2 oz) de cristaux faits d'un combiné d'acide citrique et oxalique. Le suc est excellent pour soigner les catarrhes, les fièvres et les hémorragies.

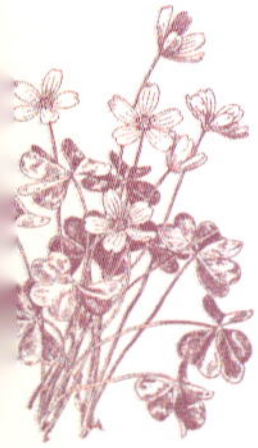

Comme les anciens sages, les enfants adorent la surette. Leur instinct ne les trompe pas : l'acidité de la plante nettoie l'organisme en profondeur.

Habitat : Les lieux humides, ombragés, acides et sablonneux, les champs et les forêts.

Description : Petite plante vivace hermaphrodite qui pousse en touffes et souvent en colonies. Les feuilles vert tendre en forme de cœur sont regroupées par trois. Les fleurs ont cinq pétales, jaunes en Amérique (variété *stricta*), blanches veinées de rose en Europe (variété *acetosella*).

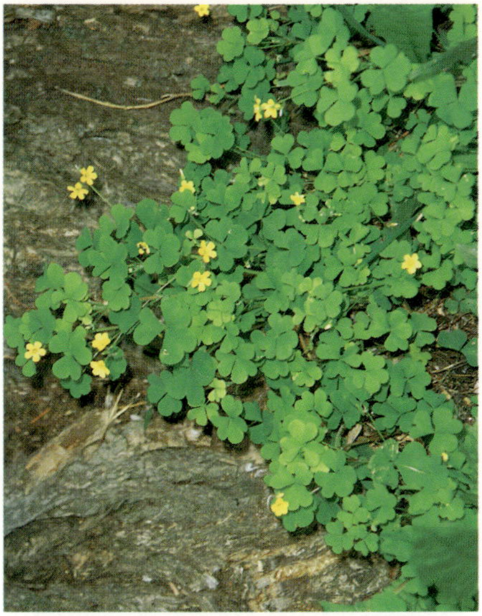

Parties utilisées : Toute la plante, mais surtout les feuilles et les fleurs, du printemps aux gelées.

Composition chimique : Chlorophylle, bioflavonoïdes, vitamine C, minéraux (fer), acide oxalique, bioxolate de potassium, bêta-carotène, hormones.

Propriétés médicinales : Apéritive, digestive, antiscorbutique, tonique, cholagogue, cholérétique, diurétique, dépurative, hémostatique, vulnéraire, tonique, reminéralisante.

Applications : Pendant l'été, comme source de vitamines et d'acides toniques immunitaires, la manger en salade, comme trempette à crudités ou en sauce froide pour accompagner les viandes ou les poissons difficiles à digérer. Pour faire de la limonade, hacher les feuilles et sucrer : 30 g (1 oz) de feuilles dans 1 litre (4 tasses) d'eau. Avec 500 g (2 tasses) de sucre de canne dans 1 litre (4 tasses) d'eau : laisser fermenter 24 heures à 20 °C, filtrer. Se garde au frais pendant 8 jours : rafraîchissant, stomachique et tonique.

Réduite en bouillie et en cataplasme, elle soigne les bosses, les plaies, les brûlures et même les taches brunes et les tumeurs malignes de la peau.

Pour garder ses vertus intactes, l'idéal est d'en faire une teinture-mère au vinaigre, au vin ou à l'alcool.

Mise en garde : Éviter les cures d'oxalide en cas de goutte, de lithiase urinaire, de déminéralisation, et si on a des vers. Il paraît qu'elle les fait engraisser !

Anecdote : On appelle l'oxalide « alleluia » parce qu'elle fleurit au printemps, à Pâques, et « pain de coucou », car cet oiseau en raffole et chante au moment de la première floraison !

SAUCE FROIDE

20 g (1 tasse)	Feuilles d'oxalide fraîches
1 gousse	Ail
125 ml (½ tasse)	Crème sure
3 feuilles	Basilic
au goût	Sel, poivre

Passer le tout au mélangeur, servir frais avec du bœuf, du saumon, des asperges ou des crudités.

PATIENCE

FAMILLE DES POLYGONACÉES

Nom latin: *Rumex crispus*

Noms communs: Chou de Paris, herbe à cochon, épinard perpétuel, fausse oseille, pain de crapaud, patience de jardin, rumex sanguin

Noms anglais: *Curled dock, parell, patience herb, sour dock, yellow dock*

Historique: Depuis longtemps, les Amérindiens utilisent la patience crépue comme aliment de survie et en cure de purification à la fin de l'hiver.

Culpeper, Paracelse et, avant eux, les moines de l'école de Salerne ont tous employé la patience contre les humeurs bilieuses, le sang noir, les pustules et les scrofules de toutes sortes. Voici ce qu'en disait Culpeper: « La patience crépue est sous les auspices de Jupiter comme toutes celles du genre et sont toutes asséchantes mais rafraîchissantes et utiles contre toutes les fuites anormales des fluides vitaux, de l'excès de bile aux fuites de sang, et la semence bouillie est la meilleure partie pour ces usages. Les racines, elles, soignent toutes les démangeaisons et ruptures de la peau et leur eau distillée lavera les taches de rousseur. »

La patience est un symbole de générosité, de ténacité et de fertilité: 1 plant produit 30 000 graines qui peuvent attendre 50 ans pour germer!

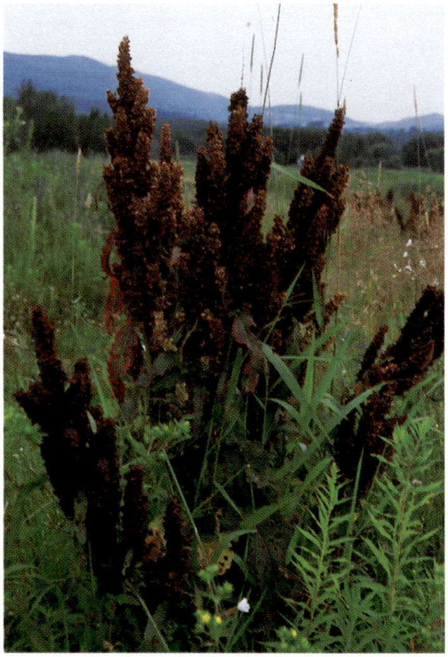

Dans plusieurs *Codex,* notamment l'américain et le français, on décrit la patience comme cathartique, laxative, dépurative et un tonique fiable. Les grands herboristes américains Jethro Kloss, Alma Hutchens et Penny C. Royal l'utilisent couramment comme antiseptique en usage externe, et comme cholagogue et tonique en usage interne.

L'académie de Minsk la recommande en cataplasme contre les brûlures, les ulcères et les plaies infectées tenaces. Marie Provost la dit idéale pour nettoyer l'utérus en cas d'infection, d'hémorragie et comme régénérant postnatal sous forme de douche vaginale.

Habitat : Partout dans l'hémisphère Nord, sauf dans les climats très froids, dans les endroits humides et ombragés, incultes et pierreux, dans les friches, sur les remblais et au bord des fossés. Elle pousse souvent en colonies visibles de loin en raison de sa crinière rousse très fournie.

Description : Plante vivace très robuste de 1 m de hauteur pourvue d'une tige centrale cannelée et de grandes feuilles alternes et lancéolées. Les sommités fleuries de couleur rouille sont disposées en grappes. Le fruit est un trigone pyramidal qui contient 3 graines. La racine pivotante est brune à l'extérieur et jaune doré à l'intérieur.

Parties utilisées : Les feuilles, du printemps à l'été, et surtout la racine récoltée en automne ou au printemps, plus rarement les graines.

Composition chimique : Feuilles : chlorophylle, vitamines A et C, acide oxalique. Racines : tanins, acide chrysophanique, rumicine, minéraux (calcium, fer, magnésium, phosphore), toniques, principe amer.

Propriétés médicinales : Apéritive, digestive, astringente, cicatrisante, cholérétique, cholagogue, dépurative, diurétique, emménagogue, laxative, purgative, nutritive, tonique, pectorale, mucolityque, reminéralisante, immunostimulante, tonique utérin.

Applications : La feuille ramollie à la vapeur est un bon cataplasme en cas de problèmes infectieux de la peau : acné, dartre et eczéma. On peut aussi manger la feuille jeune : crue en salade (3 feuilles maximum par portion) ou bouillie et bue en décoction pendant quelques jours pour purifier le foie et le sang.

La racine agit plus particulièrement sur le système digestif inférieur et les intestins qu'elle aide à régulariser : pour un effet laxatif, 15 g (1 c. à soupe) de racine dans 250 ml (1 tasse) d'eau ; comme astringent, 5 g (1 c. à thé) dans 250 ml (1 tasse) d'eau.

Prises régulièrement (à raison de 1 c. à thé dans 250 ml ou 1 tasse d'eau), la racine et les graines bouillies ou en

SIROP NAVAJO

1 litre (4 tasses)	Eau
300 g (2 lb)	Racines fraîches de patience
500 g (2 tasses)	Miel de fleurs sauvages

Faire bouillir lentement les racines jusqu'à évaporation de la moitié de l'eau. Filtrer et faire fondre le miel dans le liquide en chauffant très légèrement. Conserver ce sirop au frais : idéal en automne pour soigner les maladies respiratoires. Prendre 5 ml (1 c. à thé) 3 fois par jour comme sirop pectoral, cholagogue et laxatif.

teinture-mère combattent l'anémie, renforcent le système nerveux et augmentent la fertilité, surtout celle des femmes.

Mise en garde : À cause de sa haute teneur en acide oxalique et en fer, la patience est déconseillée aux personnes souffrant de rhumatismes, d'hypersidérémie (trop de fer dans le sang), d'ostéoporose et de pierres aux reins, ainsi qu'aux femmes en fin de grossesse.

Anecdote : La patience personnifie la bonté d'une mère et rend le cœur plus tendre.

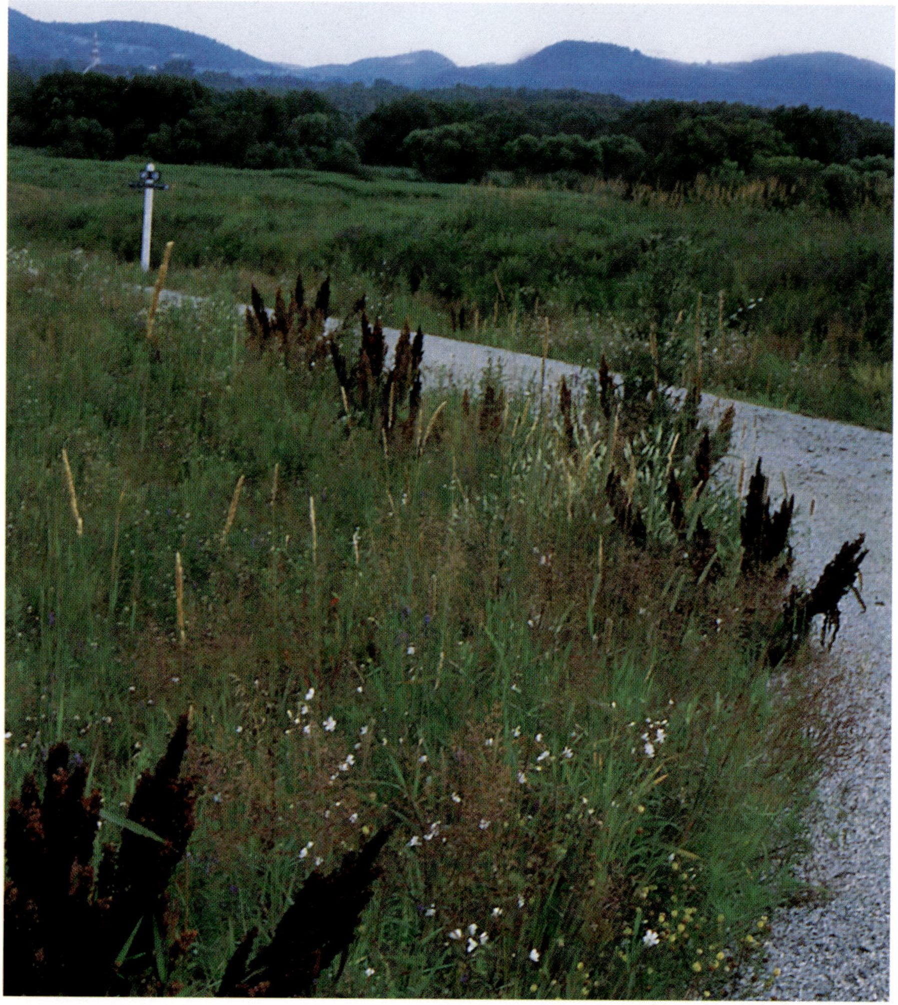

PENSÉE SAUVAGE

FAMILLE DES VIOLACÉES

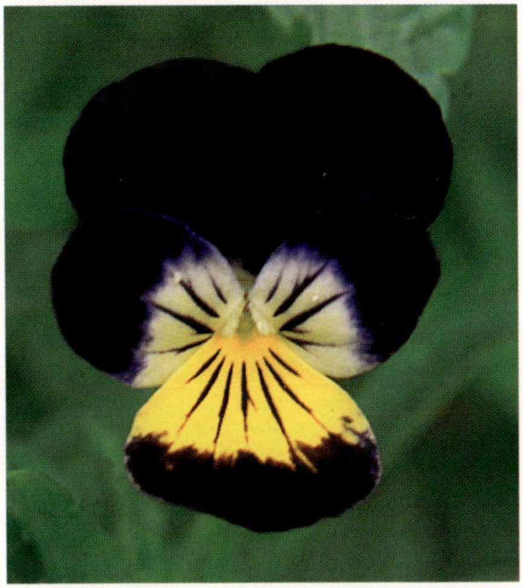

Nom latin: *Viola tricolor*

Noms communs: Petite pensée, pensée des champs, fleur de la Trinité, fleur de Notre-Dame, violette des champs

Noms anglais: *Wild pansy, heart's ease, Johnny jumper, stepmother*

Historique: Hippocrate recommandait la pensée sauvage contre les céphalées et les migraines, Dioscoride contre l'hyperacidité stomacale. Elle doit son nom à François Quesnay, médecin de Louis XV, qui en fit l'emblème de son blason. John Gerard la disait très efficace contre les fièvres et les convulsions des enfants, pour soigner les problèmes de peau et les poumons en général.

Dans *Songe d'une nuit d'été*,
Shakespeare a consacré quelques vers
à la pensée sauvage:

Je remarquai où le trait de
Cupidon se posa
Il tomba sur une petite fleur d'Occident
Autrefois blanche comme le lait
Aujourd'hui empourprée par sa blessure
Que les jeunes filles appellent pensée
d'Amour.

Aux États-Unis, les Éclectiques la considéraient comme un puissant régénérant de la peau. En France, au XVIIe siècle, le sirop «Violat» était très utilisé pour ses vertus émollientes et pectorales. Il est traditionnellement reconnu comme remède puissant pour traiter l'arthrite rhumatoïde, la goutte et les rhumatismes en général, à condition d'en faire une cure prolongée.

Habitat: Les terrains vagues, les champs en jachère et au bord des jardins quand ils sont cultivés, les sols meubles et riches en nitrates. Tous les lieux où elle pousse doivent être ensoleillés.

Description: Plante de 15 cm à 30 cm de hauteur constituée d'une tige centrale d'où partent plusieurs tiges

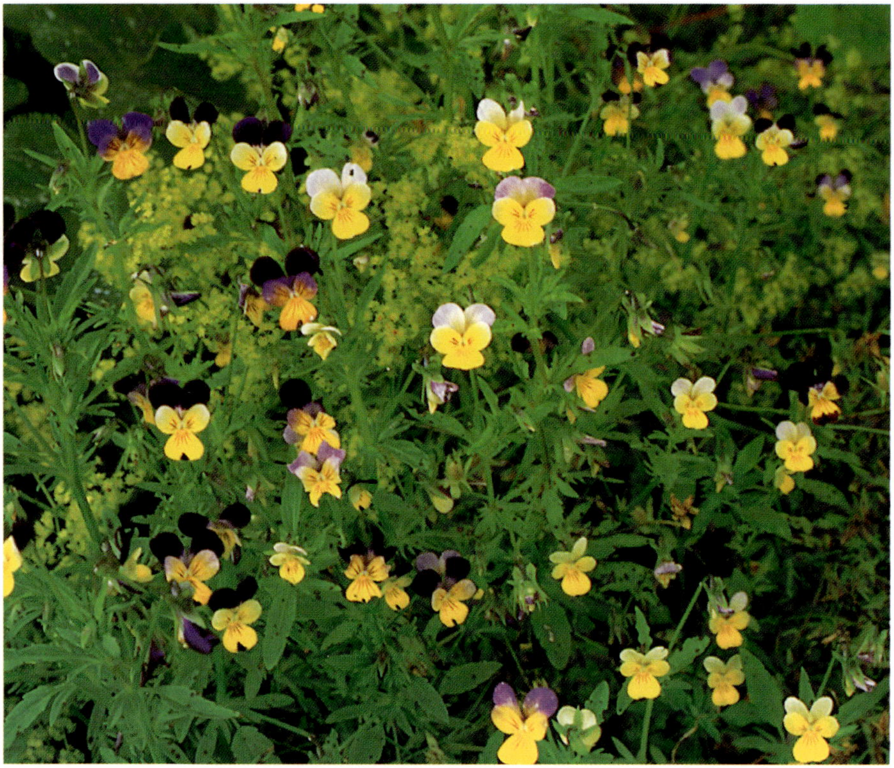

secondaires servant de longs pétioles aux fleurs. Celles-ci ont toujours trois couleurs de base : violet sur le pourtour, jaune plus vif vers le bas, jaune pâle vers le haut. La fleur héliophile se replie sur elle-même par temps couvert. Les feuilles sont ovales et fixées par trois à l'aisselle des tiges secondaires.

Parties utilisées : Toute la plante mais surtout les fleurs.

Composition chimique : Glucoside, saponisides, salicylate de méthyle, mucilages, pectines, violaquercétine, violanine, principe amer (violine), tanins, minéraux (magnésium, potassium), vitamine C.

Propriétés médicinales : Antiseptique, antihistaminique, dépurative, cicatrisante, diurétique, antiurique, émolliente, laxative, fébrifuge, diaphorétique, régénérante, vulnéraire.

Applications : On consomme surtout les fleurs crues en salade ou pour décorer les desserts. En tisane ou en macération froide : 3 fleurs dans 250 ml (1 tasse) d'eau, elles guérissent les fièvres. On peut ajouter de la tisane de fleurs très légère (1 g par tasse) dans le

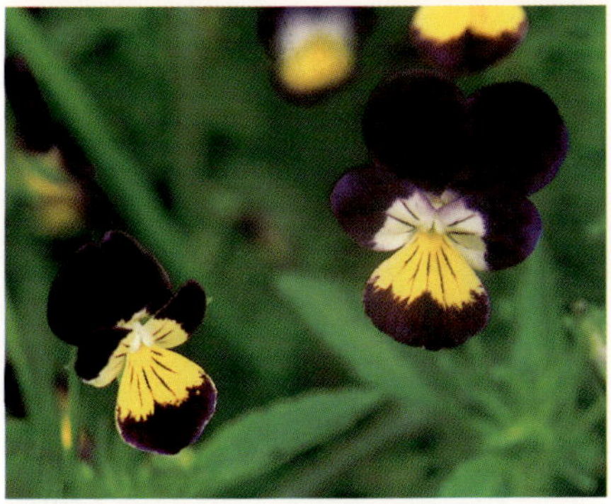

biberon des nourrissons : elle traite les croûtes de lait, la constipation ou les fièvres au moment où ils font leurs dents. Elle purifie aussi le sang et le lait des jeunes mamans, mais donne à l'urine une odeur de pipi de chat !

La plante entière fraîche en décoction (1 plant pour 500 ml ou 2 tasses d'eau) est dépurative (sang et peau). Pour faire un cataplasme on utilise 125 ml de tisane et 250 g d'argile : appliquer en cas d'acné, de kystes, d'eczéma ou de plaies infectées. Parfois de simples compresses sont plus pratiques.

Prendre une décoction (1 c. à thé pour 250 ml ou 1 tasse) de racine de bardane, de feuilles de consoude et de fleurs de pensée sauvage en traitement continu en cas de maladie chronique ou en cure de changement de saison : 750 ml (3 tasses) par jour, de préférence avant chaque repas.

Anecdote : L'absorption de l'élixir floral de pensée sauvage, ou simplement sa contemplation, protège le système immunitaire des attaques virales et active l'hémisphère droit du cerveau, le siège de l'intuition et des pensées créatrices.

LAIT RÉGÉNÉRANT

3	Plants de pensée sauvage fraîche
ou	
5 g (4 c. à soupe)	Plante séchée
250 ml (1 tasse)	Lait frais

Plonger la plante dans le lait et amener à ébullition. Laisser macérer 20 min. Filtrer et appliquer pur sur les parties à traiter, 2 à 3 fois par jour. Ce lait se garde uniquement 3 jours au réfrigérateur : merveilleux contre les croûtes de lait, les dartres, les boutons et les plaies infectées.

PILOSELLE

FAMILLE DES ASTÉRACÉES

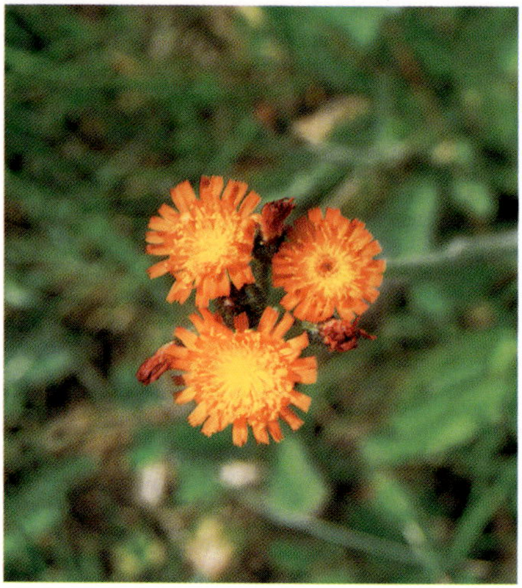

Nom latin : *Hieracium pilosella*

Noms communs : Épervière piloselle, oreille de souris, oreille de rat, veluette

Noms anglais : *Hawkweed, mouse ear*

Historique : La piloselle doit son nom d'« épervière » à une croyance populaire qui veut que les éperviers frottent les yeux de leurs petits avec cette plante pour soigner les infections, et qu'ils en mangent aussi pour aiguiser la vue. Sainte Hildegarde la considérait comme tonique du cœur. Selon Culpeper, les feuilles fraîches broyées et appliquées en cataplasme referment n'importe quelle plaie ; en poudre, elle fait merveille contre les ulcères, surtout ceux de la bouche.

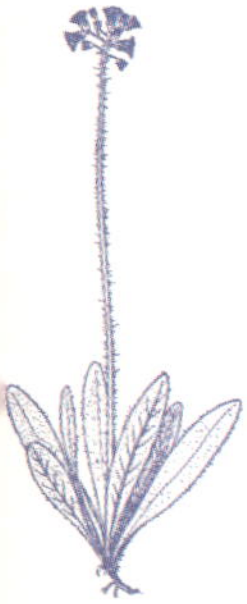

Au XVIIIe siècle, le *Dictionnaire de Trévoux,* écrit par les Jésuites, la dit détersive et vulnéraire, et la recommande contre la jaunisse, la rétention d'eau, les ulcères, la phtisie et la tuberculose.

Des expériences effectuées au début du siècle, en France, prouvent que la piloselle combat la brucellose et l'épizootie chez les bovins. Le Dr Leclerc et d'autres éminents phytothérapeutes français confirment ses qualités hypotensives et cholérétiques.

La piloselle est un draineur méconnu, idéal pour se débarrasser des déchets organiques et nettoyer ses artères.

Habitat : Les terres pauvres, calcaires ou siliceuses, les friches abandonnées.

Description : Petite herbe vivace aux fleurs jaune vif semblables à celles du pissenlit. Le fruit est un akène cylindrique. Toute la plante est couverte d'un fin duvet blanchâtre, surtout les feuilles basales disposées en rosette. L'épervière orangée lui ressemble beaucoup et pousse souvent près d'elle, surtout en Amérique du Nord.

Parties utilisées : Toutes les parties aériennes, surtout le capitule au début de la floraison, au milieu de l'été.

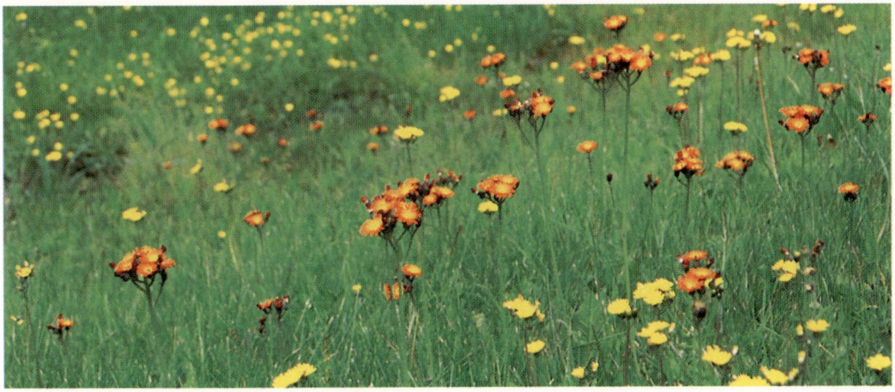

Composition chimique : Acide caféique, bêta-carotène, flavonoïdes, huile essentielle, oxycoumarine, pigment, minéraux (potassium, soufre), principes amers, tanins.

Propriétés médicinales : Antibiotique, antidiarrhéique, anticoagulante, antiseptique, antifongique, béchique, cholagogue, cholérique, diurétique, lithotritique, fébrifuge, sudorifique, hémostatique, astringente, hypotensive, hypocholestérolémiante, tonique, vermifuge.

Applications : En décoction : 20 g (½ tasse) de plante fraîche dans 1 litre (4 tasses) d'eau. Boire toute la quantité dans la journée avec un peu de miel pour soigner les maladies infectieuses pulmonaires et en particulier la coqueluche.

En teinture-mère (saturée à 50 %) en cure intensive : 20 gouttes 6 fois par jour pendant 3 jours consécutifs avec beaucoup d'eau distillée ou déminéralisée : elle est antiurique et hypocholestérolémiante.

On peut faire sécher les feuilles et les réduire en poudre : à appliquer en cas d'hémorragies et de plaies suppurantes.

Anecdote : Olivier de Serres recommandait de frotter la lame des couteaux et des épées avec le latex de la plante pour trancher aussi bien le bois que le fer.

VIN DISSOLVANT

60 g (1 tasse)	Fleurs et tiges fraîches de piloselle
500 ml (2 tasses)	Vin blanc
1	Bocal opaque en verre

Placer la piloselle dans le mélangeur avec le vin et broyer pendant 20 secondes. Laisser macérer 1 mois à l'abri de la lumière. Filtrer soigneusement.

Prendre 5 ml (1 c. à thé) 6 fois par jour dilué dans du jus d'ananas, car le mélange est amer. Efficace pour soigner l'athérosclérose, la fièvre, la bronchite, les petites pierres aux reins et la vésicule.

PISSENLIT

FAMILLE DES ASTÉRACÉES

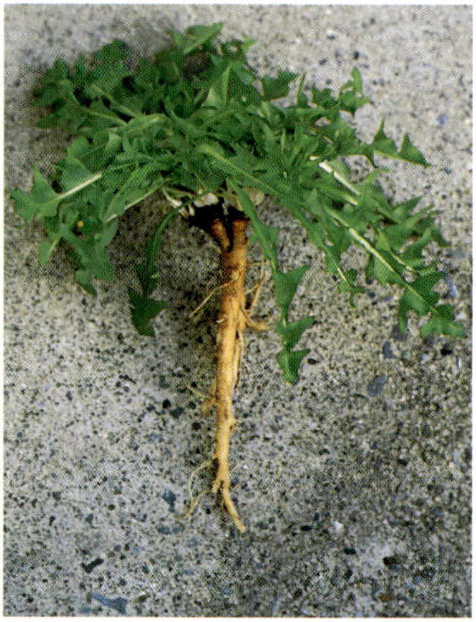

Nom latin : *Taraxacum officinale*

Noms communs : Dent de lion, florin d'or, laitue des chiens, chopine, cochet, cochonnet, grain de porc, tête de moine, tête de moineau

Noms anglais : *Dandelion, lion's tooth, cankerwort, piss-a-bed, priest crown, puffball, swine snout, wild endive*

Historique : Les Chinois et les médecins ayurvédiques utilisent le pissenlit depuis des millénaires contre toutes sortes d'infections (rhume, pneumonie, etc.), pour soigner les maladies hépatiques et celles causées par une mauvaise gestion des gras (athérosclérose, cancer du sein, etc.). En Occident, on commence à le mentionner sous le nom de « urinaire » seulement au Moyen Âge. Selon la théorie des *Signatures,* la fleur jaune du pissenlit est un remède d'élection pour le foie et la fabrication de la bile. Culpeper la recommande comme herbe absolue pour soigner tous les « désordres malins du corps ».

Cette plante aurait été apportée aux États-Unis au début de la colonisation européenne au XVIe siècle par les immigrants allemands (les évangélistes) et anglais (les fondamentalistes) pour se nourrir et comme remède pour le foie et les reins. Au Brésil comme au Québec, en Alsace comme en Italie, tous les amoureux de la nature le mangent en salade pour se nettoyer et se tonifier. Des études anglaises, chinoises et suisses confirment ses vertus antidiabétiques, cholagogues et diurétiques exceptionnelles.

Quelques chiffres incroyables : le pissenlit est butiné par 93 sortes d'insectes ; au cours de l'hiver 1907, il s'est vendu 30 tonnes de racines au marché de New York, et il en existe autour de 60 variétés dans le monde !

Habitat: Les pelouses peu traitées, les friches et les pâturages humides, mais aussi les terrains vagues des villes et les prairies maigres des montagnes.

Description: Plante vivace de 15 cm à 50 cm de hauteur qui porte des feuilles aux dents irrégulières disposées en rosette autour de la tige. La fleur, qui s'épanouit de mai à juillet, est jaune d'or: elle est en fait constituée de 200 fleurs minuscules regroupées sur un unique capitule. La racine double est faite d'un rhizome brun foncé et charnu et d'une racine pivotante gorgée de latex. Les fruits sont des akènes disposés en forme de parasol.

Parties utilisées: Toute la plante, mais surtout les feuilles au printemps quand leur base est encore blanche et la tige centrale absente. Puis, la racine au printemps ou en automne.

Composition chimique: Chlorophylle, pectine, gluten, latex, lactones, vitamines A, C et F, bioflavonoïdes, minéraux (fer, calcium, potassium, sodium, silice), protéines, acides, sucres, choline, lécithine, tanins, principe amer, résines.

Propriétés médicinales: Antiscorbutique, antifongique, cholagogue, cholérétique, dépurative, reminéralisante,

VIN DE PISSENLIT

4 litres (16 tasses)	Eau bouillie
250 g (4 tasses)	Fleurs de pissenlit cueillies vers midi une journée ensoleillée
2	Oranges (sans le jus) non traitées
2	Citrons (sans le jus) non traités
1,5 kg (3 lb)	Miel (de pissenlit, si possible)
15 g (1 c. à soupe)	Levure sèche à vin blanc

Verser l'eau bouillante sur les fleurs. Diluer le miel dans le mélange. Couper les agrumes en cubes et les ajouter au mélange. Laisser fermenter le tout dans une jarre en grès ou dans une grosse cruche en verre dans un endroit sombre, à 20 °C, pendant 3 semaines en brassant avec une palette en bois tous les 2 ou 3 jours. Quand la fermentation est finie, filtrer avec du coton à fromage très propre. Embouteiller le vin et fermer avec des bouchons en liège.

Laisser vieillir au frais au moins pendant 9 mois.

Ce vin est excellent pour la vésicule biliaire, la goutte et l'acide urique, et très indiqué en cas de condition pré-diabétique.

En boire un demi-verre avant les repas: c'est délicieux, original et ravigotant!

Remarque: pour les paresseux, voici la recette modifiée.

Laisser macérer 60 g (1 tasse) de fleurs dans 1 litre (4 tasses) de vin blanc pendant 1 mois. Filtrer et sucrer au goût. C'est prêt!

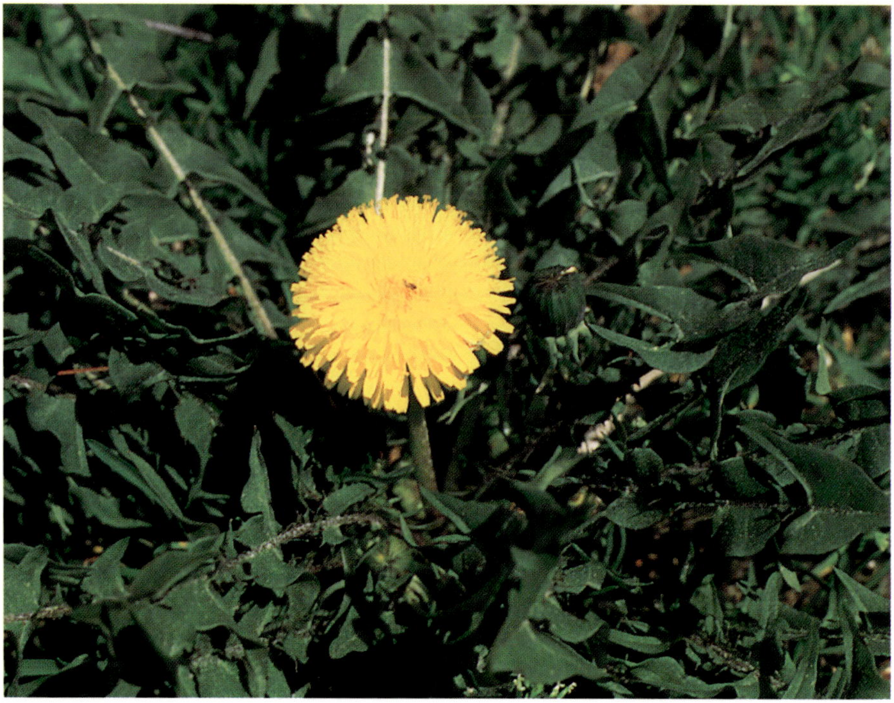

diurétique, lithotritique, nutritive, tonique amer, ophtalmique et vulnéraire.

Applications : La racine extraite au printemps et à l'automne est la partie la plus intéressante pour drainer les toxines surtout biliaires et hépatiques et pour nettoyer les reins. On peut la consommer fraîche et râpée dans une salade, bouillie ou cuite à la vapeur, ou même torréfiée à la poêle comme un café de céréales. En teinture-mère (entre 15 et 20 gouttes dans de l'eau 3 fois par jour), elle est diurétique et cholérétique. Pour la faire sécher, la laver puis l'étaler sur une claie, à l'ombre, dans un endroit bien aéré, pendant environ deux semaines.

Manger les feuilles fraîches en salade est la meilleure façon d'en conserver les propriétés. On peut les ajouter à une soupe, à une omelette ou à une potée. En teinture-mère ou séchées, elles sont dépuratives et soignent les maladies de peau, l'anémie et la déminéralisation.

On utilise le latex pur sur les verrues ou même sur les plaies infectées et, à moitié dilué, pour traiter les infections oculaires. Répéter les applications. Prendre une tige fraîche pour chaque application.

Mangée crue, en décoction, en teinture-mère et en vin médicinal, la fleur est indiquée contre la rétention biliaire et la constipation.

La feuille de pissenlit est un bon nettoyant du système lymphatique, résorbe les œdèmes, combat la cellulite et stimule le système immunitaire.

Anecdote : Selon une ancienne croyance magique, si on s'enduit le corps de jus de pissenlit, on s'attire la sympathie de tous nos semblables. Si on souffle sur un parasol de graines dans la direction de l'être aimé, toutes nos pensées lui parviendront !

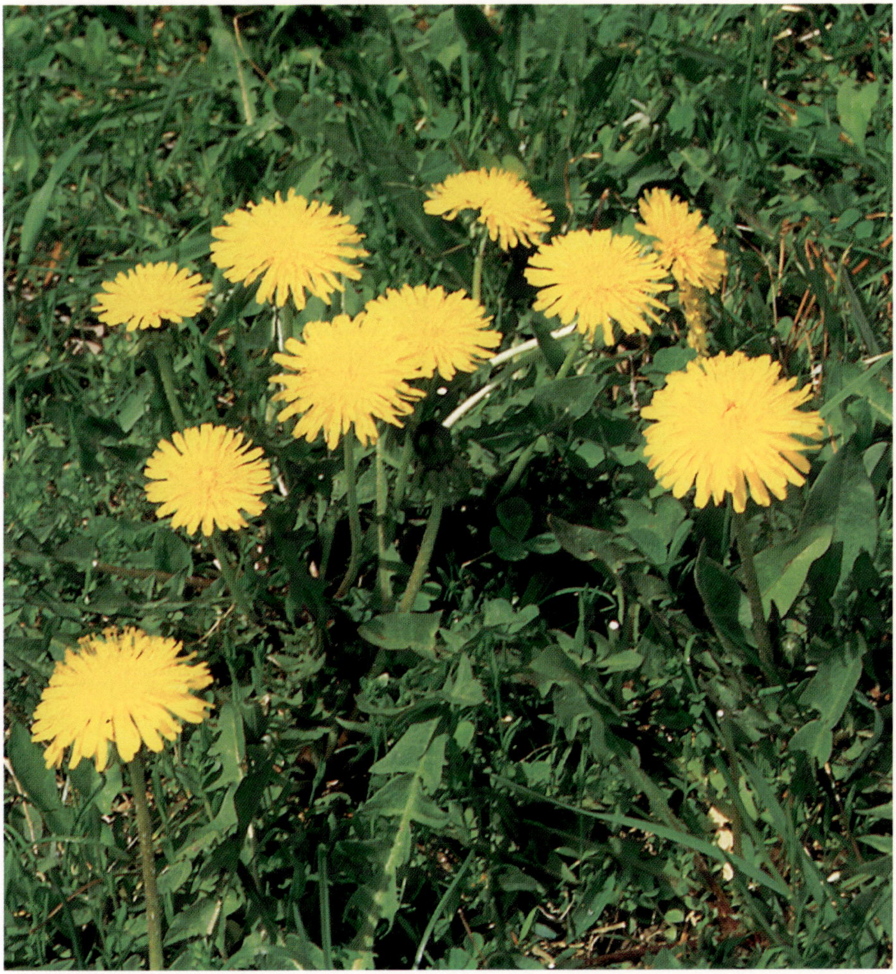

PLANTAIN

FAMILLE DES PLANTAGINACÉES

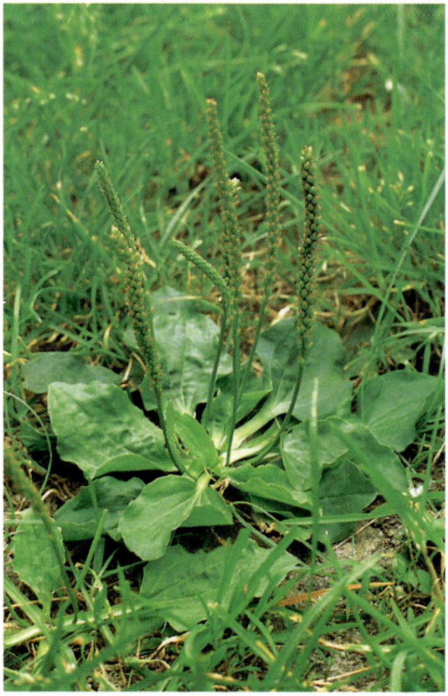

Nom latin : *Plantago major*

Noms communs : Bonne mère, herbe de Saint-Joseph, herbe à sept côtes, herbe aux piqûres, œil de chien, oreille de lièvre, queue de rat, pulicaire

Noms anglais : *Plantain, black jack, lambstongue, kembs, quinquenervia*

Historique : Dioscoride et Galien ont vanté les vertus cicatrisantes, ophtalmiques et vulnéraires du plantain. Pline disait de lui qu'il guérit pas moins de 24 maladies. Dans son *Traité des maladies des femmes avant et après l'accouchement,* Trotula, guérisseuse et sage-femme, conseille le plantain contre les hémorragies utérines et assure même qu'elle peut restaurer « le fondement de la femme » au point de lui rendre l'apparence de la virginité. En Angleterre, pendant longtemps, on a vendu des graines de plantain afin de les semer dans les collines pour nourrir les moutons. Les médecins français de la Renaissance prenaient de la racine bouillie contre les fièvres intermittentes et fabriquaient un collyre avec les graines trempées, collyre encore utilisé aujourd'hui. Laissons parler l'abbé Kneipp : « Le plantain referme les plaies béantes comme par une couture de fil d'or car de même que l'or n'accepte pas la rouille ainsi le plantain n'admet pas de pourriture ni de chair mortifiée ! »

Au Québec, le Dr Aldéi Lanthier, généraliste et phytothérapeute, soutient que le plantain augmente la coagulabilité du sang et rend de grands services aux hémophiles, aux entériques et même aux tuberculeux en favorisant la

Cette plante commune est très résistante : ses nervures ont même servi à tisser des vêtements.

régénération des capillaires et des muqueuses. La graine de plantain (du *Plantago psyllium*) est actuellement très populaire, car c'est l'un des meilleurs laxatifs mucilagineux non irritants.

Habitat : Les lieux incultes proches des habitations humaines, les sols pauvres et au bord des chemins, toujours dans des endroits très ensoleillés.

Description : Herbe vivace de 20 cm à 40 cm de hauteur dont les feuilles très vertes sont rattachées à la même base. Les minuscules fleurs vertes qui garnissent les tiges centrales deviennent des graines.

Parties utilisées : Les feuilles au printemps et en été, les graines mûres en automne.

Composition chimique : Feuilles : chlorophylle, vitamines A, C et E, lutéoline, pro-progestérone, scutelarine, flavonoïdes, mucilages, pectine, iridoïdes, acides, minéraux (fer, magnésium, potassium). Graines : cellulose, fibres, protéines, mucilages, sucres, silice.

Propriétés médicinales : Antiseptique, analgésique, astringente, hémostatique, béchique, pectorale, émolliente, laxative, ophtalmique, régénérante, nutritive et revitalisante, cicatrisante et vulnéraire.

Applications : On utilise les feuilles broyées ou mâchées contre les piqûres d'insecte, les plaies et les infections de toutes sortes. En décoction, en tisane ou en teinture-mère : contre les maladies du sang (anémie, basse pression, hémophilie), les infections à répétition, et toutes les pathologies aiguës et chroniques des poumons.

Les graines remplissent un rôle d'éponge ou de balai des muqueuses, surtout des intestins. Faire tremper les graines dans 10 fois leur volume d'eau. Les laisser macérer au moins 1 h (à moins de les moudre avant) pour leur permettre de gonfler. Pour en faire une lotion pour les yeux, bien filtrer le mélange.

Anecdote : Au Québec, les Amérindiens l'appellent « le pas de l'homme blanc », car ce sont les colons qui l'ont apporté avec leurs semences de céréales et en France « l'herbe aux puces », à cause de la ressemblance des graines avec cet insecte.

JUS VERT REVITALISANT

180 g (3 tasses)	Feuilles fraîches de plantain
250 ml (1 tasse)	Miel pur liquide
1	Bouteille en verre opaque

Broyer les feuilles au robot, égoutter et presser dans un coton à fromage. Mélanger la tasse de jus vert avec le miel et laisser mijoter 10 min à feu doux en remuant. Laisser refroidir et verser dans une bouteille opaque.

Prendre ce nectar à la cuillère comme un sirop contre la toux, mais aussi pour soigner les maux de gorge, l'anémie, la fatigue et l'eczéma : 15 ml (1 c. à soupe) 3 fois par jour.

POTENTILLE ANSÉRINE

FAMILLE DES ROSACÉES

Nom latin : *Potentilla anserina*

Noms communs : Argentine, herbe aux cochons, herbe aux oies, patte d'oie, plante des crampes, richette

Noms anglais : *Biscuits, flesh and blood, shepherd's knot, silverweed*

Historique : Hippocrate et Dioscoride conseillaient la potentille contre la jaunisse, les ulcères, les rhumatismes et les abcès dentaires. Son nom vient du latin *potens* qui signifie « puissant ». Les guerriers romains en faisaient un cataplasme pour arrêter le sang et activer la cicatrisation des plaies. Culpeper la recommandait pour soigner l'épilepsie en la mangeant en soupe, à raison de 100 g (3 oz) par jour pendant 1 mois. Au XVIe siècle, on l'appelait l'« herbe des alchimistes », car elle est d'or et d'argent et rassemble les plus nobles vertus permettant à l'homme de se purifier. On l'a même cultivée au XVIIIe siècle dans le nord de l'Europe. À la même époque, John Salmon, un médecin anglais, la surnommait « l'amie de la femme » ; il la conseillait contre les pertes blanches, les hémorragies anormales. Il la disait souveraine contre les ulcères de la bouche et la pyorrhée dentaire, vertus confirmées par Olivier de Serres : d'après lui, en décoction combinée au raifort, elle empêche même la chute prématurée des dents.

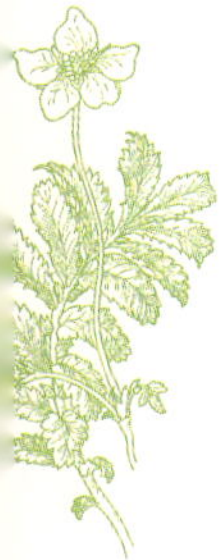

Grande plante de désintoxication, elle nettoie rapidement le sang des traces de poisons comme la nicotine et autres drogues.

Habitat : Les lieux incultes, les rivages pierreux et au bord des chemins.

Description : Petite plante vivace de 10 cm à 30 cm de hauteur. Ses feuilles sont divisées en nombreuses folioles. Les fleurs sont d'un beau jaune vif.

Parties utilisées : La plante entière juste en début de floraison, vers la mi-juin. Toutefois, les feuilles sont aussi actives en été et la racine concentre davantage ses principes actifs en automne.

Composition chimique : Tanins, résines, amidons, glycocolle, tormentol, choline, acide aminé, minéraux (calcium, sulfate de fer, magnésium, potassium, silice, sodium), pigment rouge, vitamine C, bioflavonoïdes.

Propriétés médicinales : Analgésique, antiscorbutique, antidiarrhéique, astringente, antispasmodique, cicatrisante, hémostatique, nutritive, reminéralisante, stomachique, antiacide, tonique, reconstituante, vulnéraire, détoxiquante.

DÉCOCTION ANTIDOULEUR

10 g (4 c. à soupe)	Feuilles de potentille fraîche
5 g (1 c. à thé)	Racines de valériane fraîche (séchée : 3 c. à thé)
1 litre (4 tasses)	Eau

Faire bouillir les plantes fraîches pendant 5 min (ou laisser infuser 15 min si elles sont sèches). En boire 4 fois 250 ml (1 tasse) dans la journée, avant les repas.

Efficace contre toutes sortes de douleurs : maux de tête, coliques, névralgies, crampes prémenstruelles et même contractions de l'accouchement.

Applications : On peut manger les jeunes plantes crues, hachées finement, mélangées dans une salade, ou cuites (potée, soupe). Faire sécher toute la plante à l'ombre ou l'utiliser fraîche en décoction (1 plant rincé dans 250 ml ou 1 tasse d'eau) pour des compresses externes : en cas d'hémorragies, de suppurations ou d'ecchymoses. En usage interne (1 racine dans 250 ml ou 1 tasse d'eau) : contre les diarrhées, les gastrites ou les hémorragies utérines. Elle constitue aussi une alliée sûre en cas de fracture ou d'ostéoporose. On peut sans crainte s'en servir en traitement prolongé pendant 1 ou 2 mois consécutifs tout en la combinant à des plantes plus riches en chlorophylle, comme le plantain, et en vitamine C, comme le cresson ou l'oseille. Cela permet d'augmenter l'absorption des minéraux et des tanins. Excellente plante de désintoxication, elle aide à se sevrer des alcaloïdes comme la nicotine et la cocaïne.

Anecdote : Toute simple, la potentille n'en est pas moins une plante très puissante. Sa racine délivre de bien des tourments et aide à mordre dans la vie à pleines dents.

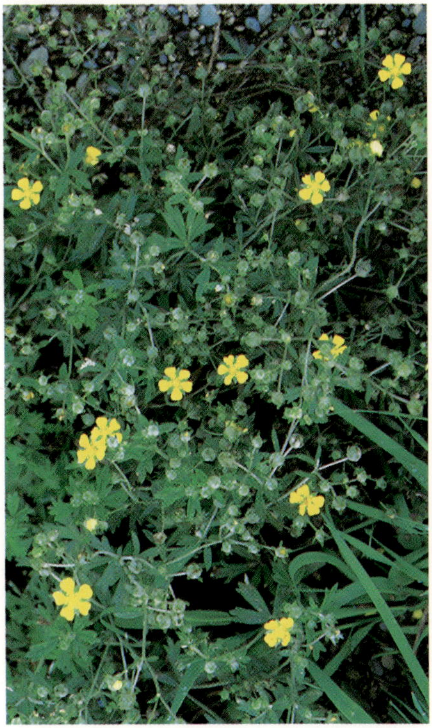

PRÊLE DES CHAMPS

FAMILLE DES ÉQUISÉTACÉES

Nom latin : *Equisitum arvense*

Noms communs : Asprêle, herbe à récurer, queue de chat, queue de cheval, queue de rat, queue de renard

Noms anglais : *Horsetail, cattail, joint grass, bottle brush, shavegrass, horse pipe*

Historique : En l'an 11 av. J.-C., Pline l'appelait le « poil de la terre » et disait d'elle : « Sa nature est tellement merveilleuse qu'il suffisait d'y toucher et elle étanchait le sang des patients. » Les Romains la conseillaient comme tonique et reconstituant général. Les Amérindiens se fiaient à sa présence pour repérer les nappes d'eau de surface ; ils l'utilisaient aussi pour soigner les reins et les maladies vénériennes amenées par les Blancs. Culpeper la recommandait contre l'inflammation des parties génitales, pour arrêter le sang et supprimer l'enflure.

Le Dr Leclerc conseille la prêle pour panser les hémorroïdes et les ulcères variqueux. Selon les Chinois, elle est parfaite pour contrer les maladies chaudes : céphalées hépatiques, fièvres et infections aiguës. Quant aux Russes, ils ont prouvé son efficacité comme draineur du plomb dans le sang : ils s'en servent depuis des siècles contre la rétention d'eau, même d'origine cardiaque.

La prêle représente l'instinct de survie et la force de l'expérience. Elle aide à restructurer les priorités pour un meilleur futur.

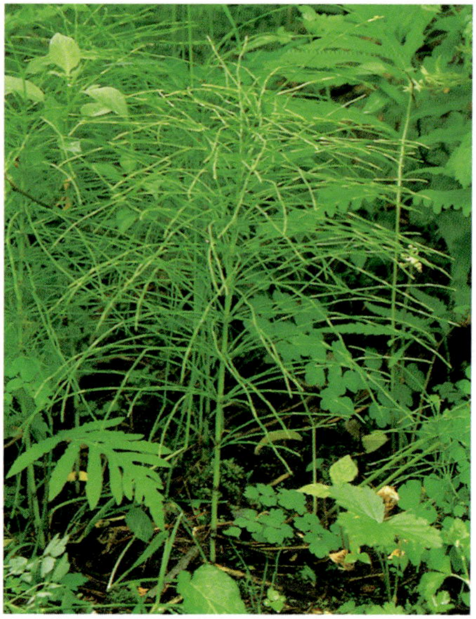

Pour le Dr Louis Kervran, un biochimiste français révolutionnaire, la prêle serait la meilleure plante reminéralisante et la seule à vraiment rendre le calcium et même le magnésium bio-disponibles. D'ailleurs, plusieurs fabricants de gélules se sont inspirés de ses recherches.

La prêle est aujourd'hui reconnue pour ses vertus anticancéreuses en cure de bains, de compresses et de décoctions.

Habitat : Les sols acides et argileux, humides et mal drainés, les fossés, les lisières des bois et des marais.

Description : Plante de 20 cm à 60 cm de hauteur munie d'une tige stérile verte, cannelée et creuse sans fleurs ni feuilles. Elle se reproduit grâce à des tiges sporifères mâles qui sèment des poussières de spores autour d'elles, à une distance parfois très éloignée des plantes femelles.

Parties utilisées : Toute la tige et ses rameaux, au début de l'été.

Composition chimique : Acides organiques, vitamine C, amidons, cellulose, alcaloïdes, glucosides, minéraux (oxyde de silice : 40 % de la plante).

Propriétés médicinales : Antiseptique, antispasmodique, astringente, cicatrisante, antilithyque, diurétique, emménagogue, dépurative, tonique, reminéralisante, immunostimulante.

Applications : En décoction assez concentrée : 30 g (1 oz) de plante fraîche (sèche : 10 g ou ⅓ oz) par litre (4 tasses) d'eau, en cure de 10 jours à 1 mois : contre les allergies, les aphtes, l'arthrite, l'artériosclérose, l'asthme, la chute des cheveux, la cystite, la diarrhée, l'œdème, l'ostéoporose, l'eczéma, la goutte, l'hyperacidité, la nervosité excessive, les ongles mous, la prostatite, le psoriasis, les ulcères, le rachitisme. En urgence, en cas d'hémorragie grave, doubler la quantité de plantes et faire des compresses.

En tisane ou en teinture-mère : de 10 à 30 gouttes 3 fois par jour avant les repas.

Les bains de siège à la décoction de prêle fraîche sont efficaces contre les lombalgies, les ostéophytes intervertébraux ; les bains de pieds règlent le problème de transpiration malodorante.

Mise en garde : La toxicité de la prêle serait liée à une enzyme qui concentre les nitrates et le sélénium inorganiques des sols agricoles. Éviter de la cueillir près des cultures et des pâturages fertilisés artificiellement.

Anecdote : Il y a 270 millions d'années, la prêle avait le même aspect et elle mesurait 10 m. Pendant des millénaires, elle a servi à guérir l'être humain, mais aussi à polir le bois, le métal et le cuivre !

POUDRE DE PRÊLE

Faire chauffer la prêle préalablement séchée dans une poêle en fonte à une température assez élevée. Remuer vigoureusement avec une cuillère en bois dense (buis, olivier) jusqu'à l'obtention d'une poudre fine. La conserver dans un pot en verre.

Cette poudre est très utile pour arrêter les saignements et les suppurations de la peau. En usage interne, diluée dans un peu d'eau, elle calme les brûlures d'estomac et même les hémorragies digestives. Combinée avec du pollen de fleurs, elle combat les tumeurs.

RAIFORT

FAMILLE DES CRUCIFÈRES

Nom latin : *Cochlearia armoracia*

Noms communs : Cran, cranson, moutarde des Allemands, moutarde des Capucins

Noms anglais : *Horseradish, great raifort*

Historique : Originaire d'Europe de l'Est, le raifort fait partie des cinq plantes salées et sacrées consommées par les Juifs pendant les fêtes du *Passover,* les autres étant la coriandre, la laitue, la marrube et l'ortie. Les Allemands comme les Slaves l'utilisaient comme condiment, d'où son surnom de « moutarde des Allemands ». En 1640, le médecin anglais James Parkinson déclara que cette plante était réservée aux travailleurs manuels allemands et qu'elle était trop délicate pour les estomacs anglais ! À l'inverse, son compatriote Culpeper conseillait de la consommer de la façon suivante : « Râpée, mouillée à chaud et appliquée dans un linge fin sur la partie douloureuse du membre atteint par la goutte, une entorse ou la sciatique et même pour le foie et la rate enflée, elle aide

Cette racine forte et charnue, à tort sous-utilisée, peut nous aider à retrouver nos énergies perdues.

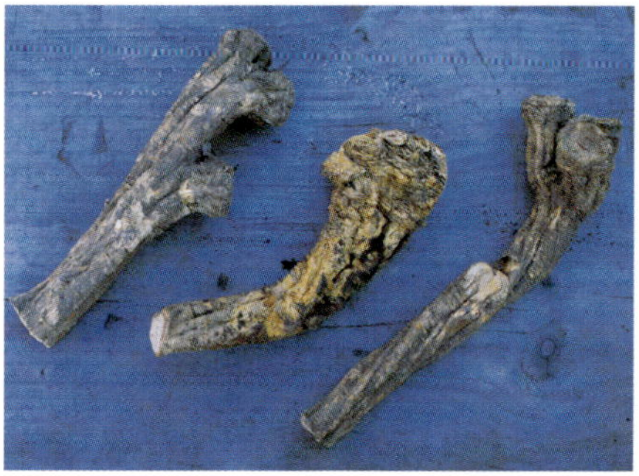

merveilleusement partout où les organes ou tissus sont congestionnés. » Les Russes l'appellent *hren* et la boivent en décoction avec du miel pour nettoyer le foie. Ils en font une bière diurétique en le mélangeant avec du genièvre. Le raifort fut longtemps répertorié dans le *Codex* avec le « vin antiscorbutique » et le « sirop de raifort composé ». Les Anglais l'ont adopté et utilisé contre la dyspepsie et les rhumatismes chroniques.

Le grand herboriste Fritz Weiss affirme que le raifort est l'antibiotique le plus puissant contre les infections de la peau, des poumons et de la vessie.

Habitat : Les terres meubles et humides des jardins riches en azote, les terrains et les fossés près des cultures, toujours dans des endroits ensoleillés.

Description : Grande herbacée vivace à tige ramifiée de 50 cm à 1 m de hauteur, pourvue de massives feuilles vert clair. Les fleurs blanches sont groupées en épis. La racine pivotante est

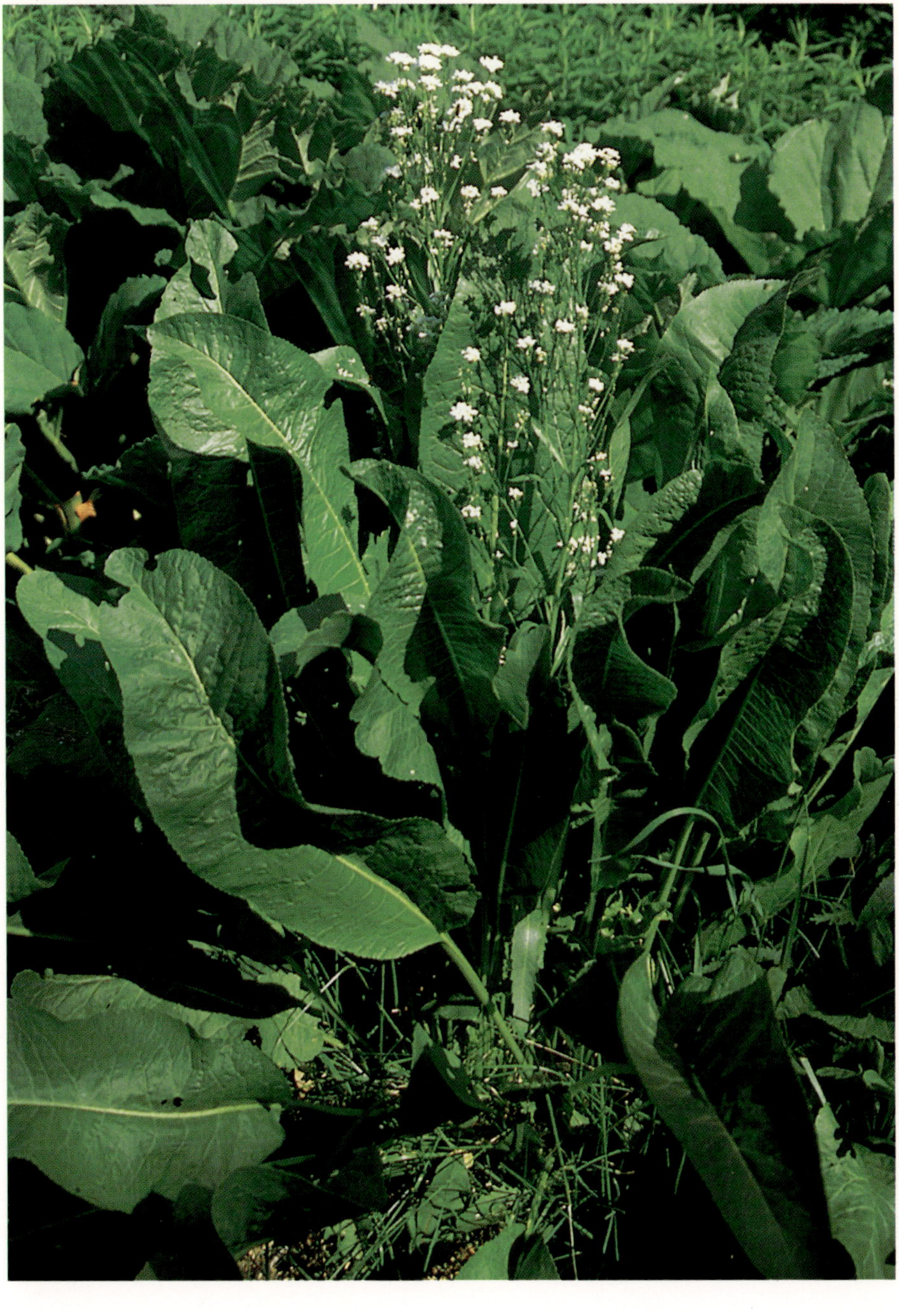

charnue, brune à l'extérieur et blanche à l'intérieur. Sa chair dégage une odeur piquante et soufrée.

Parties utilisées : La fleur en juin et en juillet, la racine à l'automne quand les parties aériennes ont flétri. Idéalement, attendre sa deuxième année.

Composition chimique : Glucosides, vitamine C, minéraux (potassium, soufre, calcium, magnésium, phosphore, fer).

Propriétés médicinales : Antibiotique, antiseptique, analgésique, aphrodisiaque, revitalisant, apéritif, cholérétique, béchique, expectorant, diurétique, anti-inflammatoire, dissolvant, mucolytique, vermifuge, parasiticide.

Applications : La façon la plus simple de le consommer est d'en couper une fine tranche et de la sucer doucement sans la croquer ; ainsi, elle libère doucement ses vapeurs et aide à déboucher les sinus dans le cas d'allergies, de rhume ou de sinusite. Inhaler le jus frais râpé et pressé dans un linge ou la poudre de racine (ce qui provoque des éternuements) peut soigner rapidement une céphalée frontale. Râpé, il peut servir de base à un cataplasme révulsif appliqué localement sur un abcès froid, une névralgie ou un muscle étiré. En cas de bronchite, le placer dans le dos, en le mouillant avec un peu d'eau chaude pour plus de confort.

En usage interne : laisser macérer quelques heures des morceaux de racine (2 g par tasse, soit ½ oz). Réchauffer sans faire bouillir. On peut ajouter du miel ou de la racine d'aunée, de guimauve ou de réglisse. Prendre 750 ml (3 tasses) par jour : excellent pour dégager les poumons et les intestins.

On peut le déguster pour son plaisir en marinade, en purée ou comme assaisonnement.

Mise en garde : En usage interne ou externe, le raifort peut être très caustique et vasodilatateur. Respecter le dosage, et se fier à ses sens et à son bon sens pour ne pas prendre une surdose.

Anecdote : D'après la théorie des *Signatures,* le raifort conviendrait bien aux hommes qui manquent de vigueur… Mon voisin âgé de 70 ans venait en chercher pour son père qui en avait 90 !

SIROP DE RAIFORT (SANS CUISSON)

500 g (2 tasses)	Miel crémeux non pasteurisé
250 g (8 oz)	Racine de raifort fraîche

Couvrir les racines de raifort avec le miel. Fermer avec un couvercle non hermétique mais qui protège des insectes. Un sirop se forme sur le dessus au bout de 1 semaine, mais ôter les racines au bout de 1 mois seulement. En cure de 10 à 20 jours 3 fois par jour avant les repas, 5 ml (1 c. à thé), pur ou dilué dans l'eau. Excellent contre la bronchite, l'enrouement, la fatigue, l'anémie, l'arthrite et l'insuffisance hépatique.

REINE-DES-PRÉS

FAMILLE DES ROSACÉES

Nom latin : *Spiraea ulmaria*

Noms communs : Barbe de bouc, barbe de chèvre, fleur des abeilles, herbe du pauvre homme, herbe aux douleurs, pied de bouc, vignette

Noms anglais : *Queen of the meadow, meadowsweet*

Historique : Chez les druides, la reine-des-prés était une herbe sacrée comme la menthe et la verveine ; au début du premier millénaire, les Grecs et les Celtes l'utilisaient pour parfumer les salles de banquet, les lieux de culte et les maisons. Quant aux Scandinaves et aux Slaves, ils en aromatisaient les bières et les vins, surtout l'hydromel, d'où son nom de « meadwort » (*mead* signifie « hydromel » et *wort,* « plante »).

Culpeper disait que « le parfum de la reine-des-prés rend le cœur joyeux et comble les sens surtout dans le vin blanc bouilli avec ses fleurs qui guérit même la fièvre quarte et ôte des yeux les brûlures

La fleur de la reine-des-prés est un puissant antidote de cristallisations malsaines et elle favorise la circulation de toutes les bonnes énergies, qu'elles soient biochimiques ou subtiles.

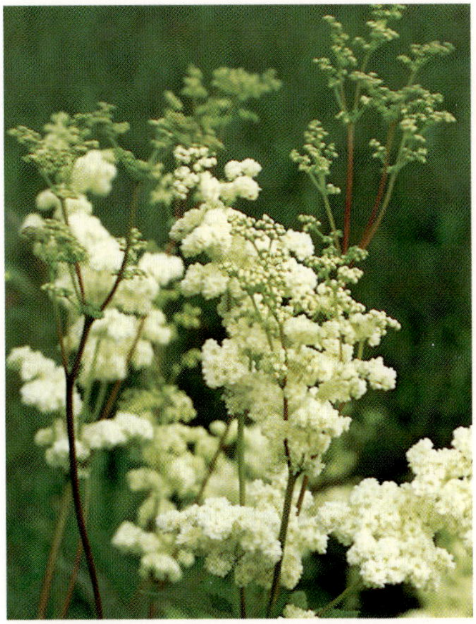

et éclaircit la vision ». Au XVIIIe siècle, on la vénérait pour ses vertus analgésiques et fébrifuges et on s'en servait pour soigner la typhoïde, la dysenterie, la rougeole et la variole. En 1838, le chimiste et pharmacien italien Raphaël Piria a noté la présence d'aldéhyde salicylique, et en 1853, le chimiste alsacien Charles Gerhardt en a isolé l'acide acétylsalicylique. En 1890, le chimiste allemand Felix Hoffman, un membre de l'équipe de Friedrich Bayer, a fabriqué l'aspirine dont le nom est directement inspiré de *spiraea,* le nom latin de notre reine-des-prés.

Habitat : Les prairies humides, au bord des fossés, des rivières et des marécages non stagnants, en pleine lumière.

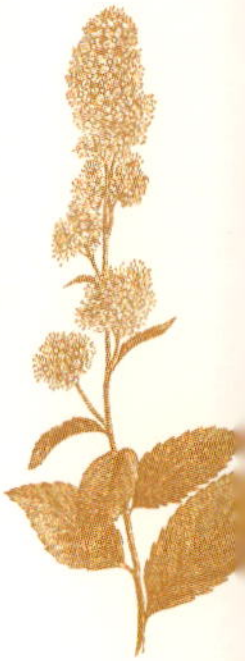

Description : Plante vivace de 60 cm à 120 cm de hauteur, faite de tiges rouges, très minces et raides, garnies de fleurs terminales blanc crème à odeur capiteuse. Les feuilles sont concentrées vers la base, rougeâtres sur le dessus, argentées et velues en dessous.

Parties utilisées : La sommité fleurie, juste avant son épanouissement complet, vers la fin de juin ou le début de juillet, et les feuilles, avant ou après la floraison.

Composition chimique : Acide salicylique, aldéhydes, huile essentielle, hétéroside, polyphénols, acide ascorbique, coumarine, minéraux (calcium, magnésium, potassium).

Propriétés médicinales : Anticoagulante, dissolvante, antispasmodique, analgésique, astringente, cicatrisante, anti-infectieuse, antiseptique, diurétique, antilithique, diaphorétique, fébrifuge, immunostimulante, tonicardiaque.

Applications : En infusion (eau frémissante) : 1 c. à thé dans 250 ml (1 tasse) d'eau. Boire 750 ml à 1,5 litre (3 à 6 tasses) par jour : en cas de douleur chronique, de fièvre, de migraine ou de crise d'arthrite.

En décoction (5 feuilles dans 250 ml ou 1 tasse d'eau) : en usage interne contre la diarrhée ; en usage externe contre les plaies infectées et les douleurs articulaires.

En décoction dans un bain (1 poignée par litre d'eau ou 4 tasses), les fleurs font baisser la fièvre ; en teinture-mère (50 % de plantes, 100 % d'alcool) : prendre 20 gouttes 3 à 4 fois par jour : analgésique avec les mêmes contre-indications que l'aspirine (prise d'anticoagulants, saignements et syndrome de Reye).

Une cure de fleurs de reine-des-prés de 10 à 30 jours consécutifs a un puissant effet amaigrissant et combat aussi la rétention d'eau.

Anecdote : La reine-des-prés fut longtemps reconnue comme un symbole de succès et de volupté : en été, elle faisait partie du bouquet des mariées. La reine Élisabeth Ire s'enduisait d'huile de reine-des-prés avant ses ébats amoureux.

VIN DU BON SANG

50 g (1 tasse)	Fleurs de reine-des-prés
25 g (1 tasse)	Sauge
25 g (1 tasse)	Persil
100 g (env. ½ tasse)	Miel crémeux non pasteurisé
1 litre (4 tasses)	Vin rouge tannique

Hacher les plantes au mélangeur. Mélanger avec le vin rouge et laisser macérer et reposer 1 mois en remuant de temps en temps. Filtrer avec un coton à fromage et ajouter le miel en remuant pour bien le dissoudre. Boire 25 ml (1 oz) avant les deux repas principaux pour enrichir le sang, renforcer le cœur et combattre l'anémie post-menstruelle.

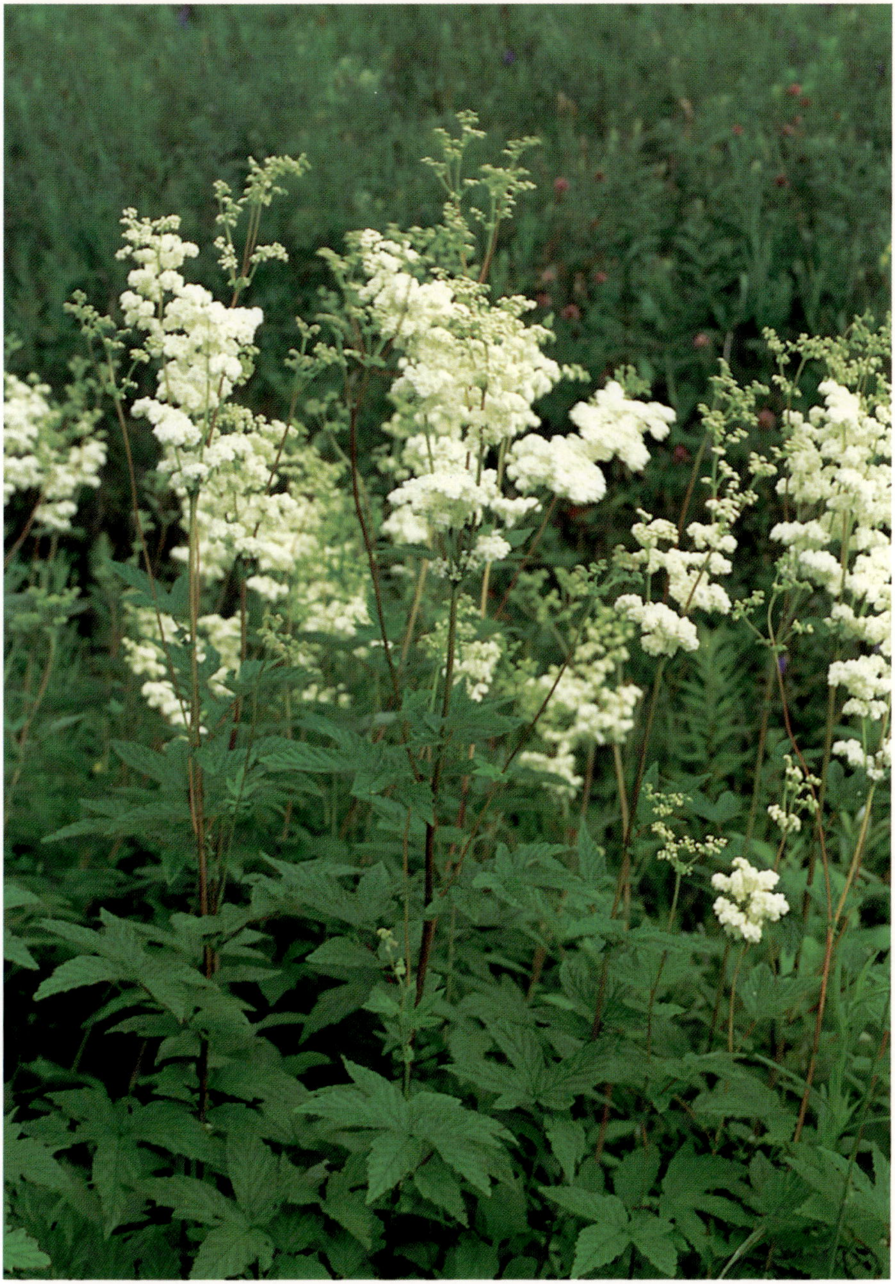

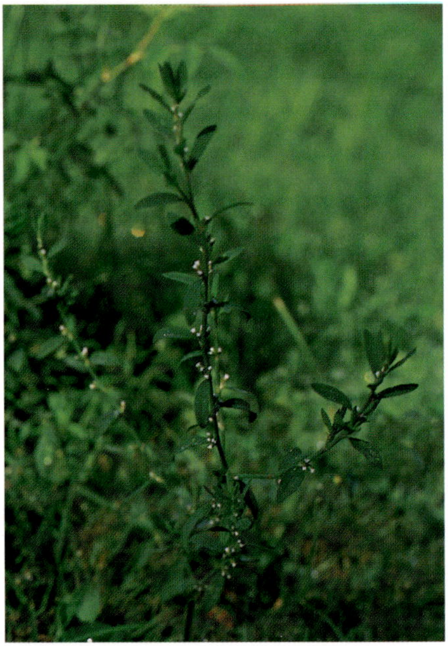

Nom latin : *Polygonum aviculare*

Noms communs : Achée, aviculaire, crépinette, herbe à cent nœuds, herbe aux cochons, herniole, sanguinaire, traînasse

Noms anglais : *Allseed, hogweed, ninety knot, pigweed, sparrow tongue, knotweed*

Historique : Partout dans le monde et depuis toujours, les oiseaux mangent avec délice les graines de la renouée, d'où son nom. Dioscoride et Pline l'appelaient *sanguinaria,* car ils l'utilisaient contre les hémorragies.

Au XVIe siècle, en Angleterre, une croyance populaire, reprise par Shakespeare dans *Songe d'une nuit d'été,* disait que consommer de la renouée empêche les enfants et les petits animaux de grandir. Et en même temps, on en donnait aux cochons anorexiques et dyspepsiques pour les soigner.

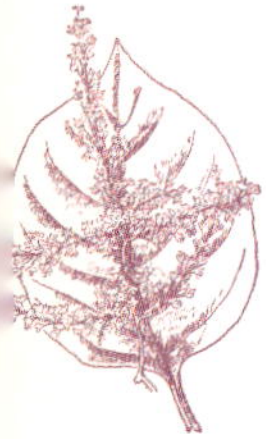

Dans un traité illustré de 1710, Salmon, un herboriste écossais du XVIIe siècle, la décrivait comme « efficace contre les écoulements de sang et les fuites des reins, elle rafraîchit les plaies et nettoie les vieux ulcères suppurants, sa décoction soigne la diarrhée et son baume renforce les jointures et assouplit nerfs et tendons, elle soigne aussi la goutte si on la prend correctement matin et soir ».

Selon le Dr Valnet, elle régularise le sucre sanguin des diabétiques. Le Dr Leclerc, quant à lui, affirme qu'elle soigne bien l'arthrite et combat l'hyperacidité.

Habitat : Les lieux de passage pierreux et secs, au bord des routes et des pelouses semi-sauvages sans herbicide.

Description : Petite plante annuelle semi-rampante de 10 cm à 50 cm de

La renouée, omniprésente dans nos paysages mais méconnue, cache de multiples vertus que les petits oiseaux connaissent !

hauteur à petites feuilles lancéolés. Les fleurs ont des pétales blancs ou rosés.

Parties utilisées : Les parties aériennes, cueillies en juin et en juillet, plus rarement la racine, parfois les graines en automne.

Composition chimique : Sucre, amidons, anthraquinones, acides, minéraux (calcium, silice), rutine, saponines, vitamines C et K, chlorophylle.

Propriétés médicinales : antidiabétique, hypoglycémiante, antilithique, astringente, dissolvante, cathartique, laxative, diurétique, hémostatique, régénérante, reminéralisante, antirhumatismale, vasoconstrictive, vulnéraire.

Applications : On applique la renouée entière crue, rincée et broyée sur une plaie récente ou enveloppée dans une gaze. En décoction concentrée et en compresse, elle arrête le sang, assainit l'infection ; renouvelée plusieurs fois par jour, elle cicatrise les tissus : 10 g (⅓ oz) dans 250 ml (1 tasse) d'eau bouillie.

En usage interne, en décoction (rapidement chauffée mais longuement infusée), 20 g (1 ¼ oz) dans 1 litre (4 tasses) d'eau. À boire dans la journée : contre la rétention d'eau, la goutte, les pierres aux reins et les troubles arthritiques. On peut y combiner une plante aromatique comme la menthe ou une plante émolliente comme la mauve pour améliorer le goût et obtenir de meilleurs résultats.

En teinture-mère, la renouée est riche en bioflavonoïdes, en sucres et en vitamines.

La plante montée en graines est nutritive, hypoglycémiante et reminéralisante : 5 g (1 c. à thé) dans 250 ml (1 tasse) d'eau.

Anecdote : Les Chinois adorent la renouée *(Bianxu)* depuis 2000 ans. Ils l'utilisent en liquide pour provoquer la miction et ils la mangent sous forme de pâte pour freiner les diarrhées.

TEINTURE RECALCIFIANTE DU DR LECLERC

10 g (⅓ oz)	Renouée
10 g (⅓ oz)	Prêle
100 ml (3 oz)	Alcool fort (40° ou 60°)

Broyer les plantes dans un mortier ou au robot. Les mélanger à l'alcool et laisser macérer 3 semaines. Filtrer.

Consommer 20 gouttes 3 fois par jour dans de l'eau ou du jus de fruits : efficace contre la nervosité excessive, l'hyperacidité digestive et sanguine, l'arthrite, les rhumatismes, la fibromyalgie, l'ostéoporose et la spasmophilie. Dans les cas sévères, suivre un régime alimentaire particulier, prendre des suppléments concentrés et consulter un thérapeute compétent.

SALICAIRE

FAMILLE DES LYTHRACÉES

Nom latin : *Lythrum salicaria*

Noms communs : Lysimaque rouge, salicaire à épi, saule violet

Noms anglais : *Loosetrife, partyke, purple violet, purple willow*

Historique : Le nom latin vient de *salix*, le « saule », car elle en apprécie le voisinage, et de *lythrum* qui signifie « sang » à cause de sa couleur et de ses propriétés hémostatiques. Culpeper conseillait la salicaire en décoction et pour laver les yeux en cas d'enflures dues à des coups ou à des infections. Il disait aussi qu'elle évacue les poussières et préserve les yeux de la cécité.

Au XVIIIe siècle, en Suisse, la salicaire est devenue célèbre, car elle a guéri des milliers de gens pendant une épidémie de typhoïde. Des chercheurs français contemporains, comme le Dr Jean Valnet dans *Phytothérapie,* confirment son efficacité contre la diarrhée bacillaire et le choléra ! En France, on utilise encore la salicaire sous forme de sirop pour soigner les diarrhées allergiques des nourrissons.

Même si elle est très envahissante et menaçante pour bien des espèces botaniques, la salicaire assainit l'eau des fossés et nos intestins !

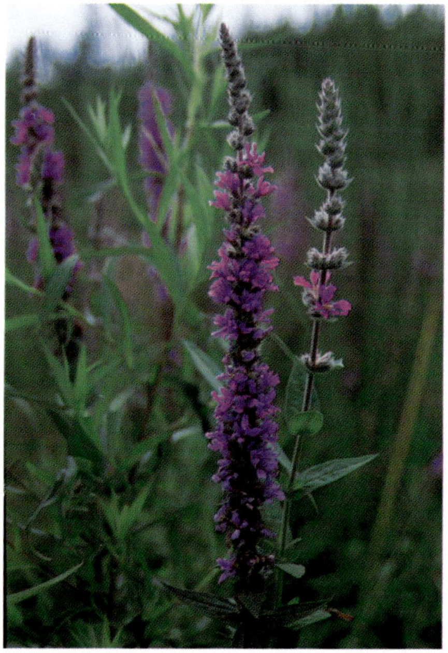

Plante très invasive, elle a envahi le Québec en un siècle. La première campagne d'arrachage intensif a eu lieu en 1943 près du lac Saint-Pierre. Les associations écologiques lui livrent encore aujourd'hui une redoutable bataille.

Habitat : Les fossés, les rivages argileux des ruisseaux, des fleuves et des rivières. Grâce à la proximité de l'eau, à son immense fertilité et à l'absence de prédateur herbivore, elle colonise très rapidement des régions entières.

Description : Herbacée vivace de 1 m à 1,5 m de hauteur. La tige centrale est couverte de poils courts. Les feuilles

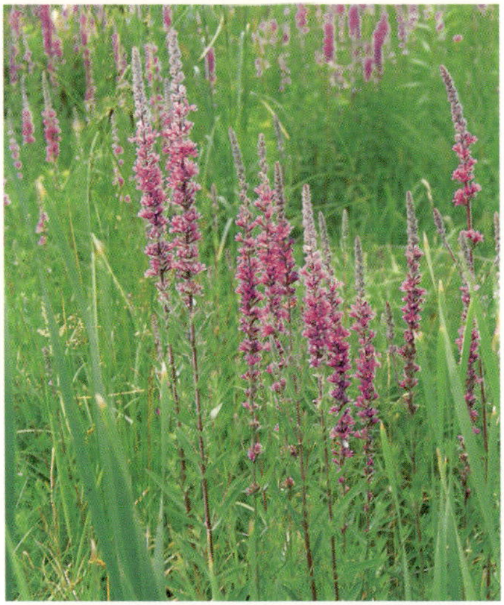

concentrées à la base rapetissent vers le haut. Les fleurs rose fuchsia sont groupées en épis. Les fruits renferment des centaines de petites graines blanches minuscules.

Parties utilisées : Toute la partie aérienne de la plante, au début de la floraison. Celle-ci a lieu progressivement, fleur par fleur, du bas vers le haut de la tige.

Composition chimique : Salicarine, vitexine, mucilages, amidons, pectine, fer, phytostérine, antibiotique, tanin.

Propriétés médicinales : Antibiotique, antiseptique, astringente, antidiarrhéique, fébrifuge, hémostatique, régénérante, ophtalmique, virucide, tonique, vulnéraire.

Applications : Fraîche, en décoction, ou séchée, en infusion (1 tige dans 1 litre d'eau ou 4 tasses), elle soigne les diarrhées épidémiques. Bouillie (1 tige dans 250 ml ou 1 tasse d'eau), on s'en sert comme lotion pour laver les yeux infectés, en cas d'hémorragies et de plaies suppurantes. En poudre (1 pincée ou selon la surface à traiter), elle arrête les saignements du nez ou de la peau et des muqueuses.

La teinture-mère (50 % de plantes, 100 % d'alcool) est utile en hiver en cas de colite, de fièvre ou de catarrhe chronique : prendre 15 gouttes 3 à 5 fois par jour dans de l'eau tiède.

En pommade, elle est régénérante.

Anecdote : Dans la tradition populaire celtique, la salicaire était connue pour héberger les elfes. Son élixir floral aide à garder l'esprit éveillé et les pieds sur terre, tout en préservant du fanatisme religieux.

POMMADE VULNÉRAIRE SUCRÉE

20 g (1 ⅓ oz)	Cire d'abeille
100 g (3 oz)	Beurre salé
100 g (3 oz)	Sucre de canne
20 g (1 ⅓ oz)	Salicaire en fleurs séchée et broyée
5	Pots de 50 ml (en verre ambré)

Faire fondre la cire, ajouter le beurre, le sucre et la salicaire. Laisser mijoter à feu très doux pendant 15 min. Filtrer. Remplir les pots et laisser refroidir avant de les fermer. Entreposer au frais.

Astringente, antibiotique et cicatrisante, cette pommade soigne les plaies suppurantes comme l'impétigo, l'eczéma suintant et les ulcères variqueux.

SAPIN

FAMILLE DES PINACÉES

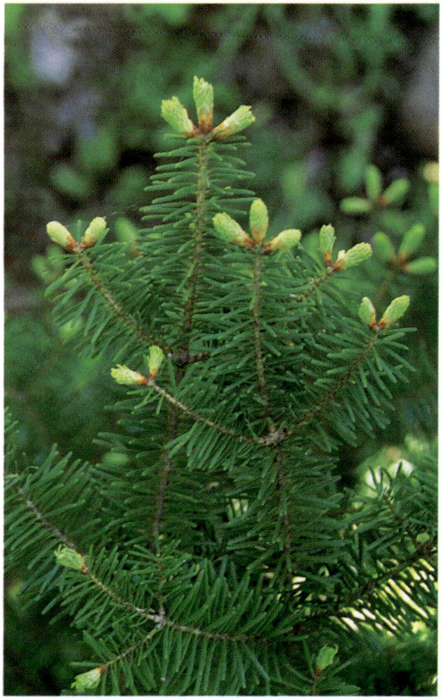

Nom latin : *Abies balsamca*

Noms communs : Baume du Canada, sapin baumier, sapin de Noël

Nom anglais : *Balsam fir*

Historique : Les Amérindiens vénéraient le sapin, car il est habité, selon eux, par un puissant esprit. Dans la mythologie allemande, *Vogesus,* le dieu des bois, se réfugie dans un majestueux sapin pour y distribuer ses vertus à travers les branches.

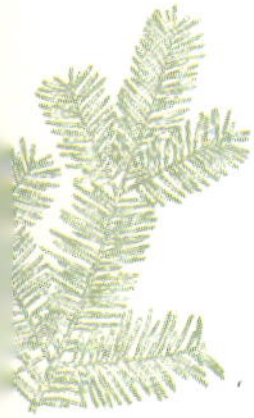

Tous les hommes des bois connaissaient les vertus désinfectantes de la gomme de sapin et celles, antitoxiques, de l'écorce interne. Les Amérindiens fabriquaient avec le sapin noir la « bière d'épinette » en y ajoutant du sirop d'érable pour la fermentation. Au Québec, tout le monde connaît le fameux « sirop des sœurs », un sirop pectoral fait avec 20 % de gomme de sapin.

L'abbé Kneipp a créé un extrait de sapin concentré sous forme de bain moussant relaxant. Il recommandait de manger des boulettes de résine pure pour guérir la pneumonie et la pleurésie.

Le sapin en forme de pyramide pointant vers l'infini représente l'éternité au delà de l'éphémère.

Pour beaucoup de peuples nordiques, le sapin baumier est un symbole d'éternité, notamment pour tous les chrétiens qui l'associent à la fête de Noël.

Habitat : Les lieux ombragés, les sols acides et les climats frais ainsi que l'air pur des hauteurs nordiques.

Description : Arbre majestueux de forme conique pouvant atteindre 20 m de hauteur. Le tronc est recouvert d'une écorce lisse et grisâtre garnie de vésicules remplies de résine. Les rameaux gris vert sont garnis d'aiguilles plates et persistantes vert foncé sur le dessus, blanchâtres en dessous.

Parties utilisées: Les jeunes pousses au milieu du printemps, les branches entières, les écorces externe et interne, la gomme récoltée en automne.

Composition chimique: Résine: acides terpènes et principes amers, huile essentielle. Jeunes pousses: une partie des composantes de la résine, mucilages, vitamines A et C, minéraux (calcium, fer, fluor). Écorce: minéraux, tannins, résine.

Propriétés médicinales: Antiseptique, bactéricide, analgésique, antispasmodique, béchique, pectoral, cholagogue, laxatif, astringent, régénérant, diurétique, dissolvant, émollient, révulsif, immunostimulant, virucide, tonique surrénal.

Applications: En tisane ou en décoction (3 pousses dans 250 ml ou 1 tasse d'eau), les pousses de sapin sont indiquées contre les infections pulmonaires, la toux et la constipation.

Dans le bain en décoction: 100 g (3 oz) par litre (4 tasses) d'eau bouillie pendant 4 minutes, les branches adultes guérissent les spasmes musculaires et les douleurs articulaires. Bien nettoyer le bain et la casserole après le traitement, car les huiles essentielles du sapin tachent.

L'écorce interne soigne les infections urinaires rebelles et les inflammations gastro-intestinales. Faire bouillir pendant 5 min 5 g (1 c. à thé) d'écorce dans 250 ml (1 tasse) d'eau. Filtrer. Boire 750 ml (3 tasses) par jour, avant les repas.

La gomme de sapin ou le «sparadrap indien» s'applique pure sur un abcès, une plaie ouverte ou même une verrue. La couvrir d'un pansement pour éviter qu'elle ne colle aux vêtements. La renouveler au moins 2 fois en 24 heures. Prolonger le traitement jusqu'à une semaine, en cas de verrue plantaire par exemple. Elle soulage le mal de dents en cas d'abcès de la racine. En huile médicinale (20 % de résine liquide et 80 % d'huile d'olive), elle calme les douleurs articulaires et musculaires, elle soigne aussi les infections bactériennes de la peau et les hémorroïdes.

Directives pour l'usage de l'huile essentielle: Pour le bain, l'huile essentielle doit être diluée dans de l'alcool, du lait ou de l'huile (15 gouttes dans 60 ml ou ¼ tasse). Pour les massages, la diluer à 10 % dans de l'huile végétale. En inhalation, ou indirectement avec un diffuseur d'huiles essentielles, pas plus de 20 gouttes à la fois dans 1 litre (4 tasses) d'eau chaude, elle est idéale contre les congestions nasales et pulmonaires.

On trouve la gomme de sapin dans le commerce sous forme de capsules. On la recommande pour faciliter le sevrage du tabac, pour nettoyer les poumons, contre la constipation et pour faciliter le sommeil.

Le miel foncé du sapin épicéa ou miellat, unique en France dans les Vosges, est un délicieux nectar pectoral.

Mise en garde : À fortes doses, la gomme de sapin est indigeste : ne pas prendre plus de 5 g (1 c. à thé) par jour.

Anecdote : Respirer les arômes du sapin revivifie les poumons et le sang. Autrefois, bien des maisons de cure pour tuberculeux se trouvaient au milieu des forêts de sapin. Ne jetez pas votre sapin de Noël. Faites bouillir une branche et inhalez la vapeur…

SIROP DE SAPIN BAUMIER

500 ml (2 tasses)	Eau
250 g (8 oz)	Pousses de sapin
250 ml (1 tasse)	Miel crémeux
1	Bouteille en verre teinté

Laisser mijoter les pousses de sapin pendant 15 min dans l'eau frémissante dans une casserole émaillée et inoxydable, avec un couvercle de préférence. Laisser reposer pendant 1 h. Filtrer. Ajouter le miel et faire cuire à feu doux pendant 15 min. Laisser refroidir et embouteiller. Garder au frigo. Consommer dans les 3 mois suivants, pur ou dilué dans l'eau, à raison de 15 ml (1 c. à soupe) par jour avant chaque repas. Excellent contre la toux, pour nettoyer les poumons et les intestins.

Remarque : fait avec du sucre, il se conserve pendant 9 mois.

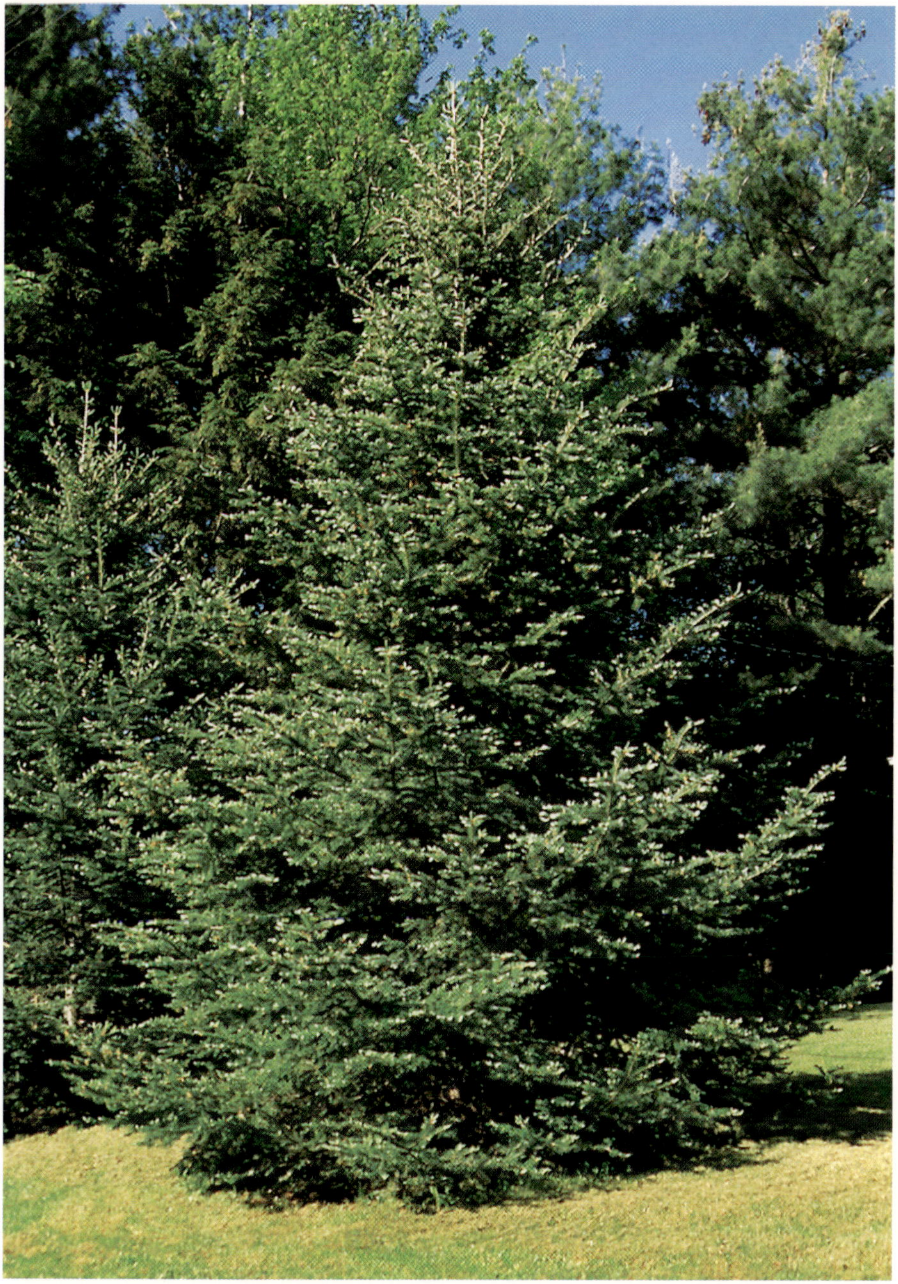

SAULE

FAMILLE DES SALICACÉES

Nom latin: *Salix alba*

Noms communs: Chaton, chasse-douleur, osier blanc, sandre, saule argenté, sausse, vinsier

Noms anglais: *Willow, pussywillow, salicin willow, white, withy*

Historique: En Europe, il y a plus de 5000 ans, les habitants des cités lacustres européennes utilisaient le saule contre les fièvres des marais. Si, pour les Égyptiens, il était un symbole de joie, pour les Hébreux, il personnifiait la douleur de l'exil, surtout le saule pleureur, très fréquent près du Nil. Il a d'ailleurs servi à construire le berceau de Moïse. Selon Dioscoride, les chatons de saule étaient propres à arrêter les «ardeurs de Vénus»; l'école de Salerne le confirme: «Sa fleur infusée éteint la flamme impure qu'allume la lubricité.» Trois siècles plus tard, dans *Histoire générale des plantes,* le médecin herboriste Dalechamps renchérit: «Les feuilles prises en breuvage refroidissent ceux qui sont trop réchauffés au jeu de l'amour.»

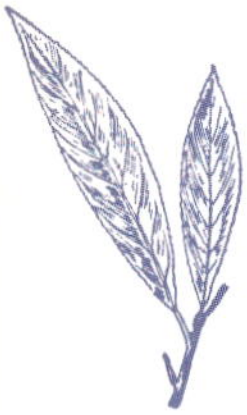

Ces magnifiques arbres calment en douceur les douleurs physiques et morales.

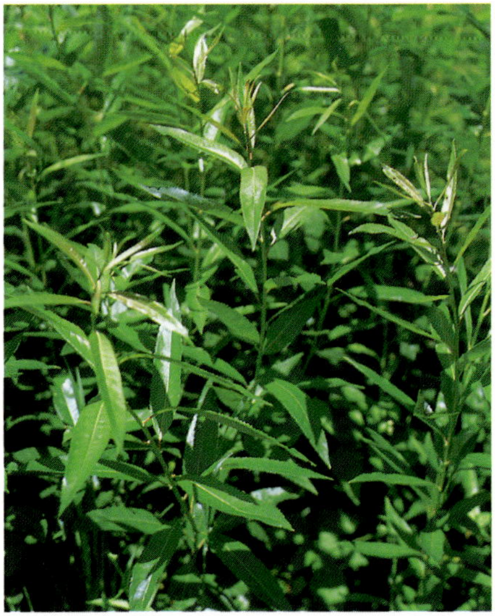

Les Drs Cazin et Leclerc ont confirmé que l'écorce du saule a des vertus fébrifuges proches de celles du quinquina. En 1828, les chimistes français Buchner et Leroux ont extrait de la salicine du saule pour en faire un concentré analgésique. Mais c'est un Italien, Raphaël Piria, qui, 10 ans plus tard, isolera l'acide salicylique de la reine-des-prés, une plante des marais aux vertus similaires. En 1972, les chercheurs allemands Hovel et Steinegger ont prouvé que l'extrait de saule agissait moins rapidement que l'aspirine, mais 30 % plus longtemps.

Habitat: Les milieux humides, au bord des étangs, des lacs, des rivières et dans les marécages et les prairies détrempées.

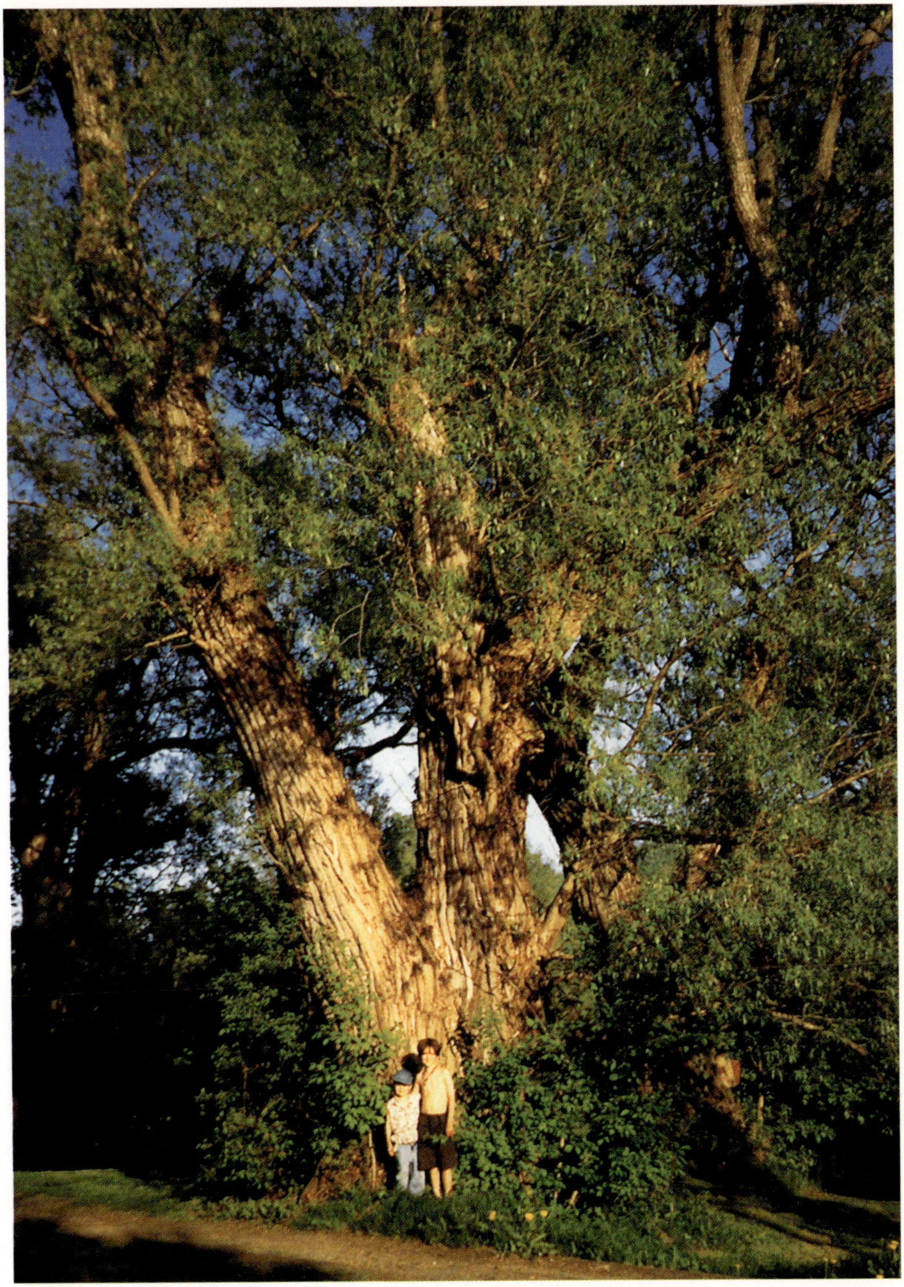

Description : Arbre pouvant atteindre 30 m de hauteur couvert d'une écorce argentée qui épaissit considérablement avec l'âge. Au printemps, il produit des chatons à pistils dorés. Les feuilles lancéolées sont vert clair sur le dessus et blanchâtres en dessous.

Parties utilisées : Les chatons tôt au printemps, les jeunes feuilles au mois de juin. On ramasse l'écorce uniquement sur un arbre âgé au moins de 2 à 5 ans, de préférence tard en automne.

Composition chimique : Salicine, glycosides, flavonoïdes, tanins, minéraux (calcium, potassium), vitamine C, coumarine, œstradiol.

Propriétés médicinales : Anaphrodisiaque, calmant, analgésique, anti-inflammatoire, antiacide, astringent, apéritif, dissolvant, diurétique, fébrifuge, sudorifique, hémostatique, régénérant, stomachique, antispasmodique, vermifuge, fongicide.

Applications : En teinture-mère (saturée à 50 %) dans l'alcool ou le vin, les chatons calment les ardeurs sexuelles obsessionnelles : prendre 20 gouttes 3 fois par jour.

En tisane, les feuilles séchées sont diurétiques et encore plus efficaces combinées à du sureau ou à de la reine-des-prés.

Faire sécher l'écorce interne pendant au moins 3 mois. La garder dans un pot non hermétique pour activer l'évaporation de l'eau et de certains principes irritants. En prises répétées sous forme de teinture-mère ou de décoction fraîche ou sèche (3 à 5 fois 20 gouttes par jour), elle est indiquée contre toutes sortes de douleurs et d'inflammations aiguës (fièvres, migraines, etc.).

Anecdote : L'élixir floral du saule favorise l'acceptation, le pardon et la reconnaissance.

APÉRITIF CHASSE-DOULEURS

750 ml (3 tasses)	Vin blanc doux (muscat d'Alsace, muscadet)
50 g (3 c. à soupe)	Écorce de saule séchée et broyée

Faire macérer l'écorce dans le vin pendant 1 mois. Filtrer.

Boire 30 ml (2 c. à soupe) 3 fois par jour, avant les repas, pur ou dilué, en cas de migraines hépatiques, de maux d'estomac ou de crises de rhumatismes.

SCROFULAIRE

FAMILLE DES SCROFULARIACÉES

Nom latin : *Scrofularia nodosa*

Noms communs : Bétoine d'eau, herbe aux écrouelles, herbe du siège, herbe aux hémorroïdes, murraine, orvale

Noms anglais : *Figwort, throatwort, kernelwort*

Historique : En 1623, le botaniste allemand Otto Brunfels donna à cette plante le nom de « scrofulaire » sans doute à cause de son aspect globuleux et verdâtre et de ses propriétés thérapeutiques contre les maladies à indurations suppurantes. Son nom « herbe du siège » lui vient de la guerre de Cent Ans : les armées de Louis XIII se sont nourries avec les racines et les feuilles de la plante pendant les treize mois que dura le siège de La Rochelle.

Voici le traitement conseillé par John Gerard contre la rétention d'eau : « Mangez le matin à jeun une tartine beurrée couverte de racines de scrofulaire en poudre et buvez deux timbales d'eau ; mettez des vêtements en laine et allez marcher à pas rapides jusqu'à transpirer fortement ; poursuivez le traitement sept jours d'affilée et vous serez guéri. »

Bien que laide et à l'odeur repoussante, la scrofulaire désintoxique le sang et la peau grâce à ses propriétés dépuratives, et les abeilles l'adorent !

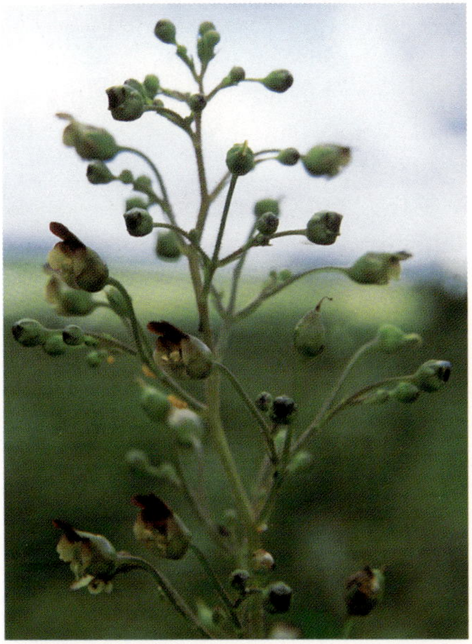

Pierre-André Matthiole, botaniste et guérisseur italien, l'appelait aussi l'« anti-scrofuloso » : il la préconisait surtout contre les abcès des diabétiques et des tuberculeux.

Récemment, le Dr Leclerc a confirmé ses vertus dépuratives et hypoglycémiantes et, de ce fait, son utilité pour soulager les symptômes du diabète.

Habitat : Les terres acides et ombragées, les lieux humides, les lisières des forêts et au bord des fossés, où elle pousse en colonies denses.

Description : Grande plante vivace de 1 m de hauteur à tige carrée garnie de grandes feuilles ovales, dentelées et lancéolées. Les nombreuses fleurs sont d'un étrange jaune verdâtre mêlé de pourpre.

Parties utilisées : Toutes les parties aériennes au début de la floraison, parfois la racine en automne.

Composition chimique : Acides, flavonoïdes, glucosides, iridoïdes, pectine, rhéine, saponines, soufre, alcaloïde, vitamine C.

Propriétés médicinales : Antiscrofuleuse, analgésique, dépurative, diurétique, lithotritique, hypoglycémiante, nutritive, hypertensive, tonique, purgative, antiseptique, vermifuge, fongicide, vulnéraire, rubéfiante.

Applications : On doit toujours prendre la scrofulaire en quantité modérée.

On utilise les feuilles et les tiges en décoction brève : 30 g (1 oz) par litre (4 tasses) d'eau. Ne pas dépasser 750 ml (3 tasses) par jour, éventuellement la combiner avec une plante complémentaire ou plus aromatique (framboisier, sureau, reine-des-prés) : elle soigne l'arthrite, les maladies de la peau et la constipation.

En teinture-mère et diluée dans du jus de fruits (10 gouttes 3 fois par jour) : en faire une cure en cas de maladie de la peau ou de diabète.

En compresse ou en cataplasme, on applique la plante crue sur des kystes, des nodules, des ulcères ou des plaies.

En cas de vaginite, insérer dans le vagin au coucher une feuille entière enroulée. Laisser dépasser le pétiole. L'extraire au lever. Suivre ce traitement 10 jours consécutifs.

La scrofulaire est aussi un bon insecticide : faire macérer des plantes dans de

ONGUENT ANTISCROFULEUX

10 g (⅓ oz)	Feuilles de scrofulaire fraîches
10 g (⅓ oz)	Suif ou gras de bœuf
20 g (⅔ oz)	Saindoux ou gras de porc
1	Bocal en verre de 50 ml (env. 2 oz)

Faire griller à sec à la poêle les feuilles déchiquetées jusqu'à l'obtention d'une poudre. Ajouter les deux sortes de gras. Remuer doucement jusqu'à ce que le mélange soit bien homogène. Verser dans le bocal. Laisser refroidir. Se garde au froid pendant 3 mois.

Malgré sa couleur verdâtre et son odeur désagréable, cet onguent est très efficace contre les adénites, les kystes, les indurations anormales, les maladies à champignons et l'eczéma suintant.

l'eau de pluie (5 % de plantes). Vaporiser sur les plantes infectées.

Mise en garde : Éviter la scrofulaire en cas de colite et de diarrhée, d'hypoglycémie, d'hypertension, de tachycardie, ainsi que de lésions cardiaques sévères.

Anecdote : Depuis plus d'un millénaire, en Alsace et en Angleterre, on considère la scrofulaire comme une herbe de protection contre le mal. On la fixe sur les portes et on l'attache au cou des enfants pour s'attirer les grâces des bonnes fées et éloigner les mauvais esprits.

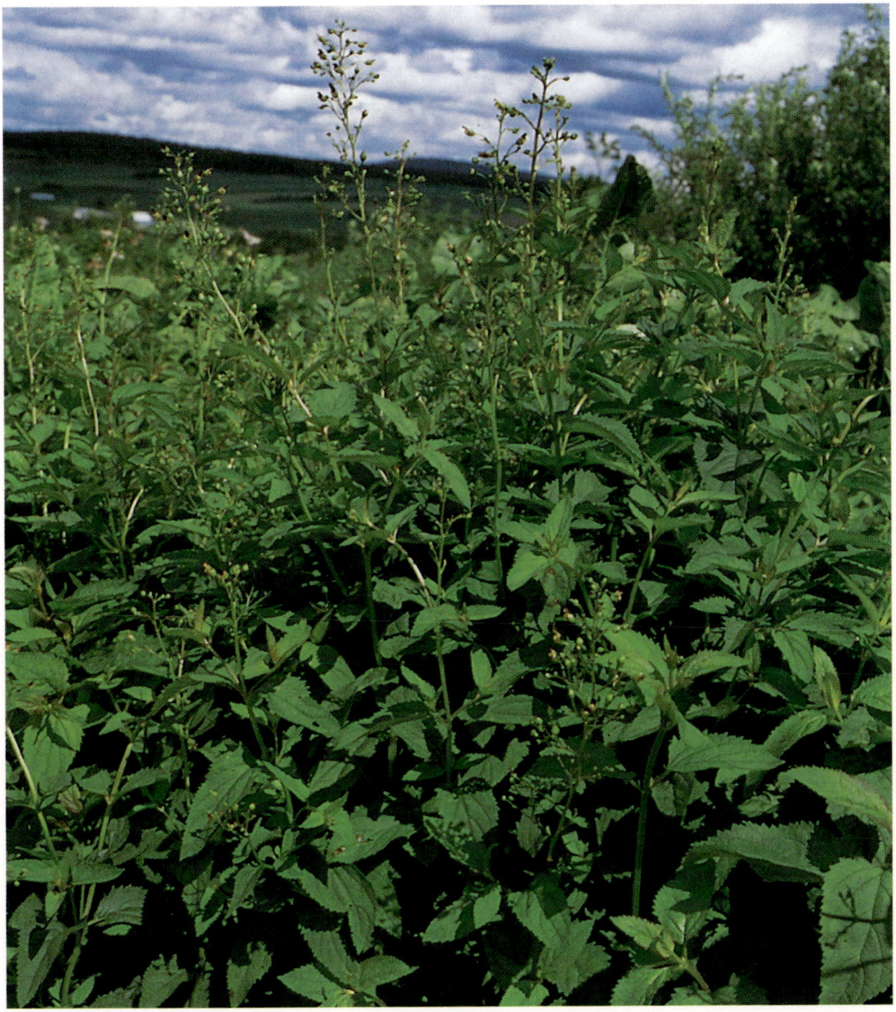

SERPOLET

FAMILLE DES LAMIACÉES

Nom latin : *Thymus serpyllum*

Noms communs : Bouquet, farigoule, pillolet, poleur, sent-bon, serpoule, thym bâtard, thym sauvage

Noms anglais : *Mother of thyme, serpyllum, wild thyme*

Historique : Le nom « serpolet » est dérivé du grec *serpyllum* qui signifie « rampant ». Cette appellation permet de le distinguer du thym commun. Les Romains l'utilisaient pour combattre la mélancolie (bain, fumigation, infusion). Au Moyen Âge, il était symbole de courage ; plusieurs Croisés le prenaient comme emblème et le portaient séché sur eux pour éloigner la peste. Culpeper le disait excellent contre les désordres nerveux, pour fortifier les poumons, donner du souffle et supprimer les gaz intestinaux. Il conseillait aussi d'en faire un oreiller pour chasser les cauchemars.

En 1718, le chimiste allemand Gaspar Neumann a isolé le camphre de thym, le « thymol », substance responsable de l'effet antiseptique des thyms. Le chirurgien de guerre américain Joseph

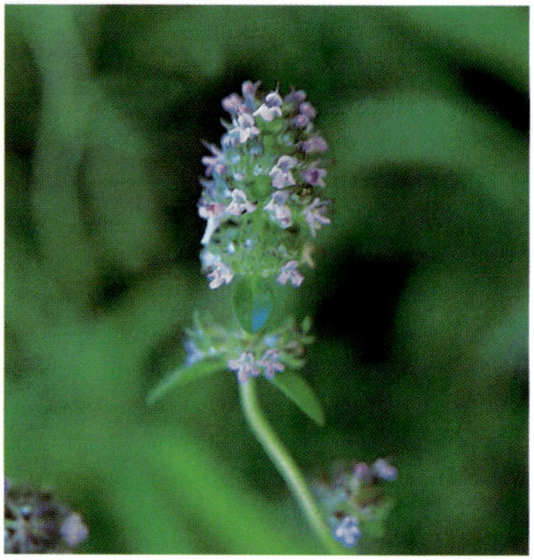

Lister s'en est inspiré pour fabriquer le Listerine, un rince-bouche à base de thymol toujours utilisé.

Des recherches récentes ont prouvé que le thym aidait à se désintoxiquer et même à se dégoûter de l'alcool.

La glande à la base du cou, le thymus, a été ainsi nommée à cause de sa ressemblance avec la plante et de sa fonction d'ange gardien du système immunitaire.

Habitat : Les terres argileuses mais rocailleuses, les friches sèches, les endroits fréquentés, les collines, les montagnes et au bord de la mer.

Description : Plante vivace semi-rampante à tige carrée et aux fleurs mauve clair. Elle dégage une odeur âcre.

Parties utilisées : Toutes les parties aériennes avant la floraison, en juin ou en juillet selon les régions.

Ce chouchou des lapins sauvages est le médecin des prés. Il serait bon de s'en souvenir !

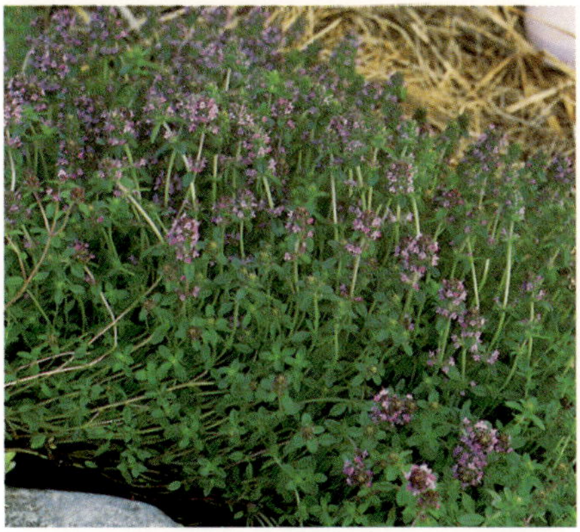

Composition chimique: Tanins, huile essentielle composée de carnacrol, de cymol, de pinène et de thymol, résine, saponines, minéraux (fer, cuivre).

Propriétés médicinales: Antispasmodique, analgésique, déodorant, désinfectant, digestif, antiputride, immunostimulant, antihistaminique, pectoral, mucolytique, tonique, relaxant.

Applications: En teinture-mère au vinaigre ou à l'eau-de-vie (30 gouttes dans 250 ml ou 1 tasse d'eau bouillie): appliquer sur les plaies infectées. On peut aussi le prendre en usage interne en cas de digestion difficile, de début de grippe, d'infection pulmonaire et pour soigner les malaises dus aux excès: 20 gouttes à la fois dans 100 ml ou ⅓ tasse d'eau 3 à 5 fois par jour.

En infusion, le serpolet frais ou séché est un bon antigrippe pectoral et tonique; avec du miel, il adoucit les muqueuses irritées: 5 g frais ou 3 g séché dans 250 ml ou 1 tasse d'eau.

En ajouter quelques feuilles dans les plats difficiles à digérer.

Anecdote: Les Gallois garnissent leurs tombes avec du serpolet pour conserver le souvenir de leurs morts.

TEINTURE ANTISEPTIQUE ET DIGESTIVE

20 tiges ou 1 tasse	Serpolet
60 g (1 tasse)	Menthe poivrée
125 g (½ tasse)	Racine de gingembre sauvage ou exotique
1 litre (4 tasses)	Alcool à 40° ou à 60° (gin, eau-de-vie, vodka, etc.)

Ébrancher, couper et hacher les plantes. Les placer dans un bocal et les couvrir d'alcool. Laisser macérer 1 mois à l'abri de la lumière tout en agitant régulièrement. Filtrer soigneusement.

Idéal pour soigner les coliques, les indigestions, les crampes intestinales et les maux de tête: prendre 30 gouttes à la fois dans 125 ml (½ tasse) d'eau jusqu'à 4 fois par jour.

En cataplasme ou en compresse, pure ou diluée, sur les plaies infectées, contre les spasmes musculaires et les douleurs articulaires. Germicide et parfumée, elle peut même servir de rince-bouche désodorisant.

SUREAU

FAMILLE DES CAPRIFOLIACÉES

Nom latin : *Sambucus nigra*

Noms communs : Arbre de Judas, sambuc, sirop blanc, sureau noir, suseau, susier, sogon, sus, suin

Noms anglais : *Black elder, bore tree, common elder, hylantree, pipe tree*

Historique : Le nom botanique du sureau est dérivé du grec *sambuca,* un instrument à vent qui nécessitait des tuyaux fait de rameaux de sureau. Pline a été le premier à l'appeler ainsi.

Au Moyen Âge, on était persuadé que Judas s'était pendu à un sureau ; pour cette raison, on l'appela « l'arbre de Judas ». On colportait aussi la croyance que la croix du Christ aurait été faite en bois de sureau. Même les gitans respectaient et craignaient cette plante : ils s'interdisaient de camper près d'un sureau ou d'en brûler dans leurs feux de camp.

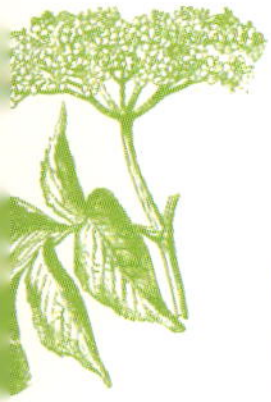

En 1644, un chirurgien militaire anglais, Martin Blackmich, publia un traité, *L'Anatomie du sureau,* dans lequel il mentionne, entre autres choses, que la consommation d'un champignon parasite nommé « oreilles de Judas » était un remède sûr contre l'hystérie, les angines et les amygdalites.

Le sureau est un arbuste magique aux multiples vertus curatives. Il mérite largement sa réhabilitation.

Aubrey (1626-1697), un pharmacien français, résume ici ses principales propriétés : « Nos pères l'utilisaient contre l'érésipèle et les rhumatismes ; il est vraiment apéritif et digestif et ses baies provoquent les urines et guérissent la goutte et la syphilis à la dose d'une à deux drachmes. Il est aussi laxatif à raison de deux doses et plus ; le sureau stimule vraiment toutes les sécrétions des fluides et les évacuations naturelles. »

De nos jours, le sureau est toujours très apprécié et même cultivé en Angleterre et en Suisse : le sureau est la principale composante d'une cure d'amaigrissement et de nettoyage, la cure « Sambu ».

Habitat : Les sols acides et humides, près des vieilles granges et des étables.

Description : Arbuste élancé pouvant atteindre 3 m de hauteur, avec des feuilles à longs pétioles. Les fleurs blanc crème sont regroupées en corymbes et fleurissent à la fin de mai et au début de juin. À maturité, les fruits ont l'apparence de baies rouges ou noires contenant une seule graine.

Parties utilisées : Les fleurs, juste avant l'épanouissement complet, les fruits mûrs, l'écorce et les rameaux, tôt au printemps.

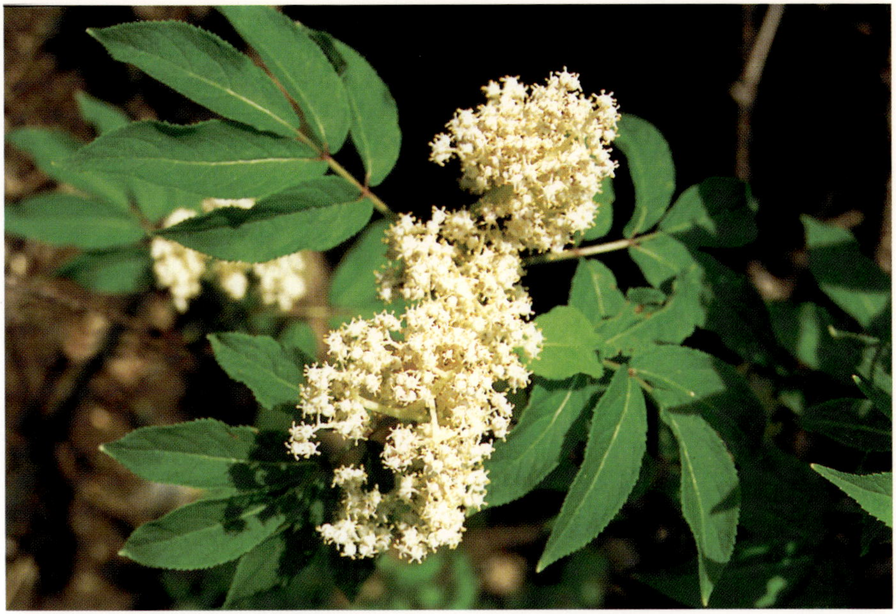

Composition chimique : Feuilles : alcaloïde, glucosides, acides, coniine, nitrate de potassium. Écorce : tanins, acide, résine. Fleurs : huile essentielle, mucilage, potassium, choline, tanins. Fruits : acides organiques (eldrine, sambucine), glucosides, acides aminés, vitamine C.

Propriétés médicinales : Altératif, apéritif, broncho-dilatateur, mucolytique, dépuratif, immunostimulant, diurétique, lithotritique, fébrifuge, sudorifique, nutritif, tonique, purgatif, vulnéraire.

Applications : En décoction : 20 g (¾ oz) d'écorce interne par litre (4 tasses) d'eau : à prendre plusieurs fois par jour comme antiasthmatique et purgatif.

Les feuilles séchées sont utilisées uniquement en usage externe, en onguent antiscrofuleux ; en décoction pulvérisée : contre les parasites et les insectes. Elle éloigne même les taupes et les souris du jardin. Placées sous un chapeau, les feuilles fraîches éloignent les moustiques.

On cueille les fleurs par sommités que l'on fait sécher étalées sur du papier fin, à l'ombre, dans un endroit bien aéré. En tisane : 1 sommité dans 250 ml (1 tasse) d'eau : elle est diurétique et antigrippale. Fraîches, en décoction rapide : contre toutes les infections aiguës des muqueuses, des poumons et des reins. On utilise la fleur entière pour faire des beignets ou écrasée dans une pâte à gâteau pour l'alléger.

Manger les fruits crus en petites quantités (100 g ou 3 oz), car ils sont laxatifs, en salade de fruits, en confiture, en compote, en sirop ou en liqueur. En teinture-mère, ils sont diurétiques, fortifiants et toniques. Séchées au déshydrateur et en tisane, les baies sont efficaces contre la diarrhée et la cellulite : 1 c. à thé dans 250 ml (1 tasse) d'eau 3 fois par jour. Dans ce cas-ci, faire une cure prolongée sous forme de tisane, de teinture-mère ou simplement mâchées telles quelles.

Teinture-mère : 50 % de plantes, 100 % d'alcool. Prendre 20 gouttes, 3 fois par jour.

En cure de 10 jours : diarrhée.

En cure de 30 jours : obésité, œdème.

Anecdote : En 1899, on a redécouvert, par accident, les vertus antirhumatismales du sureau. Un marin américain s'étant saoulé avec du porto frelaté au jus de sureau a été guéri de tous ses rhumatismes !

VIN DE SUREAU À L'ANCIENNE

4 litres (16 tasses)	Eau
1 kg (2 lb)	Baies de sureau
30 g (1 oz)	Pain grillé
15 g (1 c. à soupe)	Sachet de levure à vin
1 kg (2 lb)	Sucre brun
5 g (1 c. à thé)	Poivre de Jamaïque
5	Clous de girofle
15 g (1 c. à soupe)	Gingembre en morceaux
1	Jarre en terre ou en verre

Écraser les baies, les mettre dans l'eau, ajouter les épices et faire bouillir doucement 30 min à feu très doux. Verser le tout dans la jarre et rajouter le pain grillé et l'enveloppe de levure à vin. Placer le récipient à 20 °C jusqu'à la fin de la fermentation (de 10 à 20 jours). Ensuite, filtrer, embouteiller et entreposer à la cave ou dans un endroit frais pendant au moins 2 mois.

Boire 25 ml (1 oz) avant les repas. En cas d'anémie, c'est un excellent stimulant et un tonique immunitaire.

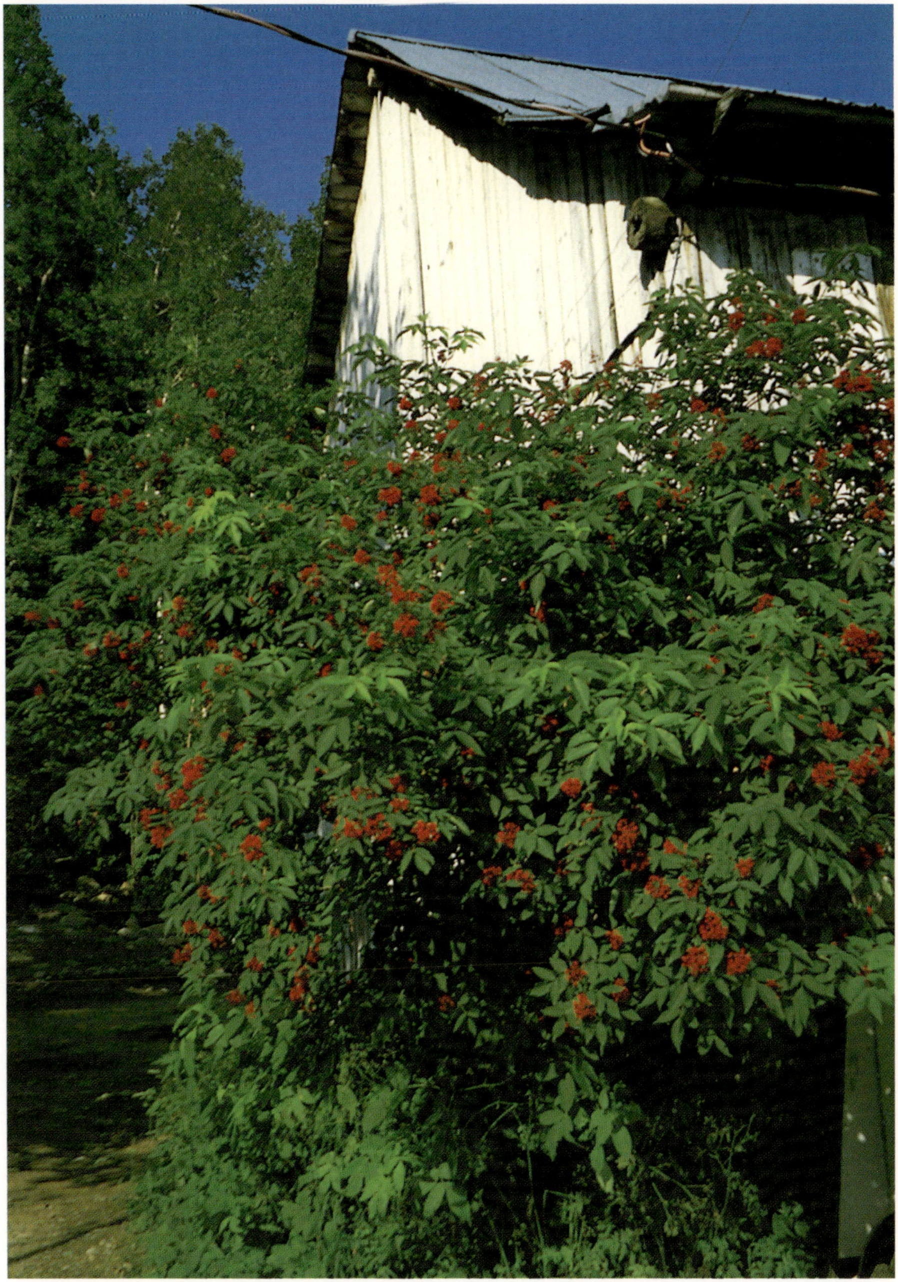

FAMILLE DES ASTÉRACÉES

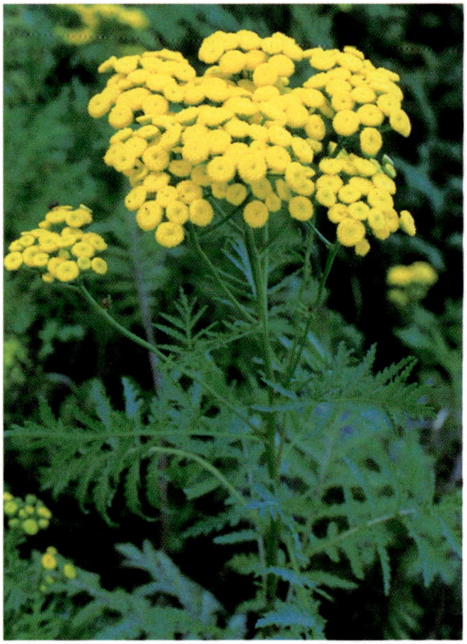

Nom latin : *Tanacetum vulgare*

Noms communs : Athanase, barbaline, herbe aux vers, herbe du bon chasseur, herbe amère, herbe de Saint-Marc, tenacée, sent-bon

Noms anglais : *Tansy, button*

Historique : Son nom vient du grec *athanaton* qui signifie « immortel » : elle se conserve longtemps séchée et elle préserve les viandes de la putréfaction. Cette plante avait aussi la réputation de prolonger la vie et faisait partie des mélanges d'herbes pour embaumer les morts. Elle compte parmi les herbes amères consommées avec le pain sans levain à la Pâques juive, coutume perpétrée par les premiers moines de l'Église romaine qui mangent des gâteaux à la tanaisie à la fin du carême. John Gerard affirme qu'« un gâteau fait avec les jeunes feuilles de tanaisie au printemps est plaisant au goût et bon pour l'estomac et de plus évacue les mauvaises humeurs ».

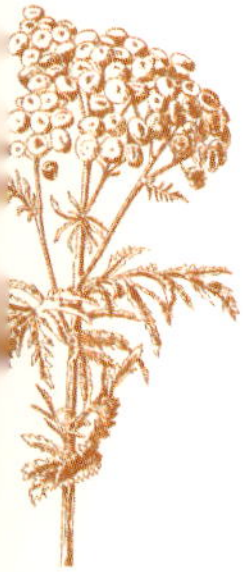

Les moines bénédictins l'ont immortalisée avec la célèbre liqueur tonique-amère, la Bénédictine. La tanaisie a longtemps été répertoriée dans le *Codex* français comme un excellent vermifuge. Le médecin et herboriste contemporain David Hoffman la conseillait contre la goutte, les gaz intestinaux, l'hystérie et la jaunisse en décoction légère.

Cette puissante fleur aromatique est très efficace en petite quantité pour corriger les conséquences de nos excès.

Habitat : Les terres calcaires et sablonneuses, les lieux incultes mais ensoleillés où elle vit en colonie, et au bord des chemins et des routes.

Description : Herbe vivace de 1 m de hauteur avec une tige centrale vert clair et rosâtre, et des feuilles en forme de plume. Les fleurs jaune vif sont en forme de capitule.

Parties utilisées : Les feuilles et les fleurs au tout début de la floraison.

Composition chimique : Tanin, principe amer, huile essentielle, thuyone, protéines, sucres nutritifs, acides.

Propriétés médicinales : Amère, apéritive, antiputride, antiseptique, carminative, cholagogue, diurétique, fébrifuge, emménagogue, antispasmodique, nervine, tonique, vermifuge, antifongique.

Applications : La tanaisie en fleur se conserve longtemps en bouquets. En tisane : 1 bouton floral de fleurs séchées dans 250 ml (1 tasse) d'eau, elle soigne les flatulences, l'insuffisance hépatique, les maladies fongiques et parasitaires intestinales. En teinture-mère dans l'alcool : liqueur apéritive ou digestive très aromatique qu'on consommera au compte-goutte vu sa haute concentration d'huile essentielle potentiellement toxique : 10 gouttes 3 fois par jour pendant 30 jours.

Incorporer quelques folioles dans un plat de viande pour mieux digérer ou le conserver plus longtemps.

En décoction, sous forme de cataplasme ou de compresse, les fleurs et les feuilles fraîches soignent les infections à champignons de la peau et des muqueuses : une sommité fleurie complète dans 250 ml (1 tasse) d'eau bouillie.

Mise en garde : L'huile essentielle de la tanaisie est très toxique et interdite dans de nombreux pays. Plus de 10 g (⅓ oz) de plante a des effets abortifs, stupéfiants et convulsifs. Se limiter à des cures ponctuelles en suivant le dosage recommandé.

Anecdote : La tanaisie, symbole de renouveau, représente l'éternel féminin : Gaïa, Vénus ou Marie. Les guérisseuses d'autrefois en offraient en signe de reconnaissance à leur amie, leur mère ou leur initiatrice.

BÉNÉDICTINE SIMPLIFIÉE

50 g (1 ¾ oz)	Fleurs de tanaisie
1 litre (4 tasses)	Eau-de-vie
250 g (1 tasse)	Sucre de canne
1	Bocal en verre

Hacher finement les fleurs fraîches. Les placer dans le bocal et les recouvrir avec l'eau-de-vie. Garder à l'abri de la lumière pendant 1 mois. Filtrer soigneusement. Ajouter le sucre et agiter pour le diluer.

Consommer comme liqueur apéritive avant les repas, digestive après les repas ou diurétique à raison de 15 ml (1 c. à thé) diluée dans 250 ml (1 tasse) d'eau 2 fois par jour, mais pas plus de 10 jours consécutifs.

TILLEUL

FAMILLE DES TILIACÉES

Nom latin: *Tilia americana* (Amérique du Nord) ou *Tilia cordata* (Europe)

Noms communs: Tillau, tillet, til, thé d'Europe

Noms anglais: *Linden, lime tree, linn flower*

Historique: Le tilleul est un des plus vieux arbres au monde, il date de l'éocène, le début de l'ère tertiaire. Il a inspiré une légende allemande: la Walkyrie aurait trempé son fils Siegfried dans le sang pour le rendre invincible, mais, à cause d'une feuille de tilleul collée sur son cœur, il est mort, frappé à cet endroit précis. Sainte Hildegarde s'en servait dans des rituels pour conjurer la peste.

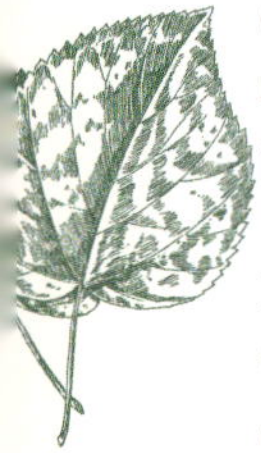

Pendant l'occupation allemande, le Pr Binet avait confectionné une bouillie très nutritive avec des feuilles de tilleul, de la farine d'orge et de sarrasin. La France est un des plus grands producteurs et consommateurs de tilleul (environ 100 tonnes par an).

Il faut planter intensivement cet arbre pacificateur et purificateur, si nous voulons contrôler nos nerfs encore longtemps!

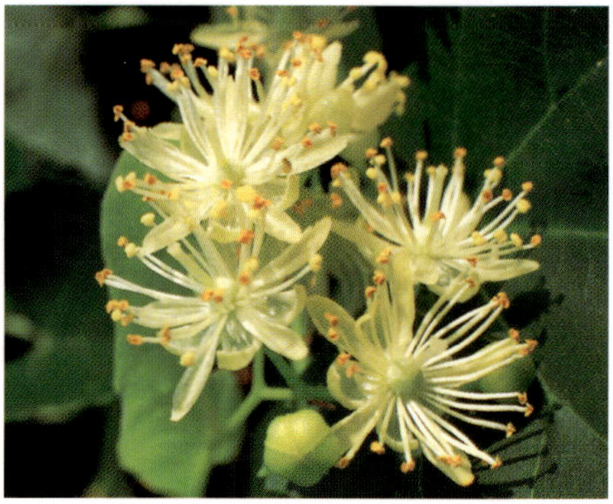

Dans *The Way of Herbs,* Michael Tierra parle du tilleul comme la «panacée nationale des fatigues nerveuses». Il révèle aussi les résultats d'expériences, de l'université de Chicago, supervisées par deux éminents pédiatres, Troisman et Hardy. Ils ont prouvé que des enfants très grippés traités simplement avec de l'infusion de tilleul ont guéri plus vite — et sans effets secondaires — que ceux qui avaient pris des antibiotiques.

Habitat: Les bois dégagés, les friches et les prairies ensoleillées mais humides.

Description: Arbre élancé pouvant atteindre 30 m de hauteur et 500 ans. Les feuilles sont brillantes et vertes sur le dessus, et sont argentées en dessous. Les fleurs jaune pâle sont très odorantes et portent deux ailes ou bractées translucides.

Parties utilisées: Les jeunes feuilles au printemps, les fleurs et les

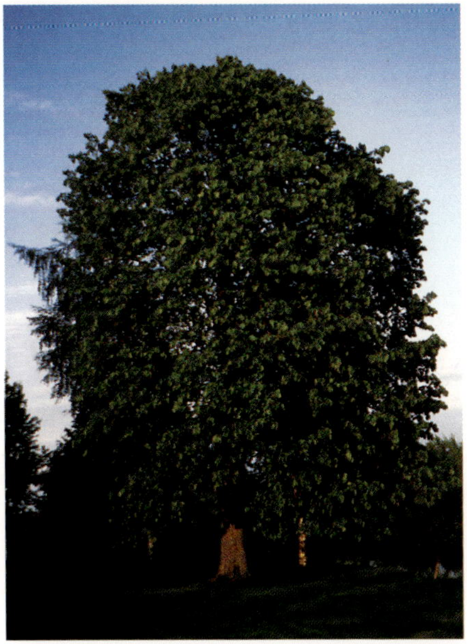

bractées de la fin de juin à la mi-juillet, et l'aubier ou l'écorce interne, tard en automne.

Composition chimique: Écorce: coumarine, tanins, polyphénols, potassium. Feuilles: mucilages, quercétine, glucosides, chlorophylle, fer. Fleurs: huile essentielle, alcaloïde, acide.

Propriétés médicinales: Antidépresseur, euphorisant, calmant, sédatif, diurétique, lithotritique, immunostimulant, fébrifuge, vulnéraire, régénérant.

Applications: La plus agréable manière de consommer le tilleul est sous forme d'infusion: 3 fleurs dans 250 ml (1 tasse) d'eau chaude, avec ou sans miel. Excellent le jour contre l'angoisse et la neurasthénie, et le soir comme relaxant et somnifère. En décoction concentrée dans le bain: 30 g (1 oz) de sommités fleuries bouillies dans 2 litres (8 tasses) d'eau, infusées et filtrées: elle calme les nerfs et décontracte les muscles. En compresse: 5 g (1 c. à thé) dans 250 ml (1 tasse) d'eau: excellent pour soigner les infections oculaires, et en lotion faciale, contre la peau sèche et les taches brunes.

L'aubier de tilleul est reconnu comme l'un des meilleurs draineurs de la vésicule et un bon diurétique: faire bouillir quelques minutes 5 g (1 c. à thé) d'écorce dans 250 ml (1 tasse) d'eau. Laisser macérer plusieurs heures. Prendre 250 ml (1 tasse) avant chaque repas de 10 à 30 jours consécutifs.

Anecdote: C'est seulement à partir de l'âge de sept ans que le tilleul donne son meilleur miel aux abeilles, son meilleur bois au sculpteur et son meilleur parfum aux dames. Et que dire des rêves de celui qui dort sous ses branches en fleurs au solstice d'été!

POUDRE ABSORBANTE

Faire brûler complètement une petite bûche de tilleul bien séchée. Recueillir le charbon de bois carbonisé, le piler au mortier jusqu'à l'obtention d'une poudre.

En cas d'hyperacidité et d'estomac nerveux, prendre avant les repas ou, en cas de crise, 1 c. à soupe diluée dans de l'eau. Utiliser pure sur une plaie infectée, un abcès ou une hémorragie.

TRÈFLE ROUGE

FAMILLE DES FABACÉES

Nom latin : *Trifolium pratense*

Noms communs : Miel des prés, pied de lièvre

Noms anglais : *Trefoil, cow grass, cleaver grass*

Historique : Le trèfle rouge est le fourrage préféré des herbivores et, au début du premier millénaire, les Celtes le semaient instinctivement dans les prairies de graminées, sans savoir qu'ainsi, les protéines végétales se complétaient. En période de famine, les Irlandais le mélangeaient à la farine de froment pour faire du pain. Les Russes l'utilisent depuis toujours en cataplasme sur les brûlures, les abcès et pour apaiser les inflammations des yeux, et en compresse (feuilles bouillies et salées) contre les maux de tête. Ils donnaient de la teinture-mère de fleurs aux enfants fragiles et aux femmes atteintes d'hémorragies utérines. (Source : Alma Hutchens, *Indian Herbology*)

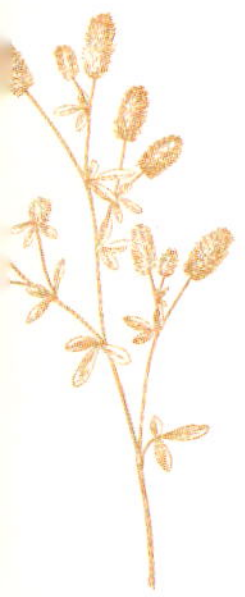

Jethro Kloss, grand guérisseur américain du tournant du siècle, affirme que le trèfle rouge est l'un des plus grands dons divins, car, dit-il, « c'est un merveilleux dépuratif sanguin et c'est un formidable remède contre la lèpre, la pellagre et les tumeurs malignes ». Le trèfle rouge est effectivement un des ingrédients de base du thé amérindien commercialisé sous le nom de « Essiac » ou « Floressence » qui aurait guéri des centaines de cancéreux dans les années 50, en Ontario.

La fleur de trèfle rouge récoltée à la pleine lune et offerte à son bien-aimé est un gage de fidélité, et elle favorise la fertilité !

De récentes expériences en laboratoire prouvent ses vertus contraceptives dues à sa haute concentration d'œstrogènes. Il constituerait ainsi un substitut intéressant aux hormones de synthèse.

On mange le trèfle germé en salade ; son goût doux et herbeux est très rafraîchissant.

Habitat : Les prairies, les friches ensoleillées, acides et humides, au bord des champs et des jardins fertiles.

Description : Petite plante de 20 cm à 40 cm de hauteur à tige dressée et ramifiée. Les fleurs sont roses ou lilas. Les feuilles, ovales et disposées par trois, sont vertes, tachetées de blanc au milieu.

Parties utilisées : Les fleurs du début de juin à la fin d'août. Les choisir entièrement roses et à capitule régulier. En usage externe, on utilise la plante entière.

Composition chimique : Sucres, coumarine, tanins, protéines, huile essentielle, œstrogènes, minéraux (calcium, fer, potassium, magnésium, manganèse).

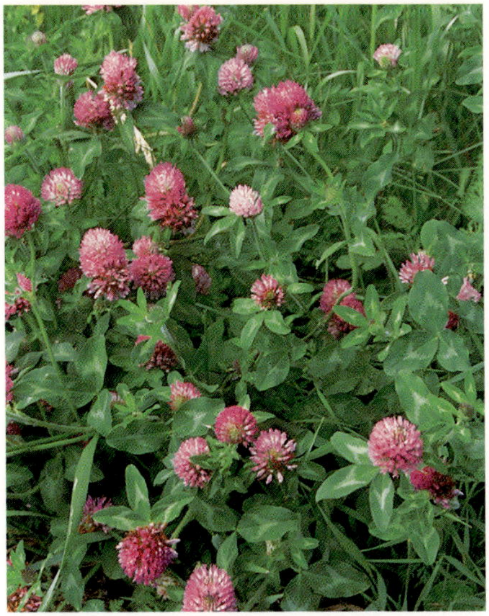

Propriétés médicinales : Altératif, dépuratif, anticoagulant, astringent, calmant, sédatif, contraceptif, diurétique, désobstruant, emménagogue, pro-œstrogénique, expectorant, mucolytique, immunostimulant.

Applications : On utilise surtout la fleur de trèfle rouge comme dépuratif de la lymphe, du sang et des reins : cystite, eczéma ou fatigue reliée à une infection ou à un déséquilibre glandulaire.

En teinture-mère (50 % de plantes, 100 % d'alcool) : prendre 20 gouttes avant le petit-déjeuner et à midi.

En tisane et décoction : 3 fleurs dans 250 ml (1 tasse) d'eau. On peut en boire jusqu'à 1 litre (4 tasses) par jour entre les repas pour purifier la lymphe et le sang et activer la circulation générale.

En lotion locale (avec une décoction de 10 g ou ⅓ oz dans 250 ml ou 1 tasse), on peut soigner les abcès, les kystes et les plaies infectées. La pommade est aussi efficace.

Anecdote : L'élixir de fleurs de trèfle rouge convient aux personnes souffrant d'agoraphobie et qui se sentent différentes des autres. Lors de catastrophes, il préserve de l'hystérie collective.

THÉ AMÉRINDIEN OU ESSIAC

90 g (3 oz)	Fleurs de trèfle rouge
90 g (3 oz)	Feuilles d'oxalide
90 g (3 oz)	Racine de bardane
30 g (1 oz)	Varech
30 g (1 oz)	Poudre d'orme
30 g (1 oz)	Tête de chardon des champs

Mélanger toutes les plantes.

Faire bouillir 1 c. à thé de mélange dans 250 ml (1 tasse) pendant 5 min. Boire 750 ml (3 tasses) par jour pendant 1 à 3 mois. Ceci est la version la plus fidèle du fameux thé anticancéreux amérindien. C'est aussi un excellent dépuratif lymphatique et sanguin.

TUSSILAGE

FAMILLE DES ASTÉRACÉES

Nom latin : *Tussilago farfara*

Noms communs : Chou de vigne, pas-d'âne, taconnet, procheton, racine de peste

Noms anglais : *Colts Foot, coughwort, ass'foot, bullsfoot*

Historique : Tous les grands médecins herboristes de l'Antiquité recommandaient d'aspirer la fumée du tussilage pour soigner les affections pulmonaires, usage perpétré longtemps par les Anglais et les Suédois. On retrouve le tussilage dans deux mélanges célèbres de la *British Pharmacopeia,* celui des fleurs pectorales et celui des vulnéraires. Du XIIe siècle au XVIIe siècle, la fleur de tussilage a servi d'emblème sur les enseignes des apothicaires parisiens.

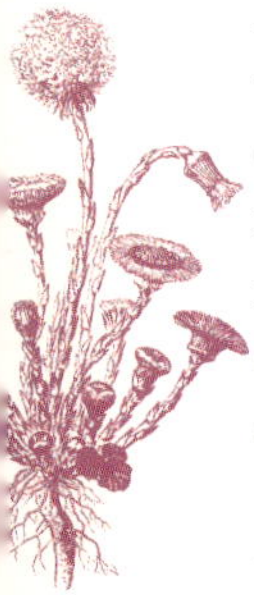

La fleur a aussi fait partie des simples utilisés contre la tuberculose, mais elle est surtout une des meilleures pectorales. Le Dr Leclerc la conseille comme mucolytique doux en cas de bronchite obstructive pour libérer les mucus purulents.

Le tussilage personnifie joliment le renouveau ; il ramène l'espoir et dissout, à la fin de l'hiver, les congestions psychiques et physiques.

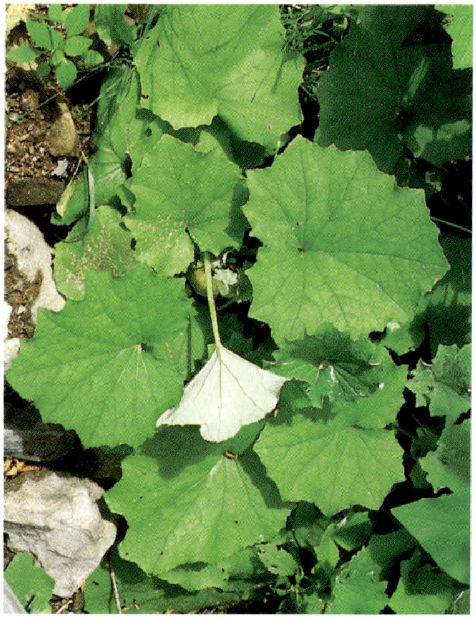

Habitat : Les décombres, les lieux incultes et mal drainés, au bord des fossés et des ruisseaux, toujours des endroits ensoleillés.

Description : Plante cousine du pissenlit à tige roussâtre faite d'écailles superposées. Les fleurs jaune vif portent de nombreuses ligules qui se transforment en aigrettes volantes à l'apparition des premières feuilles. Celles-ci sont particulièrement épaisses, vert tendre cireux sur le dessus et couvertes, en dessous, de duvet blanchâtre.

Parties utilisées : Les fleurs non pollinisées quand les étamines sont encore jaune doré, juste avant leur éclosion totale, et les feuilles vers le mois de juin,

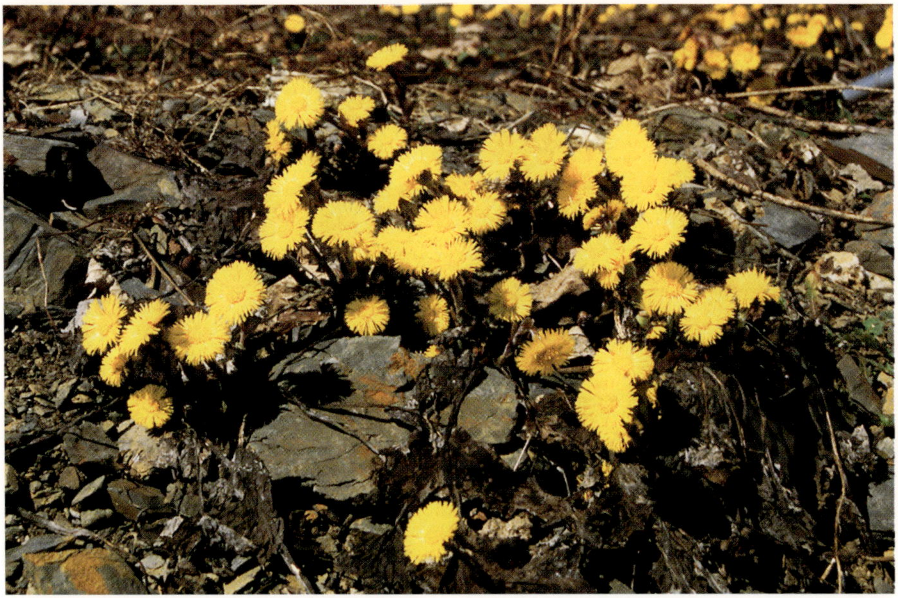

lorsqu'elles atteignent la taille d'une grande main.

Composition chimique: Colorant jaune (xantophile), huile essentielle, mucilages, minéraux (calcium, potassium, soufre, silice, zinc), inuline, alcaloïdes, tanins, rutine, vitamine C.

Propriétés médicinales: Antibiotique, antiseptique, antihistaminique, béchique, astringent, émollient, dépuratif, tonique, expectorant.

Application: Les fleurs fraîches bouillies quelques instants sont excellentes contre les congestions, les inflammations des poumons, la toux bénigne, l'emphysème, les crises d'asthme surtout allergiques: 3 fleurs dans 250 ml (1 tasse) 3 fois par jour pendant 3 à 10 jours.

Les feuilles fumées (idéalement mélangées à de la lavande ou à du romarin) soulagent les obstructions pulmonaires: ⅓ de chaque sorte, 3 cigarettes par jour. La fumée (inspirée, inhalée ou aspirée) du tussilage brûlé sur du bois de cèdre ou de cyprès a les mêmes propriétés. En cataplasme (1 feuille ramollie à l'eau ou à la vapeur renouvelée 3 fois par jour) fixé avec un bandage: à appliquer sur des abcès, des kystes et autres blessures purulentes; En décoction: 1 feuille dans 250 ml (1 tasse) 3 fois par jour, elles soignent les colites et les diarrhées. Si elles sont combinées à l'écorce de chêne et aux fleurs de mauve (⅓ de chacune), les résultats ne seront que plus rapides.

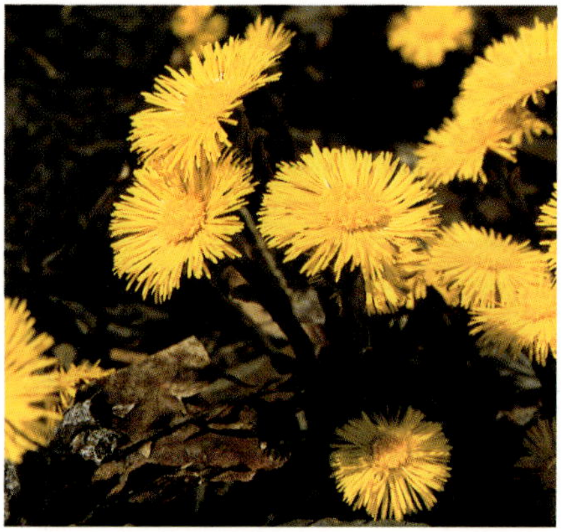

En teinture-mère de fleurs au printemps et de feuilles en été (50 % de plantes, 100 % d'alcool): prendre 15 gouttes 3 fois par jour pour soigner l'asthme, la bronchite, les diarrhées ou les suppurations.

Anecdote: Au Québec, le tussilage s'est répandu autour des hôpitaux à partir des plantations de simples amenés par les colons français. Avec ses feuilles grillées et beurrées, on nourrissait et soignait les enfants rachitiques.

SIROP DÉCONGESTIONNANT

30 g (1 oz)	Fleurs de tussilage
10 g (⅓ oz)	Racine de guimauve
25 g (¾ oz)	Pousses de sapin
25 g (¾ oz)	Lierre terrestre
10 g (⅓ oz)	Réglisse
1 litre (4 tasses)	Eau
1 kg (2 lb)	Miel naturel

Faire bouillir ce mélange dans 1 litre (4 tasses) d'eau pendant 15 min. Filtrer et ajouter 1 kg (2 lb) de miel naturel. Faire fondre doucement, laisser mijoter à feu très doux 20 min. Faire refroidir avant l'embouteillage. Conserver au réfrigérateur. À utiliser dans les 3 mois suivants.

Traitement: 15 ml (1 c. à soupe) 2 à 3 fois par jour. Même les enfants le prendront avec plaisir !

Ce sirop est plus efficace lorsqu'il est fait avec les trois plantes indigènes fraîches et les plantes cultivées (guimauve et réglisse) séchées.

VALÉRIANE

FAMILLE DES VALÉRIANACÉES

Nom latin : *Valeriana officinalis*

Noms communs : Guérit-tout, herbe aux chats, herbe aux loups, herbe à la menstrue, herbe de Saint-Georges, phu, valium végétal

Noms anglais : *All-heal, garden valerian, fu, setwall*

Historique : Dioscoride et Galien ont donné à la valériane le nom de « phu » ou « fou » en évocation de son odeur douteuse. De plus, ils la considéraient comme une panacée pour les troubles du système nerveux. Son nom latin, apparu au XIe siècle, vient de *valere* qui signifie « valable » ou « de grande valeur ». En 1450, Saladinus d'Ascoli, un maître de l'école de Salerne, a déclaré que « si on veut calmer des hommes belliqueux qui se battent pour rien, il faut leur donner à boire du jus de valériane ».

Les Amérindiens prisaient par le nez la poudre de valériane pour calmer les convulsions de l'épilepsie ; le physicien italien Fabio Colonna l'a remise à la mode au XVIe siècle en témoignant, dans *Phytobasanos,* qu'elle l'avait guérie de ce mal.

Cette jolie fleur rose est une alliée précieuse : elle permet de trouver le repos.

La valériane enivre les chats et même les rats. Elle a déjà servi d'appât en Angleterre où on la cultive et la consomme en grande quantité. Depuis le Moyen Âge, on plaçait de la valériane dans les placards, combinée à d'autres épices, pour tuer les mites.

Au XIXe siècle, Samuel Thompson, comme bien de ses collègues herboristes, la reconnaît comme le meilleur tranquillisant connu.

Habitat : Les lieux humides, les marais, les taillis et les clairières détrempées où elle pousse en colonie, au soleil.

Description : Plante vivace de 80 cm à 1,20 m de hauteur à tige ronde garnie de grandes feuilles à folioles dentées et très découpées. Les fleurs sont d'un beau rose pâle. Les racines à l'odeur prononcée sont noires à l'extérieur et blanchâtres à l'intérieur.

Parties utilisées : Les feuilles au début de l'été, les fleurs au milieu de l'été, les racines en automne, de préférence à partir de la deuxième année.

Composition chimique : Huile essentielle, acides organiques, alcaloïdes, tanins, choline, sucs amers, albumine, résines, monoterpènes.

Propriétés médicinales : Anticonvulsivante, antispasmodique, calmante, relaxante, digestive, vermifuge, fébrifuge, immunostimulante, hypnotique, nervine, tonique, revitalisante.

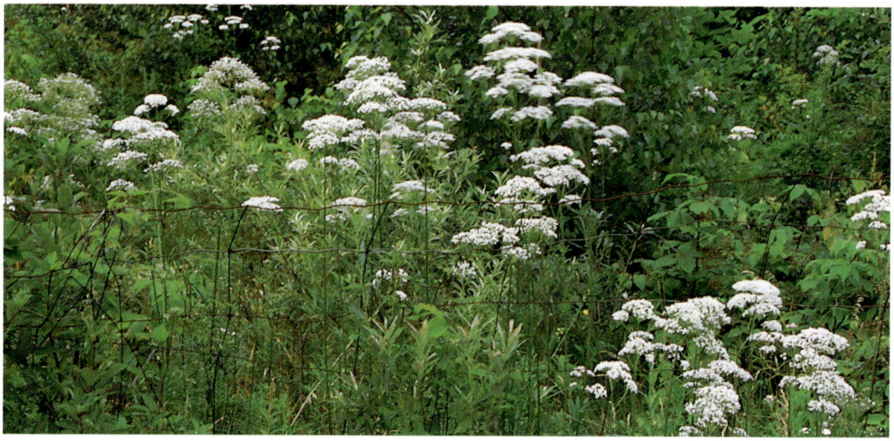

Applications : On mange les jeunes feuilles tendres en salade ou on les utilise en cataplasme sur les plaies et les douleurs localisées : 25 g (1 oz) de feuilles hachées bouillies rapidement dans 250 ml (1 tasse) d'eau. En élixir (5 gouttes 3 fois par jour pendant 10 à 30 jours) ou en pulvérisation de préparats biodynamiques (préparat 507), les fleurs stimulent la croissance, protègent du gel et attirent les vers de terre. La racine fraîche est efficace comme antispasmodique et relaxante : faire macérer 3 g (1 c. à thé) de radicelles dans 250 ml (1 tasse) d'eau pendant 1 h. Pendant la journée, elle aide à lutter contre les angoisses, les spasmes nerveux et musculaires et les vers. Prise avant le coucher, elle permet de trouver le sommeil plus vite et de faire de beaux rêves. En cas de troubles du sommeil dus au décalage horaire, prendre 3 g (½ c. à thé) en poudre diluée dans 100 ml (⅓ tasse) d'eau 10 soirs consécutifs, 1 heure avant le coucher.

Mise en garde : En forte dose, la valériane peut devenir irritante, indigeste ou stupéfiante.

Anecdote : Pour attirer une femme, un homme doit fabriquer un sachet magique avec du poivre de cayenne, du patchouli et de la racine de valériane : il doit cueillir la valériane nu et sur un pied en prononçant le nom de la femme désirée…

VALIUM VÉGÉTAL

50 g (1 ¾ oz)	Racines fraîches, lavées et séchées 2 h au soleil
200 ml (⅘ tasse)	Vin blanc acide

Broyer les racines au robot et mélanger avec le vin. Laisser macérer 1 mois. Filtrer.

En cas d'hypertension ou de nervosité : 10 gouttes, le matin à jeun. Au besoin répéter à midi et le soir.

En cas de spasmes ou d'insomnie : 20 gouttes 20 min avant le coucher.

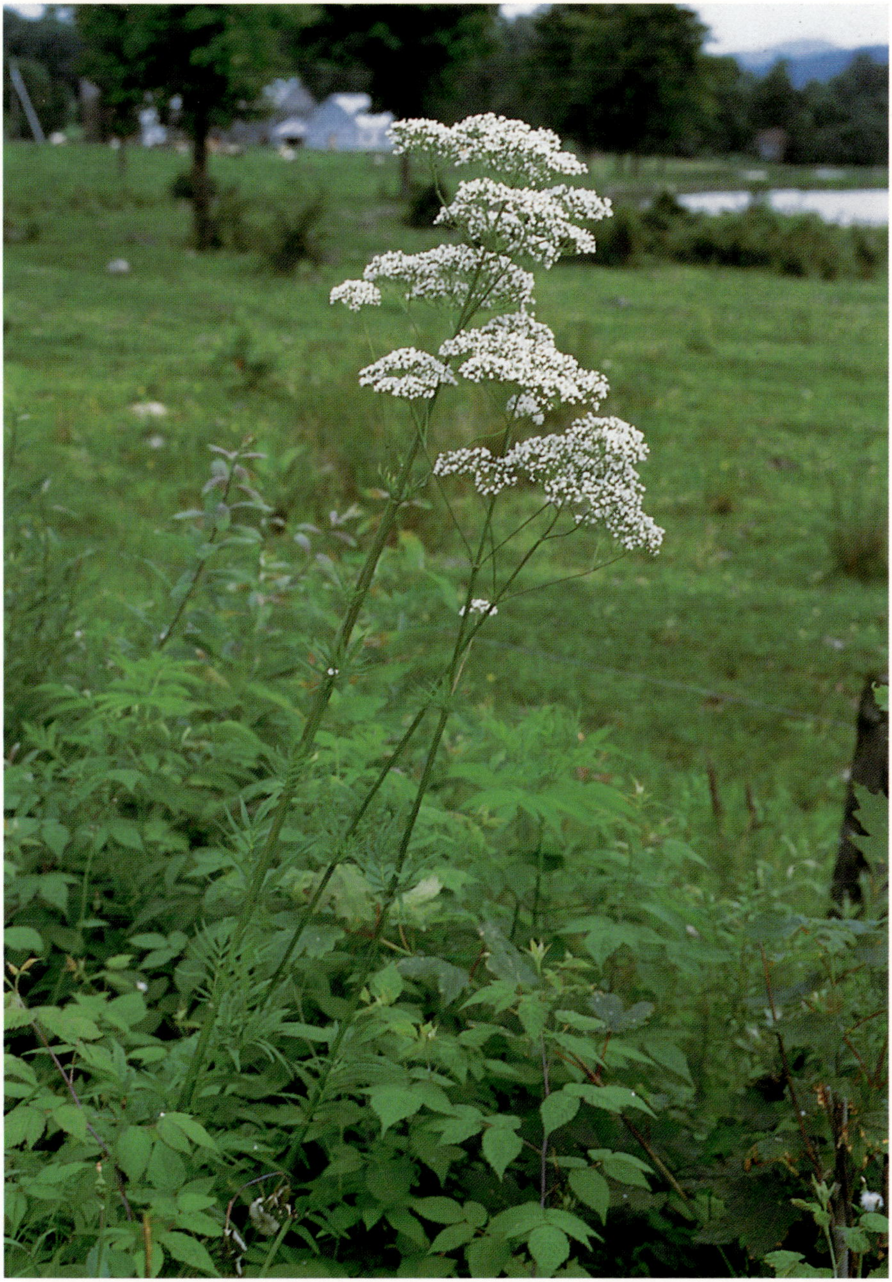

VARECH

FAMILLE DES FUCACÉES

Nom latin : *Fucus vesiculosis*

Noms communs : Chêne marin, fucus, goémon, laitue marine, varech

Noms anglais : *Bladderwack, cutweed, kelp, seawack*

Historique : Depuis des millénaires, on emploie le varech dans les régions côtières comme fourrage pour les chevaux, comme bois de chauffage, pour fumer le poisson, comme fertilisant pour la culture de pommes de terre et de choux, et pour enrichir les pâturages. En 1750, le Dr anglais Russel a découvert que le varech soignait le goître. Il utilisait la gelée des flotteurs en friction et en usage interne, et contre les scrofules, le charbon de varech qu'il appelait *Aethiops vegetabilis*. En 1812, le chimiste français Bernard Courtois isola l'iode du varech et fit le lien avec l'hypothyroïdie. En 1862, en soignant le psoriasis avec le varech, le Dr Duchesne-Duparc a découvert ses propriétés amaigrissantes. Les centres de thalassothérapie et les instituts de beauté savent à qui ils doivent leur succès !

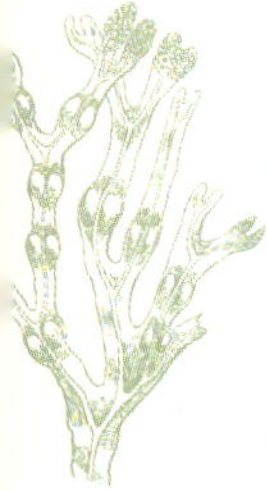

Le varech contient toutes les substances nécessaires pour perpétuer toute forme de vie.

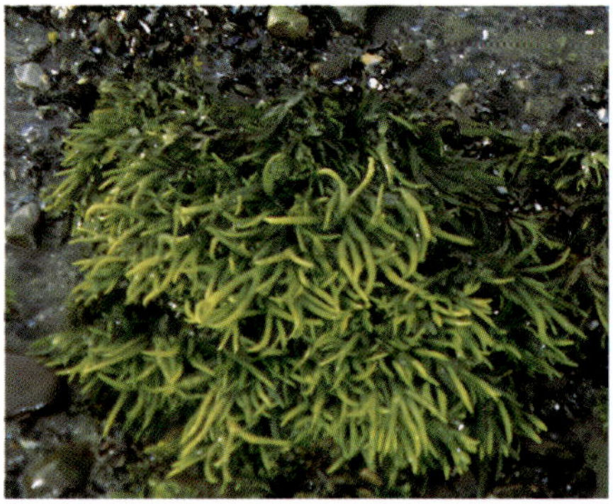

Au début du siècle, Lord Leverhulme, propriétaire de l'île de Lewis dans les Hébrides, a distillé du varech pour en faire de l'alcool à combustion, et les Danois en font du papier.

Habitat : Sur les rochers le long des côtes de l'Atlantique et au nord de la Méditerranée.

Description : Cryptogame ou plante sans fleurs pouvant atteindre 2 m de longueur avec des frondes brunes, caoutchouteuses et munies de flotteurs globuleux remplis de gelée visqueuse.

Parties utilisées : Toute la plante.

Composition chimique : Sucres, mucilage, minéraux (potassium, sodium, calcium, chlore, magnésium, soufre, iode), pigment brun, protéines, matières grasses, hormones de croissance, toutes les vitamines.

Propriétés médicinales : Amaigrissant, dépuratif lymphatique, antiseptique, antiscrofuleux, émollient, laxatif, nutritif, protecteur, désintoxiquant, thyrotonique, tonique général, reconstituant, reminéralisant.

Applications: Pour un usage interne, cueillir du varech frais non pollué. Consommer cette algue fraîche ou réhydratée (10 min de trempage): se limiter à 15 g (1 c. à soupe) par portion coupée finement et incorporée dans un potage ou une salade. En teinture-mère: se limiter à 7 gouttes matin et midi à cause des effets stimulants des algues. Le varech est un laxatif doux, un tonique général; il soigne les maladies de la peau chroniques comme l'eczéma et le psoriasis.

En macération, les algues sont une excellente lotion amaigrissante: faire sécher les algues au soleil. Après les avoir hachées, les faire macérer dans 4 fois leur volume d'huile végétale en ajoutant quelques gouttes d'huile essentielle à la menthe pour le parfum et pour activer la circulation localement.

Les capsules et les comprimés constituent une solution de remplacement valable: suivre la posologie du fabricant et choisir un produit pur et de bonne qualité.

Anecdote: Des expériences effectuées à l'université McGill de Montréal ont prouvé que le varech est un puissant draineur de métaux lourds radioactifs (baryum, cadmium, césium, plutonium, strontium).

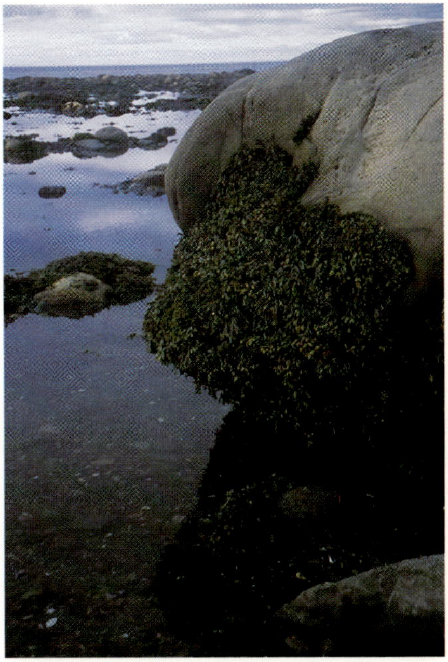

POUDRE AMAIGRISSANTE

50 g (1 ⅓ oz)	Poudre de varech
30 g (1 oz)	Guimauve
20 g (¾ oz)	Poudre de réglisse

Mélanger le tout et conserver dans un bocal en verre à l'abri de la lumière. Prendre 15 g (1 c. à soupe) de poudre avant les repas, diluée dans 125 ml (½ tasse) d'eau tiède. Ce mélange remplit l'estomac, coupe l'appétit et adoucit toutes les muqueuses digestives. Il fait perdre du poids et a un effet laxatif et tonique.

Précaution: Ne pas consommer de sucres, de levure de bière ni trop de farineux en même temps, car il y a risque de fermentations gazeuses!

VERGE D'OR

FAMILLE DES ASTÉRACÉES

Noms latins: *Solidago virgaurea* (Europe) ou *Solidago canadensis* (Canada)

Noms communs: Herbe des Juifs, gerbe d'or, solidago, verge dorée

Noms anglais: *Golden root, Aaron's root, woundwort*

Historique: En Europe, au XVIe siècle, Arnaud de Villeneuve, alchimiste et médecin, a été le premier à parler de la valeur médicinale diurétique et vulnéraire de la verge d'or. Les conquérants du Nouveau Monde l'avaient ramenée avec eux par accident avec d'autres plantes. Voici ce qu'en disait John Gerard: «Elle est d'autant plus précieuse qu'elle est rare et qu'elle vient de loin, mais bon nombre d'indigènes locales lui sont supérieures, on la vante parce que ce qui vient d'ailleurs et coûte cher plaît plus aux dames.» En 1636, Olivier de Serres, dans *Théâtre de l'agriculture,* dit que «la verge d'or est une plante de nature froide très efficace pour modérer les maladies chaudes du foie et des reins et pour relâcher le ventre en proie aux affres de la colique».

La verge d'or est une alliée en or pour renforcer notre système de protection contre les maladies.

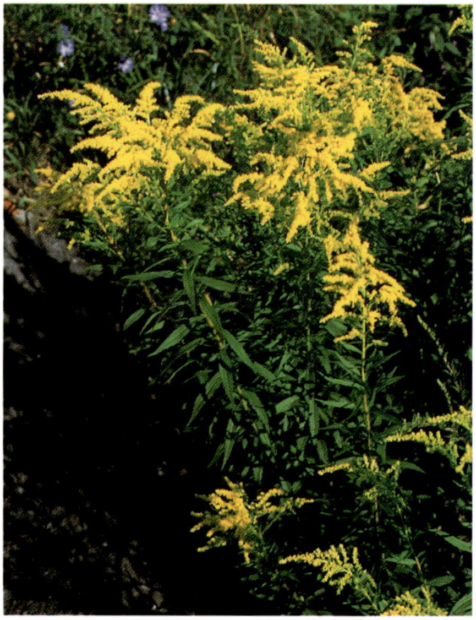

Les Amérindiens l'utilisaient comme contrepoison interne contre les alcaloïdes toxiques, en fomentation contre les morsures de serpents à sonnette, les plaies et les ulcères. Le Dr Vogel en a fait un des ingrédients principaux de sa fameuse teinture diurétique. Danièle Laberge, quant à elle, affirme que la verge d'or est la plante la plus efficace contre toutes les allergies et qu'elle restaure l'intégrité cellulaire de toutes les muqueuses.

Habitat: Les terres sablonneuses mais riches des anciennes alluvions et les friches ensoleillées.

Description: Plante herbacée vivace de 15 cm à 1 m de hauteur avec des

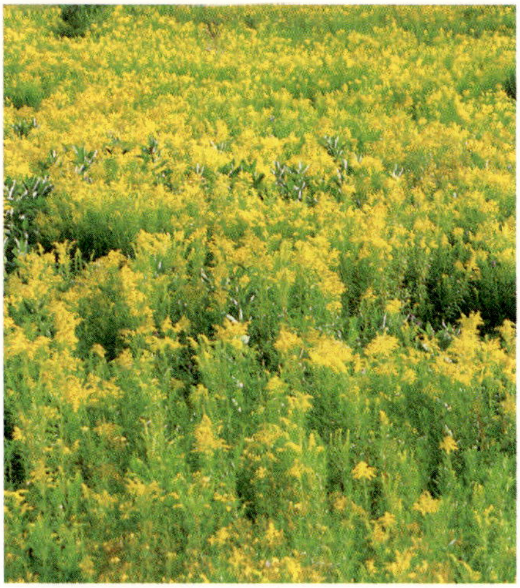

feuilles minces, lancéolées et trinervées. Les fleurs hermaphrodites sont disposées en petits capitules à fleurs jaunes.

Parties utilisées: Les feuilles avant la floraison, et les sommités fleuries juste avant leur épanouissement total, entre la mi-juillet et la mi-août, selon la variété et la région.

Composition chimique: Mucilages, saponines, huile essentielle, glycosides, solidagalactones, inuline, acides, tanins.

Propriétés médicinales: Antiurique, diurétique, astringente, antiseptique, antispasmodique, antitoxique, cholérétique, immunostimulante, tonique, vulnéraire.

Applications: En tisane ou en décoction, la sommité fleurie de la verge d'or est indiquée contre les allergies saisonnières des muqueuses pulmonaires mais aussi pour soigner les troubles intestinaux chroniques: 3 g (1 c. à thé) dans 250 ml (1 tasse) d'eau. En cas de colite ulcéreuse: faire un lavement concentré: 1 plant moyen (parties aériennes) pour 500 ml (2 tasses) d'eau bouillie. C'est aussi un parasiticide efficace contre les levures pathogènes.

En décoction: 12 g (4 c. à thé) dans 1 litre (4 tasses) d'eau. Boire 1 litre (4 tasses) par jour: c'est aussi un excellent traitement diurétique contre la rétention d'eau et l'urémie.

Mise en garde: Certaines personnes sensibles sont allergiques à son pollen. Éviter de la consommer si c'est le cas.

Anecdote: L'élixir de fleurs de verge d'or renforce la conscience de soi en l'harmonisant avec la conscience collective.

POTION IMMUNOSTIMULANTE

20 g (¾ oz)	Fleurs de verge d'or fraîches (séchées: 10 g)
10 g (⅓ oz)	Racine de pissenlit fraîche (séchée: 5 g)
10 g (⅓ oz)	Feuilles de serpolet
1 litre (4 tasses)	Eau

Faire bouillir les plantes dans l'eau pendant 3 min. Laisser infuser 10 min. Filtrer. Boire chaud ou froid dans la journée, entre les repas.

Cure diurétique et désinfectante des muqueuses et des organes majeurs: de 7 à 15 jours. Elle est conseillée aux allergiques, aux constipés, aux personnes souffrant de colites et de maladies chroniques des poumons ou des reins.

VÉRONIQUE

FAMILLE DES SCROFULARIACÉES

Nom latin : *Veronica officinalis*

Noms communs : Thé d'Europe, herbe aux ladres, herbe de Saint-Pierre, herbe de Sainte-Véronique

Noms anglais : *Black root, culver's root, physic root, speedwell*

Historique : L'origine de son nom est controversée : selon les anciens Grecs polythéistes, le mot *veronica* vient de *phero,* « j'apporte » et *niki,* « victoire », car la véronique triomphait de toutes les maladies ; les orthodoxes traduisaient le nom latin par « véritable icône » ; enfin les catholiques la dédiaient à sainte Véronique, humble et modeste, mais dévouée et efficace. Les Amérindiens l'utilisaient en décoction en cas d'empoisonnement pour provoquer les vomissements ; lors de rituels sacrés, ils en faisaient absorber à ceux qui ne supportaient pas les herbes hallucinogènes.

Du temps de Culpeper, les paysans gallois s'en servaient contre la bronchite, les hémorragies, la rétention d'eau et les maladies de la peau. En 1690, Johannes Francus, un herboriste allemand, lui a consacré un traité de 300 pages : *Polchresta Herba Veronica*. Puis cette plante est tombée dans l'oubli jusqu'à ce que Maria Treben la déclare excellente pour nettoyer le sang, drainer la bile et le mauvais cholestérol, ce que confirme Danielle Laberge au Québec.

La véronique, adventice discrète mais omniprésente dans nos gazons écologiques, est dotée d'un grand pouvoir purificateur.

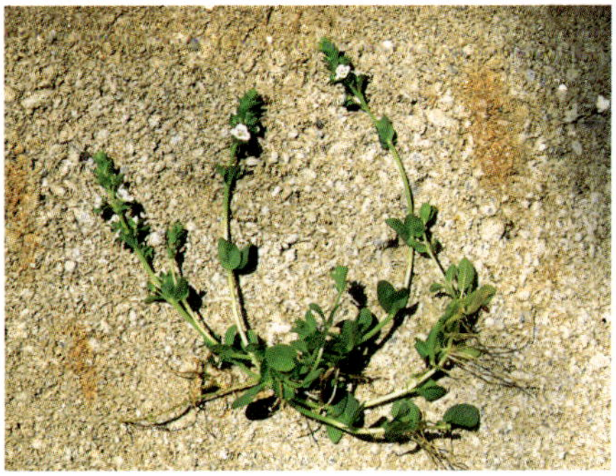

Habitat : Les prairies acides et humides, les friches et les lisières des bois de feuillus détrempés.

Description : Petite herbe vivace de 15 cm à 30 cm de hauteur à tige semi-rampante, garnie de feuilles ovales dentées et à pétiole court. Les fleurs sont petites, bleu clair veiné de bleu plus foncé et disposées en grappes latérales.

Parties utilisées : Toute la plante avant la floraison complète, mais en cas d'urgence, les feuilles.

Composition chimique : Acides organiques, sucres, pigment rouge, flavonoïdes, principe amer, résine, tanins.

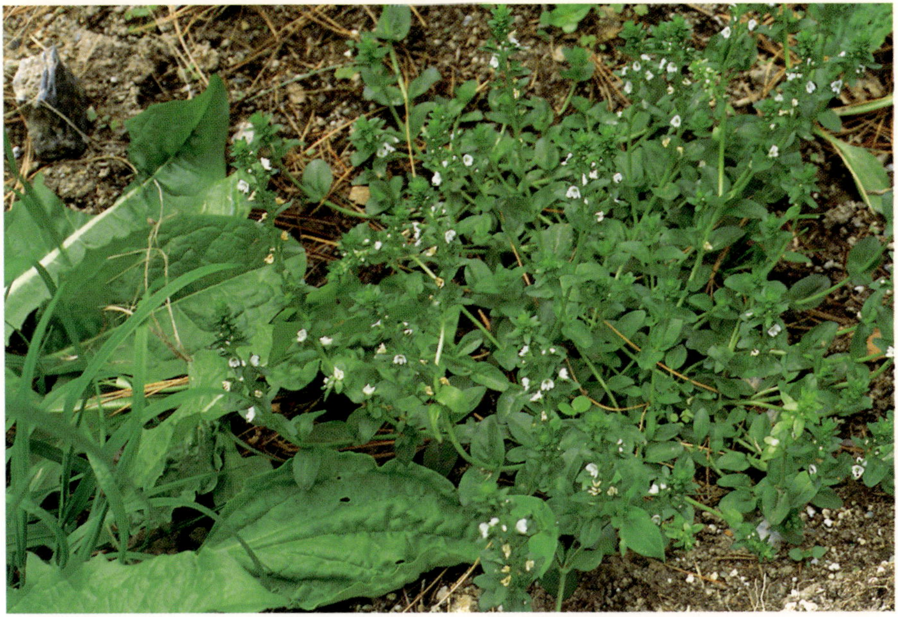

Propriétés médicinales: Astringente, diaphorétique ou sudorifique, dissolvante, diurétique, emménagogue, nutritive, pectorale, tonique, vulnéraire.

Applications: Plusieurs peuples la mangent crue en salade, tôt au printemps, ou ajoutée dans un potage. En décoction: 1 tige fleurie ou 3 g dans 250 ml (1 tasse) d'eau, elle aide à soulager l'œdème, les embarras digestifs et, à long terme, les maladies de peau chroniques, que l'on peut aussi traiter avec des lotions externes: 20 g (⅔ oz) de plante entière dans 250 ml (1 tasse) d'eau bouillie et filtrée, en compresse sur la partie à traiter.

Anecdote: Le bon abbé Kunzle conseille aux intellectuels surmenés qui souffrent de maux de tête de boire de la véronique et d'aller se reposer une semaine près d'un ruisseau dans une forêt montagneuse.

TEINTURE PRINTANIÈRE POLYVALENTE

250 ml (1 tasse)	Vin blanc acidulé
50 g (1 ¾ oz)	Véronique entière fraîche (au début de l'été)

Hacher la plante au robot. Mélanger avec le vin. Laisser reposer 1 mois en agitant tous les 2 ou 3 jours. Filtrer. À consommer dans l'année.

En cas d'atonie digestive, d'insuffisance biliaire ou d'eczéma: 5 ml (1 c. à thé) avant chaque repas.

VIGNE

FAMILLE DES AMPÉLIDACÉES

Nom latin : *Vitis vinifera*

Noms communs : Vigne à vin, lambrusque

Noms anglais : *Vine, grape vine*

Historique : Dans la Genèse est écrite une étrange histoire, où, pour la première fois, on évoque la vigne : Noé s'enivre du fruit de la première vigne cultivée par ses soins, danse nu et finit par maudire son fils et sa postérité.

Dans la Grèce antique, la vigne était le symbole de la civilisation. On vénérait Dionysos, le dieu de la vigne, du vin et du délire extatique, aussi appelé *Bacchus* en latin.

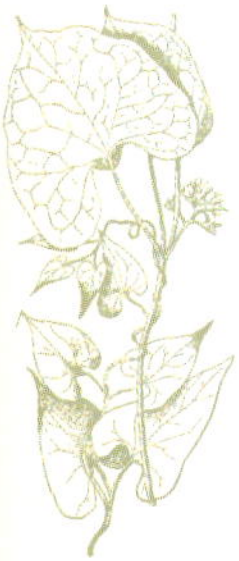

À l'époque des Gaulois, en France, on utilisait les feuilles de vigne séchées en poudre pour soigner les vaches souffrant de dysenterie et comme tonique veineux et hémostatique, surtout celles de la vigne rouge qui, d'après la théorie des *Signatures,* rappellent les réseaux capillaire et veineux. En 1535, Jacques Cartier et son équipage abordèrent à l'île d'Orléans ; ils la nommèrent l'île de Bacchus en raison du nombre incroyable de vignes sauvages, la « vigne des renards » *(Vitis vulpina* ou *Vitis viparia)* qui s'y trouvaient.

Au XVe siècle, en France, les médecins de campagne utilisaient couramment la sève limpide et gommeuse, appelée « larme de vigne », pure ou réduite en résine, sur les plaies cutanées et comme collyre. À la fin du XVIIIe siècle, les hygiénistes allemands et britanniques recommandaient le raisin — Rabelais l'appelait la « viande céleste » — en monodiète dépurative.

Au Québec, en 1889, Alfred Des Fossés a publié un *Traité sur la culture du raisin sauvage*. Mais son projet de cultiver la vigne sauvage n'a pas abouti.

Le riz enrobé dans une feuille de vigne trempée dans du vinaigre ou de huile d'olive est un plat national grec.

Habitat : Les vignobles bien sûr, mais aussi les terrains en friche aux sols argileux et siliceux, les côteaux ensoleillés, les haies et les treillis.

Description : Arbuste à tige dressée plus ou moins tordue d'où partent des rameaux ronds et verts garnis de grandes feuilles alternes et palmées. Les fleurs minuscules sont regroupées en une panicule vert clair. Le fruit est une baie de couleur variable (du vert clair au bleu foncé selon les variétés) qui contient entre 5 et 10 graines. Un plant de bonne souche peut vivre 600 ans !

Plante généreuse, la vigne est capable de nous guérir, de nous nourrir ou de nous enivrer !

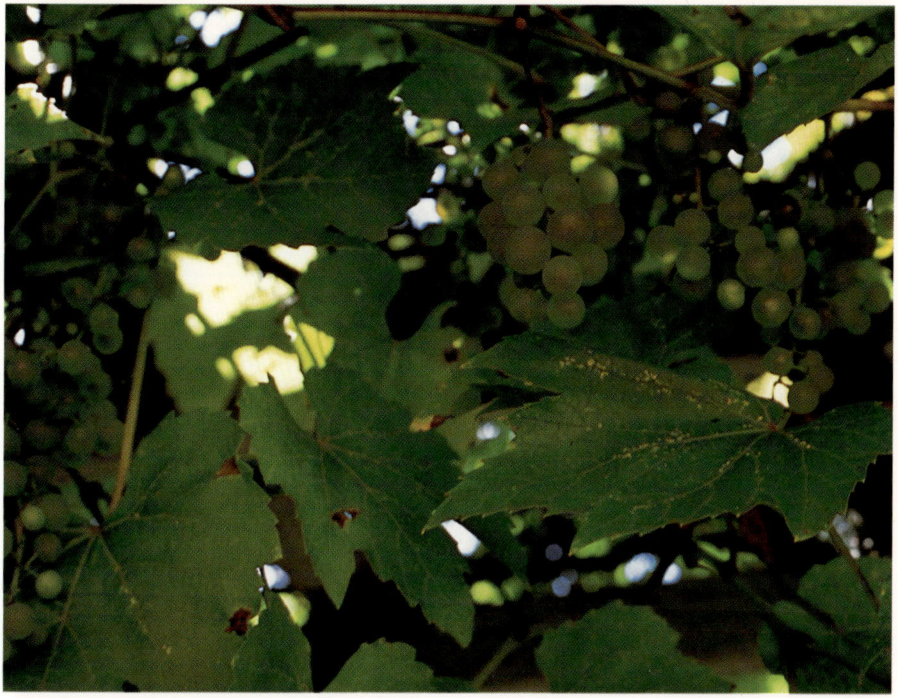

Parties utilisées: La sève qui coule des rameaux au printemps, les fleurs, les feuilles, les baies crues et les graines.

Composition chimique: Feuilles, suc, rameaux: flavonoïdes, sels de tartre, choline, inositol, bêta-carotène, minéraux (calcium, potassium), fibres, tanins, chlorophylle. Fruits: sucres, acides, pectine, pigments, vitamines A, B_1, B_2, B_{12} et C, eau ionisée (80 %), oligoéléments. Graines: anthocyanines, huile polyinsaturée.

Propriétés médicinales: Astringente, cicatrisante, antiinflammatoire, antiseptique, antioxydante, régénérante, diurétique, lithotritique, hypotensive, tonicardiaque, laxative, nutritive, régénérante, vulnéraire.

Applications: On peut utiliser la sève directement sur des plaies suppurantes ou diluée dans le même volume d'eau bouillie pour soigner les infections oculaires.

En décoction: faire bouillir les feuilles fraîches ou séchées (1 feuille dans 250 ml ou 1 tasse d'eau). Elles sont diurétiques, excellentes contre la cellulite et la diarrhée, mais surtout toniques pour les vaisseaux capillaires des jambes ou de l'utérus; en bain de siège, de mains ou de pieds, elles sont efficaces contre la congestion circulatoire

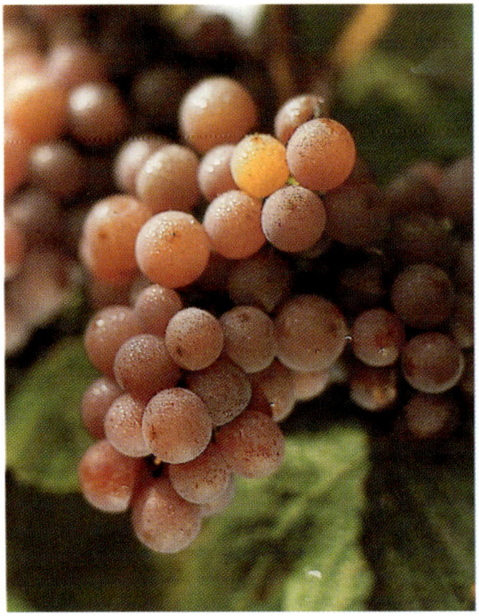

(hémorroïdes, varices); en cataplasme, elles soulagent les maux de tête.

Le raisin constitue un des fruits les plus sains et les plus assimilables. Il permet de supporter facilement un jeûne sans souffrir de la faim: il est toutefois impératif de choisir des fruits biologiques et, pour les estomacs sensibles, de cracher la pulpe et les noyaux qui sont laxatifs et indigestes.

Les raisins secs de Smyrne ou de Corinthe non sulfurés trempés quelques heures constituent un bon pectoral: prendre avant les repas 3 fois par jour.

Le jus de raisin rouge sans agents de conservation et non pasteurisé est excellent pour la santé et contient autant de flavonoïdes et de polyphénols antioxydants que le jus fermenté. Quant au vin, bien qu'il réjouisse le cœur, sa dépendance a causé bien des malheurs. Un verre de vin de bonne qualité par jour est cependant excellent pour la santé.

Les pépins de raisins croqués sont une formidable source d'agents immunostimulants, et leur huile pressée à froid fait partie des sources de gras conseillées.

Anecdote: À l'image de la vigne, l'élixir de fleurs de vigne (recommandé par le célèbre Dr Bach) est idéal pour les personnalités tyranniques: il ouvre l'esprit à l'altruisme et à la tolérance.

TISANE MINCEUR

10 g (3 c. à thé)	Feuilles de vigne
10 g (3 c. à thé)	Fleurs de sureau
10 g (2 c. à thé)	Aubier de tilleul
1,5 litre (6 tasses)	Eau

Faire bouillir les plantes pendant 5 min, laisser infuser 10 min. Boire le tout dans la journée entre les repas.

Pour supprimer la rétention d'eau et éliminer les toxines intercellulaires, boire 750 ml à 1 litre (3 à 4 tasses) par jour, avant les repas, pendant 10 à 30 jours consécutifs.

VIOLETTE

FAMILLE DES VIOLACÉES

Noms latins : *Viola canadensis* (Canada), *Viola odorata* (France)

Noms communs : Fleur de mars, violette du carême, jacée du printemps

Noms anglais : *Sweet violet, heart's ease, jump up, trinity violet, butterfly violet*

Historique : En Grèce antique, on vénérait la violette ; elle était symbole de Vénus, fleur de l'amour, à la fois présente dans les coiffes des mariées et sur les cercueils des jeunes femmes. Hippocrate la prescrivait contre les indurations de la peau et les obstructions des poumons. Selon sainte Hildegarde, la feuille de violette dissout les tumeurs malignes, surtout celles de la peau et du gros côlon.

John Gerard la conseillait contre les plaies suppurantes et même en lavement, car, disait-il, « sa douce fraîcheur humide réduit l'excès de chaleur ».

René Laennec, médecin français inventeur du stéthoscope, consommait régulièrement un cocktail antigrippe : une infusion de fleurs de violette avec un doigt d'eau-de-vie.

La feuille en cœur de cette coquette demoiselle recèle un grand pouvoir protecteur, et sa racine a des effets purificateurs.

Un poème anonyme de l'école de Salerne illustre cette qualité antivirale :

Pour dissiper l'ivresse et chasser la migraine, la violette est souveraine,

D'une tête pesante elle ôte le fardeau

Et d'un rhume fâcheux délivre le cerveau

En Angleterre, on a longtemps dégusté les pétales de violette confits dans le sucre. Les moniales de Flavigny, en France, en font des bonbons ; à Grasse, la capitale des parfums français, elles sont cultivées intensivement. La violette est symbole de douceur, de simplicité et de modestie. Napoléon en a pourtant fait son emblème impérial. Cette discrète fleurette est toujours répertoriée dans la *British Pharmacopeia* comme un anticancérigène surtout efficace contre les tumeurs de la gorge et de la peau. Les Amérindiens l'ont toujours vénérée et la grande herboriste Susan Weed la louange régulièrement.

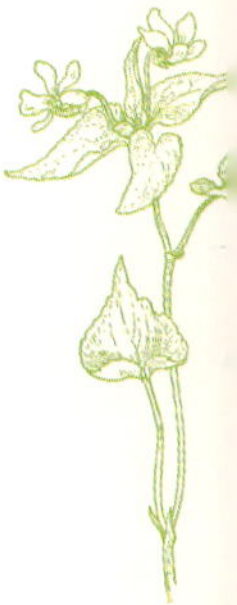

Habitat : Les prairies humides et ombragées, les lisières des forêts et les terres argileuses.

Description : Petite plante vivace de 5 cm à 20 cm de hauteur à feuilles en forme de cœur et aux fleurs violettes. On en trouve aussi des jaunes et des blanches.

Parties utilisées : Les fleurs au début du printemps, les feuilles en été, la racine en automne.

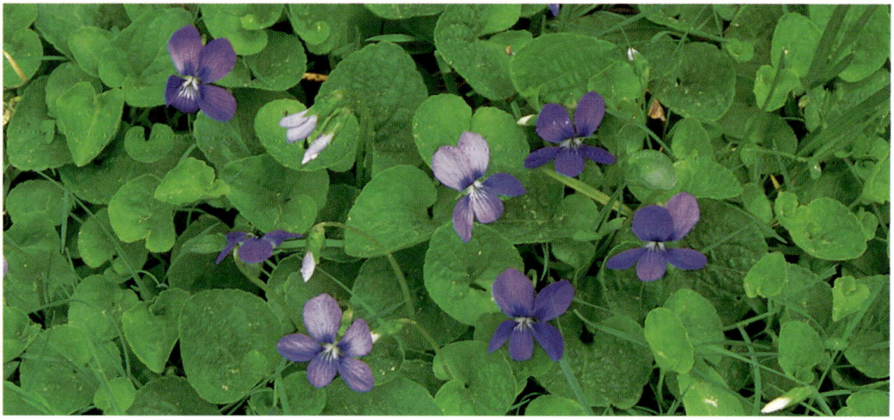

Composition chimique : Fleurs : glucosides, huile essentielle. Feuilles : mucilages, saponine, acide salicylique. Racines : alcaloïde.

Propriétés médicinales : Altérative, dépurative, nutritive, immunostimulante, antiseptique, régénérante, émolliente, vulnéraire, laxative, reconstituante, antiallergique, expectorante, calmante, euphorisante.

Applications : On mange les fleurs crues en salade, comme garniture de dessert ou séchées en tisane pectorale.

La teinture-mère (fleurs seules ou avec les feuilles : 50 % de plante, 100 % d'alcool) est recommandée contre le cancer. Les feuilles congelées et broyées agiront davantage que les feuilles séchées.

Les racines brossées, lavées et séchées 1 h au soleil et 1 semaine à l'ombre peuvent être utilisées en décoction concentrée (5 g ou 1 c. à thé dans 150 ml ou environ $\frac{1}{3}$ tasse d'eau) en cas d'empoisonnement alimentaire ou aux alcaloïdes.

En cas d'empoisonnement, la teinture-mère de racines provoque le vomissement.

Anecdote : Avant leurs orgies, les Romains s'en faisaient des couronnes pour retarder l'ivresse, et des tisanes pour guérir les céphalées du lendemain.

SIROP DE VIOLETTES À L'ORIENTALE

125 g (1 tasse)	Fleurs de violettes
500 ml (2 tasses)	Eau
500 ml (2 tasses)	Miel
30 ml (1 oz)	Gin

Faire bouillir l'eau. Ajouter les violettes et mélanger. Laisser infuser toute la nuit dans un contenant non métallique. Filtrer et ajouter le miel. Faire frémir pendant 10 min sur le feu. Laisser refroidir et verser dans des bouteilles ou des pots en verre. Ajouter le gin pour la conservation. Il se garde 3 mois au frais : excellent avec les crêpes, les gâteaux et les sorbets. Il adoucit la gorge et les intestins.

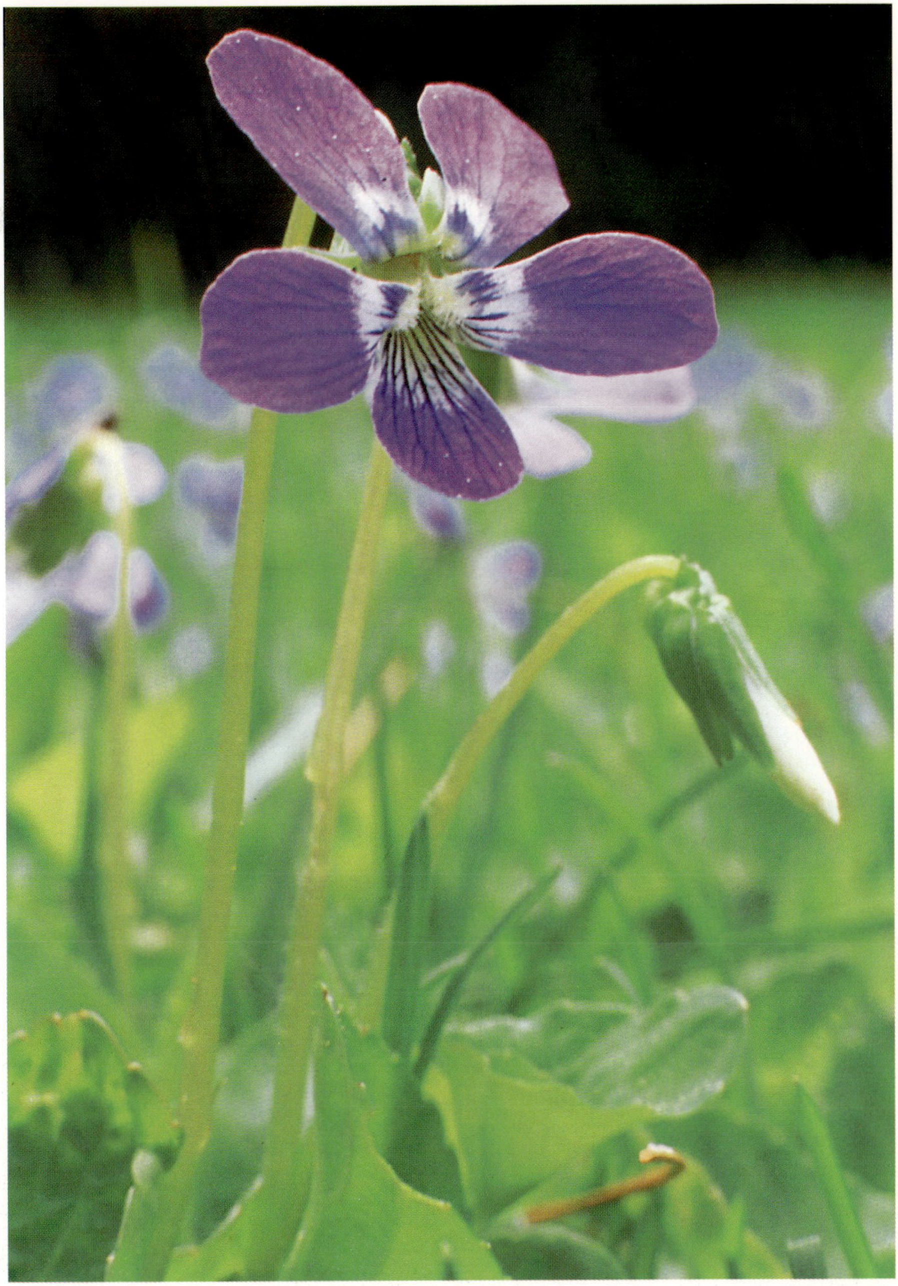

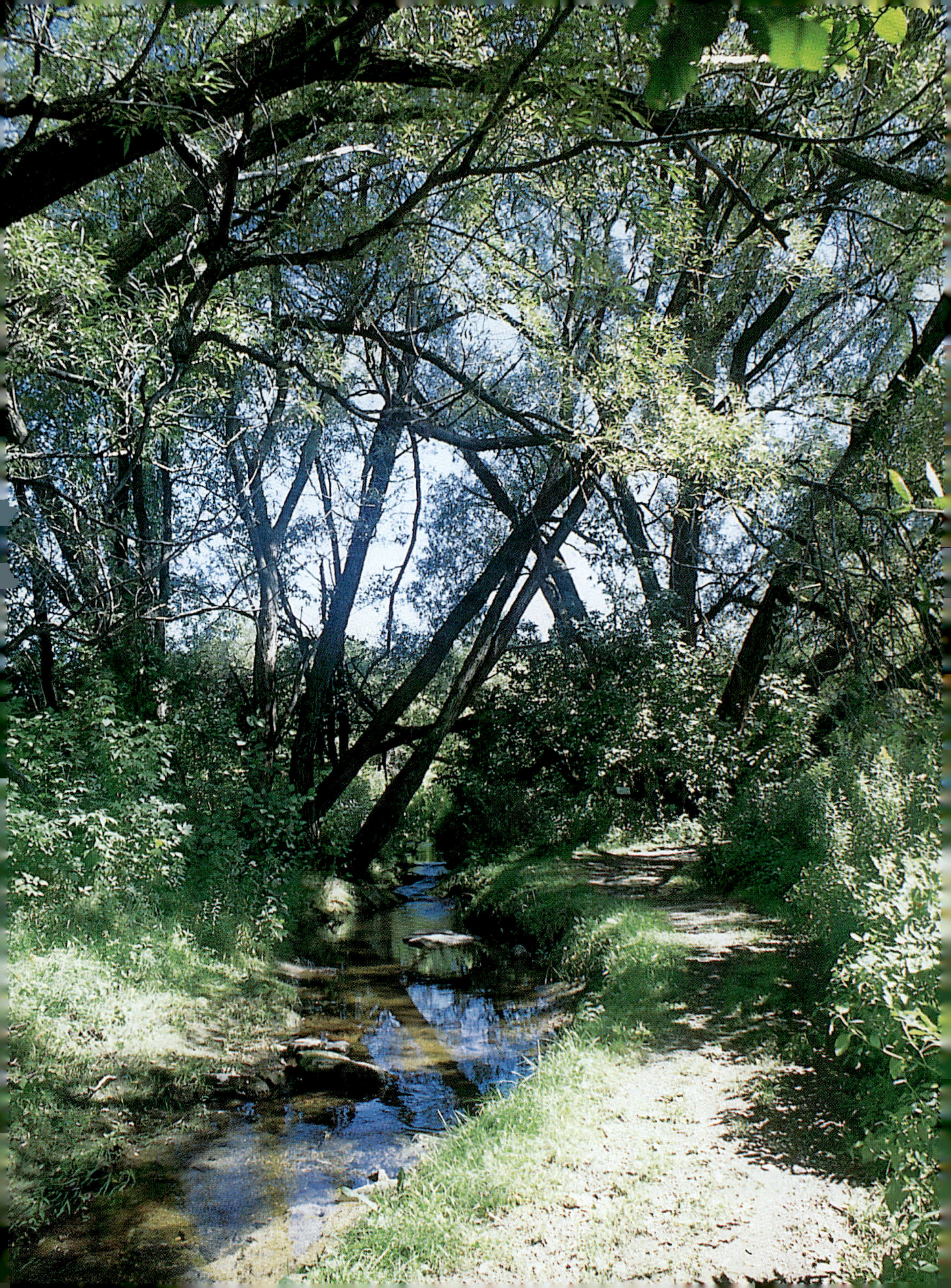

CHAPITRE V

Les maladies courantes et leurs remèdes végétaux

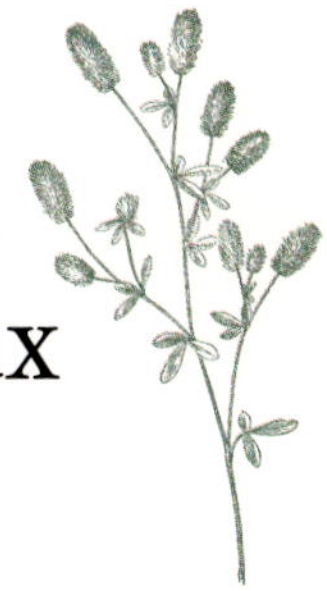

Les remèdes peuvent arriver, puis l'un après l'autre
ils sont délaissés, mais le pouvoir remédiant de la Nature, lui,
est à jamais continu.

DR HERBERT SHELTON

Abcès : Bardane, benoîte, brunelle, camomille, gaillet, lierre terrestre, mauve, millepertuis, molène, mouron des oiseaux, moutarde noire, orme rouge, plantain, scrofulaire, trèfle rouge, violette.

Acidité : Camomille, chêne, consoude, framboisier, ortie, pensée sauvage, pissenlit, prêle, trèfle rouge.

Acné : Achillée, aunée, bardane, consoude, framboisier, gaillet, menthe, mouron des oiseaux, ortie, pensée sauvage, pissenlit, plantain, serpolet, trèfle rouge, véronique, violette.

Allergies : Achillée, armoise, aunée, bardane, brunelle, chiendent, églantier, framboisier, lierre terrestre, mauve, mouron des oiseaux, ortie, oseille, serpolet, sureau, trèfle rouge, verge d'or.

Anémie : Angélique, armoise, capillaire, chiendent, consoude, cresson, églantier, épine-vinette, framboisier, menthe, ortie, patience, pensée sauvage, pissenlit, trèfle rouge, violette.

Arthrite : Achillée, bardane, benoîte, bouleau blanc, bourse-à-pasteur, busserole, cataire, cerisier, chiendent, consoude, épilobe, eupatoire, framboisier, frêne, gaillet, genévrier, millepertuis, ortie, piloselle, pissenlit, prêle, saule, sureau, trèfle rouge, verge d'or.

Asthénie (fatigue) : Angélique, capillaire, chêne, chicorée, consoude, cresson, églantier, épine-vinette, genévrier, lierre terrestre, menthe, mouron, ortie, oseille, patience, serpolet, sureau, trèfle rouge, violette.

Asthme : Aunée, bardane, bourse-à-pasteur, brunelle, capillaire, cataire, consoude, églantier, lierre terrestre, lobélie, mauve, molène, orme, ortie, patience, pissenlit, plantain, sapin, sureau, trèfle rouge, tussilage, valériane, véronique, violette.

Athérosclérose : Achillée, aubépine, aunée, bouleau, bourse-à-pasteur, camomille, capillaire, chélidoine, chicorée, chiendent, églantier, épine-vinette, frêne, gaillet, mauve, mouron, ortie, oseille, pensée sauvage, peuplier, piloselle, pissenlit, plantain, prêle.

Blessure ou plaie : Achillée, armoise, aunée, bardane, bourse-à-pasteur, brunelle, chêne blanc, consoude, fraisier, framboisier, luzerne, mauve, millepertuis, molène, mouron, orme rouge, plantain, prêle, trèfle rouge, véronique, violette.

Bronchite : Aunée, brunelle, capillaire, cataire, chiendent, lierre terrestre, lobélie, mauve, menthe, molène, moutarde, orme rouge, ortie, raifort, serpolet, tussilage, verge d'or, violette.

Brûlure : Aigremoine, aunée, bardane, brunelle, camomille, capillaire, consoude, gaillet, mauve, millepertuis, orme rouge, pensée sauvage, plantain, serpolet, tussilage, violette.

Bursite : Achillée, bardane, bouleau, busserole, cerisier, chicorée, chiendent, consoude, églantier, frêne, gaillet, mauve, orme, ortie, oseille, pissenlit, reine-des-prés, ronce, saule, sureau, trèfle rouge, valériane, verge d'or.

Cancer : Aigremoine, aunée, bardane, brunelle, capillaire, chélidoine, consoude, cresson, églantier, framboisier, gaillet, lierre terrestre, mauve, millepertuis, mouron, ortie, oseille, pensée sauvage, plantain, serpolet, sureau, trèfle rouge, véronique, violette.

Champignon, levure, pied d'athlète : Armoise, aunée, bardane, chélidoine, chêne, consoude, églantier, gaillet, lierre terrestre, lobélie, noyer, patience, prêle, sapin, scrofulaire, serpolet, tanaisie, valériane, violette.

Conjonctivite : Achillée, armoise, bourse-à-pasteur, brunelle, camomille, chêne, chélidoine, consoude, églantier, euphraise, fraisier, gaillet, mauve, molène, ortie, pensée sauvage, plantain, reine-des-prés, tilleul, trèfle rouge, véronique, violette.

Constipation : Achillée, aigremoine, eupatoire, camomille, chélidoine, chicorée, liseron, mauve, menthe, molène, orme, patience, pissenlit, plantain, sapin, tilleul, valériane, violette.

Cystite : Benoîte, bouleau, busserole, cerisier, chicorée, chiendent, églantier, frêne, gaillet, genévrier, lierre terrestre, mauve, ortie, piloselle, pissenlit, prêle, reine-des-prés, sapin, sureau, tilleul, trèfle rouge, verge d'or.

Décalcification, ostéoporose : Achillée, agripaume, bourse-à-pasteur, camomille, capillaire, chêne, consoude, cresson, fraisier, framboisier, mûre, ortie, pissenlit, potentille, prêle, trèfle, tussilage.

Dépression : Angélique, armoise, aubépine, brunelle, camomille, cataire, chicorée, épine-vinette, lobélie, menthe, millepertuis, patience, pensée, sapin, tilleul, valériane.

Diabète : Aigremoine, bardane, brunelle, busserole, capillaire, chicorée, chiendent, cresson, églantier, eupatoire, framboisier, gaillet, genévrier, mauve, myrtille, orme, pensée, piloselle, pissenlit, prêle, sureau, trèfle, véronique, violette.

Diarrhée : Achillée, aigremoine, armoise, bourse-à-pasteur, brunelle, busserole, cataire, chêne, consoude, euphraise, fraisier, framboisier, mauve, myrtille, orme, potentille, salicaire, tussilage.

Dyspepsie, gaz : Angélique, asaret, camomille, carotte sauvage, chicorée, consoude, épine-vinette, genévrier, mauve, menthe, orme, patience, pissenlit, prêle, tanaisie, violette.

Eczéma, psoriasis : Achillée, agripaume, armoise, bardane, bouleau, brunelle, camomille, capillaire, chélidoine, chêne, consoude, cresson, épine-vinette, framboisier, gaillet, lierre terrestre, lobélie, mauve, millepertuis, molène, mouron, ortie, pensée, scrofulaire, serpolet, trèfle, valériane, violette.

Empoisonnement alimentaire : Achillée, armoise, asaret, camomille, chélidoine, chêne, épine-vinette, lobélie, mauve, moutarde, orme, oseille, plantain, sapin, trèfle, véronique, violette.

Grippe: Achillée, angélique, aunée, benoîte, bouleau, brunelle, camomille, capillaire, églantier, lierre terrestre, lobélie, mauve, menthe, moutarde, ortie, plantain, reine-des-prés, sapin, sureau, tilleul, trèfle, tussilage, violette.

Hémorragie: Achillée, aigremoine, armoise, bourse-à-pasteur, chêne, consoude, fraisier, framboisier, mouron, plantain, potentille, prêle, salicaire, tussilage.

Hémorroïdes: Achillée, aigremoine, armoise, bardane, bourse-à-pasteur, brunelle, chêne, consoude, cresson, fougère, fraisier, framboisier, lierre terrestre, molène, orme, plantain, sapin, vigne.

Hépatite: Achillée, aigremoine, armoise, bardane, brunelle, camomille, chardon, chélidoine, chicorée, cresson, églantier, épine-vinette, eupatoire, menthe poivrée, myrtille, onagre, oxalyde, pensée sauvage, pissenlit, serpolet, tanaisie, trèfle rouge, verge d'or, véronique, violette.

Hypoglycémie: Bardane, capillaire, chicorée, chiendent, églantier, épine-vinette, fraisier, framboisier, genévrier, mauve, mélilot, menthe, mouron, patience, pensée, pissenlit, serpolet, sureau, trèfle.

Insomnie: Agripaume, aubépine, bourse-à-pasteur, camomille, cataire, framboisier, houblon, lobélie, millepertuis, sapin, tilleul, valériane.

Insuffisance cardiaque: Agripaume, aubépine, bourse-à-pasteur, camomille, capillaire, chiendent, cresson, églantier, épine-vinette, framboisier, frêne, gaillet, lobélie, ortie, pensée, saule, sureau, tilleul, trèfle, valériane.

Ménopause: Achillée, angélique, armoise, aubépine, camomille, cataire, églantier, épine-vinette, framboisier, genévrier, houblon, lobélie, mauve, menthe, millepertuis, ortie, patience, reine-des-prés, trèfle, valériane.

Migraine: Achillée, aubépine, bourse-à-pasteur, camomille, capillaire, cataire, chélidoine, chicorée, églantier, épine-vinette, framboisier, houblon, lédon, lierre terrestre, lobélie, menthe, pissenlit, reine-des-prés, sureau, valériane.

Néphrite: Achillée, armoise, aunée, benoîte, bouleau, bourse-à-pasteur, capillaire, cerisier, chiendent, cresson, eupatoire, frêne, gaillet, genévrier, houblon, ortie, piloselle, pissenlit, prêle, reine-des-prés, serpolet, sureau, tilleul, trèfle, verge d'or.

Nervosité : Angélique, armoise, aubépine, bourse-à-pasteur, brunelle, camomille, cataire, cresson, consoude, églantier, genévrier, houblon, lobélie, millepertuis, ortie, patience, saule, tilleul, valériane.

Obésité : Angélique, bardane, busserole, cerisier, chicorée, chiendent, cresson, églantier, épine-vinette, gaillet, genévrier, groseillier, liseron, mauve, menthe, mouron, myrtille, orme, pensée, piloselle, plantain, prêle, reine-des-prés, sapin, saule, sureau, tilleul, trèfle, verge d'or, véronique.

Otite : Achillée, asaret, aunée, camomille, chélidoine, lierre terrestre, lobélie, millepertuis, molène, plantain, sapin, serpolet, sureau, tilleul.

Palpitations : Agripaume, armoise, aubépine, bourse-à-pasteur, cataire, cresson, églantier, fraisier, framboisier, mauve, millepertuis, ortie, pensée, pissenlit, prêle, reine-des-prés, sapin, tilleul, trèfle, valériane.

Syndrome prémenstruel : Achillée, armoise, camomille, cataire, framboisier, houblon, liseron, mauve, menthe, ortie, patience, pissenlit, sapin, saule, tilleul, valériane.

Vers intestinaux : Armoise, aunée, chélidoine, chiendent, églantier, fougère, liseron, moutarde, noyer, sapin, scrofulaire, serpolet, tanaisie, valériane.

Zona : Achillée, aigremoine, armoise, bardane, bouleau, capillaire, cataire, chélidoine, consoude, cresson, framboisier, gaillet, groseillier, mauve, mouron, ortie, pensée, pissenlit, plantain, scrofulaire, trèfle, tussilage, valériane, violette.

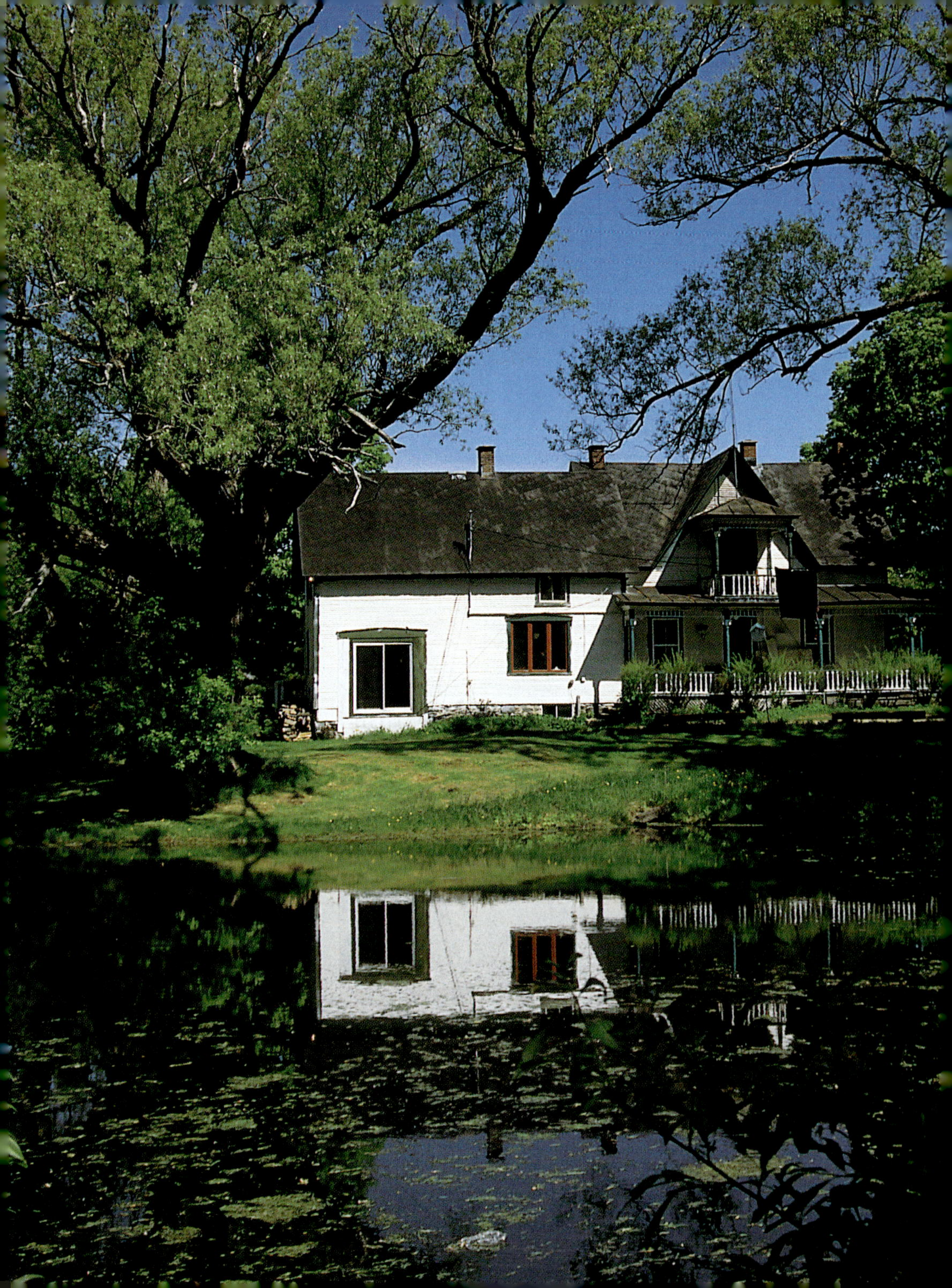

CHAPITRE VI

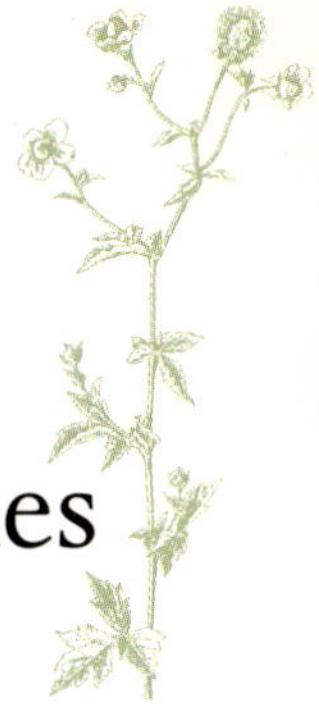

Principales propriétés des plantes sauvages médicinales

Use de la coutume louable et salutaire des anciens, choisis en tes jardins et champs des remèdes familiers, desquels tes ancêtres ont usé, poussés en le même air et contrée que toi, desquels tu pourras être pourvu et fourni tout frais en leur vigueur, sans qu'il te faille trotter bien loin ou languir en les attendant.

ANTOINE MIZAUD
Médecin français du XVIe siècle

Acidifiant : Produit une réaction acide entraînant une baisse du pH en dessous de 7, dans les muqueuses et les liquides organiques particulièrement, ce qui a un effet anticoagulant, antiseptique et stimulant sur la circulation sanguine et lymphatique.
Cresson, églantier, épine-vinette, fraise, framboise, oxalide, raisin.

Alcalinisant : Neutralise les substances acides sur les plans circulatoire, digestif et nerveux en élevant le pH au-dessus de 7 et facilite la reminéralisation.
Achillée millefeuille, armoise, bouleau, bourse-à-pasteur, camomille, chêne, consoude, fraisier, framboisier, molène, myrtille, ortie, patience, pissenlit, potentille, prêle, salicaire, saule, trèfle, tussilage.

Altératif (signifie draineur, nettoyeur) : Permet de nettoyer le corps en profondeur en expulsant les toxines.
Achillée, armoise, aunée, bardane, capillaire, chicorée, chiendent, cresson, frêne, gaillet, lierre terrestre, mouron des oiseaux, ortie, pensée sauvage, pissenlit, sapin, serpolet, sureau, trèfle rouge, violette.

Amer : Saveur prononcée en bouche. Les plantes amères stimulent la production des sucs digestifs, favorisent l'appétit, l'assimilation et le bon transit intestinal.
Achillée, armoise, bardane, camomille, chardon, chélidoinc, chicorée, eupatoire, lierre terrestre, noyer, patience, piloselle, pissenlit, saule, tanaisie, tilleul, verge d'or.

Analgésique : Diminue, soulage ou supprime la douleur :

- Localement : achillée, angélique, asaret, menthe, plantain, tanaisie.
- Par les centres neurosensoriels : achillée, armoise, aubépine, bourse-à-pasteur, brunelle, camomille, cataire, houblon, millepertuis, potentille, reine-des-prés, saule, tilleul, valériane.

Antidiarrhéique : Agit sur la muqueuse intestinale irritée grâce à des propriétés absorbantes, antiacides, astringentes et antiseptiques.
Aigremoine, armoise, aubépine, bourse-à-pasteur, brunelle, cataire, chêne, consoude, fraisier, framboisier, myrtille, potentille.

Antiphlogistique : Combat l'inflammation locale ou générale et supprime les abcès, les enflures, les furoncles et les œdèmes.
Asaret, bardane, chélidoine, consoude, cresson, eupatoire, mauve, millepertuis, mouron, orme rouge, plantain, sapin, tussilage, violette.

Antirhumatismal : Soulage les malaises articulaires inflammatoires, chroniques ou passagers en diminuant la congestion localisée et en aidant à drainer les cristallisations locales anormales.
Aubépine, bardane, benoîte, bouleau, busserole, chicorée, chiendent, eupatoire, frêne, gaillet, genévrier, mouron, pensée sauvage, piloselle, prêle, reine-des-prés, serpolet, sureau, tilleul, trèfle rouge, verge d'or, véronique.

Antiscorbutique : Ajoute à l'alimentation la vitamine C et ses cofacteurs, souvent présents en synergie dans les plantes médicinales.
Aubépine, capillaire, cerisier, cresson, églantier, épine-vinette, fraisier, framboisier, mouron, pensée, plantain, raifort, sapin, sureau, violette.

Antiseptique : Combat, prévient ou neutralise une infection en stoppant la multiplication des micro-organismes pathogènes.
Achillée, armoise, asaret, aunée, bardane, chélidoine, consoude, cresson, églantier, épine-vinette, menthe, plantain, sapin, scrofulaire, serpolet, tanaisie, violette.

Antispasmodique : Combat les douleurs et les spasmes causés par un traumatisme localisé et transmis par le système nerveux.
Agripaume, armoise, bourse-à-pasteur, camomille, cataire, houblon, lobélie, menthe, millepertuis, reine-des-prés, sapin, saule, tilleul, valériane.

Antitoxique : Aide l'organisme à éliminer et à neutraliser les substances toxiques de toutes natures.
Achillée, aigremoine, asaret, bardane, brunelle, busserole, chêne, chiendent, consoude, cresson, lierre terrestre, lobélie, mouron, orme, ortie, pensée sauvage, pissenlit, raifort, sureau, tanaisie, trèfle rouge, véronique, violette.

Apéritif : Stimule le centre de l'appétit dans le cerveau et aussi les sucs des voies digestives supérieures.
Achillée, angélique, armoise, asaret, chélidoine, cresson, églantier, houblon, menthe, mouron, oxalide, piloselle.

Aphrodisiaque : Stimule le désir sexuel par le biais des voies endocriniennes, circulatoires et neurologiques.
Angélique, asaret, camomille, cresson, églantier, épine-vinette, genévrier, houblon, menthe, ortie, oseille, pissenlit, raifort, serpolet, tanaisie, trèfle, valériane, verge d'or.

Astringent : Resserre et régénère les tissus, fonction utile en cas de diarrhée, d'écoulement, d'énurésie ou de plaies diverses.
Achillée, aigremoine, armoise, benoîte, bouleau, busserole, chêne, consoude, fraisier, framboisier, molène, myrtille, noyer, potentille, prêle, salicaire, tussilage.

Balsamique : Se dit des substances aromatiques résineuses qui aseptisent et adoucissent les muqueuses respiratoires.
Genévrier, noyer, orme, sapin.

Béchique : Calme la toux et l'irritation des voies respiratoires.
Aunée, capillaire, cataire, consoude, lierre terrestre, lobélie, mauve, orme, raifort, sapin, tussilage, violette.

Cardiotonique : Augmente la régularité, la tonicité et la vascularisation du muscle cardiaque.
Agripaume, bourse-à-pasteur, cresson, églantier, épine-vinette, framboisier, lobélie, pensée sauvage, raifort, saule, serpolet, trèfle rouge.

Carminatif : Prévient la formation de gaz intestinaux et favorise leur expulsion.
Angélique, asaret, carotte sauvage, cataire, chicorée, genévrier, menthe, noyer, pissenlit, sapin, serpolet, tanaisie.

Cathartique : Stimule le péristaltisme intestinal (ondes de contractions musculaires) et agit comme purgatif.
Camomille, cerisier, chélidoine, chicorée, eupatoire, épine-vinette, liseron, mauve, menthe, pissenlit, sapin, violette.

Cholagogue : Stimule les fonctions du foie et facilite l'évacuation de la bile.
Achillée, aigremoine, armoise, aunée, camomille, chélidoine, chicorée, chiendent, cresson, épine-vinette, gaillet, menthe, piloselle, pissenlit, sapin, tanaisie, tussilage, verge d'or.

Cholérétique : Stimule les sécrétions biliaires dans les voies intestinales.
Achillée, camomille, chélidoine, chicorée, épine-vinette, menthe, pissenlit, reine-des-prés, tanaisie.

Cholestérolytique : Dissout partiellement ou totalement les agrégats de mauvais cholestérol (LDL).

Achillée, armoise, aunée, chélidoine, cresson, épine-vinette, gaillet, menthe, mouron, piloselle, pissenlit, trèfle rouge, véronique.

Dépuratif: Purifie l'organisme en facilitant l'évacuation des déchets ou des toxines organiques, généralement de la lymphe, de la peau et du sang.
Armoise, bardane, benoîte, bouleau, capillaire, chiendent, cresson, églantier, épine-vinette, fraisier, framboisier, frêne, lierre terrestre, menthe, mouron, patience, pensée sauvage, scrofulaire, serpolet, sureau, trèfle, violette.

Digestif: Facilite tout le processus de la digestion.
Achillée, angélique, armoise, camomille, carotte, cataire, chélidoine, chicorée, framboisier, genévrier, houblon, menthe, noyer, orme, serpolet, tanaisie.

Dissolvant: Empêche la formation et facilite la dissolution des calculs, des lithiases, des pierres biliaires ou rénales.

- Pour la vésicule biliaire: achillée, aigremoine, camomille, chélidoine, chiendent, épine-vinette, houblon, menthe, piloselle, pissenlit, tanaisie.
- Pour les reins et la vessie: bouleau, busserole, cerisier, chicorée, chiendent, églantier, eupatoire, frêne, gaillet, genévrier, houblon, mouron, ortie, piloselle, pissenlit, prêle, reine-des-prés, saule, tilleul, trèfle, verge d'or.

Diurétique: Favorise l'évacuation des urines.
Angélique, benoîte, bouleau, busserole, cerisier, chicorée, chiendent, églantier, eupatoire, gaillet, lierre terrestre, ortie, piloselle, pissenlit, prêle, reine-des-prés, serpolet, sureau, tilleul, verge d'or, véronique.

Émétique: Provoque les vomissements.
Asaret, camomille, chélidoine, lobélie, violette.

Emménagogue: Provoque et régularise les menstruations.
Agripaume, angélique, armoise, camomille, chélidoine, framboisier, menthe pouliot, scutellaire, tanaisie, trèfle.

Émollient : Adoucit, calme et relâche les tissus.
Camomille, mauve, millepertuis, molène, mouron, orme, pensée, plantain, sapin, violette.

Expectorant : Provoque l'expulsion des glaires ou des mucosités obstruant les voies respiratoires.
Aunée, capillaire, cerisier, consoude, cresson, lierre terrestre, molène, plantain, raifort, sapin, tussilage, violette.

Fébrifuge : Combat les symptômes de la fièvre.
Achillée, benoîte, camomille, cataire, églantier, eupatoire, lierre terrestre, mouron, pensée, pissenlit, tilleul, valériane.

Fongicide : Détruit les champignons et les levures (interne et externe).
Achillée, armoise, aunée, chélidoine, lierre terrestre, menthe pouliot, noyer, sapin, scrofulaire, tanaisie, valériane.

Galactagogue ou galactogène : Augmente la sécrétion lactée.
Carotte sauvage, framboisier, luzerne, mauve, raisin, trèfle.

Hémostatique : Arrête les hémorragies.
Achillée, benoîte, bourse-à-pasteur, consoude, plantain, salicaire, tussilage, véronique.

Hypertensif : Augmente la pression sanguine.
Angélique, armoise, lobélie, menthe, serpolet, tanaisie.

Hypnotique : Provoque le sommeil.
Aubépine, cataire, houblon, laitue, lédon, lobélie, tilleul, valériane.

Hypoglycémiant : Abaisse le taux de sucre dans le sang.
Aigremoine, aubépine, aunée, bardane, camomille, églantier, épine-vinette, noyer, ortie, pissenlit.

Hypotensif: Diminue la pression sanguine.
Aubépine, camomille, cataire, millepertuis, tilleul, valériane.

Immunostimulant: Active le système immunitaire.
Achillée, armoise, aunée, bardane, capillaire, cataire, chêne, chiendent, cresson, églantier, épine-vinette, eupatoire, frêne, gaillet, genévrier, lierre terrestre, lobélie, menthe, millepertuis, ortie, patience, pissenlit, plantain, raifort, sapin, sureau, trèfle, verge d'or, violette.

Laxatif: Facilite l'évacuation des déchets par les intestins.
Camomille, chicorée, chiendent, épine-vinette, eupatoire, liseron, mauve, menthe, patience, pissenlit, plantain, sapin, tanaisie, violette.

Lipotropique: Émulsifie et facilite l'évacuation des corps gras du sang et des tissus.
Achillée, armoise, asaret, bardane, camomille, chélidoine, épine-vinette, menthe, mouron, patience, pensée, piloselle, pissenlit, serpolet, sureau, trèfle, verge d'or.

Mucilagineux: A la propriété de gonfler dans l'eau et de réparer les muqueuses.
Mauve, orme, sapin, varech.

Mucolytique: Dissout les mucosités, surtout dans les muqueuses digestives et respiratoires.
Angélique, aunée, camomille, capillaire, chélidoine, consoude, églantier, eupatoire, gaillet, lierre terrestre, lobélie, mauve, menthe, molène, ortie, raifort, sapin, serpolet, sureau, tilleul, trèfle, violette.

Narcotique: Favorise le sommeil.
Cataire, houblon, millepertuis, tilleul, valériane.

Ophtalmique: Guérit et nettoie les yeux.
Aigremoine, armoise, benoîte, camomille, capillaire, chélidoine, cresson, euphraise, framboisier, lierre terrestre, mauve, millepertuis, myrtille, pensée, plantain, potentille, salicaire, tilleul, véronique, violette.

Parasiticide : Élimine les parasites (externes ou internes).
Armoise, aunée, chélidoine, menthe pouliot, noyer, sapin, scrofulaire, serpolet, tanaisie, valériane.

Pectoral : Soulage les maladies du système respiratoire.
Aunée, brunelle, consoude, mauve, molène, orme, plantain, raifort, sapin, sureau, tussilage, varech, violette.

Pro-œstrogénique : Contribue à la production d'œstrogènes.
Agripaume, angélique, armoise, houblon, luzerne, menthe pouliot, serpolet, trèfle.

Pro-progestéronique : Contribue à la production de progestérones.
Achillée, noyer, onagre, pensée, reine-des-prés.

Régénérant ou vulnéraire : Facilite la réparation des tissus en cas de lésion.
Achillée, aigremoine, armoise, benoîte, bouleau, brunelle, chêne, consoude, eupatoire, fraisier, mauve, molène, pensée, plantain, potentille, prêle, salicaire, scrofulaire, tussilage, violette.

Résolutif : Facilite la disparition d'un engorgement ou d'un gonflement inflammatoire sans qu'il y ait suppuration.
Aigremoine, bardane, brunelle, chiendent, consoude, lierre terrestre, mouron, plantain, sapin, scrofulaire, tussilage, violette.

Rubéfiant : Produit une congestion passagère (par application locale sur la peau) qui sert à expulser les toxines, par exemple en cas de furoncle.
Asaret, aunée, consoude, cresson, lobélie, mouron, oxalide, raifort.

Sédatif : Calme la douleur et modère l'activité fonctionnelle exagérée d'un organe.
Cataire, lobélie, saule, valériane.

Sternutatoire : Provoque l'éternuement (si inspiré par le nez) et libère ainsi les mucosités.
Asaret, aunée, lierre terrestre, lobélie, raifort.

Stomachique : Stimule l'appétit, fortifie l'estomac et facilite la digestion gastrique.
Angélique, asaret, camomille, carotte sauvage, cataire, chélidoine, consoude, genévrier, luzerne, menthe, noyer, pensée, serpolet, varech.

Sudorifique : Provoque la sudation en cas de fièvre ou de rétention d'eau.
Bouleau, camomille, églantier, eupatoire, frêne, houblon, piloselle, raifort, reine-des-prés, serpolet, sureau, tilleul, trèfle rouge, violette.

Thyrotonique : Stimule le fonctionnement de la thyroïde.
Aunée, chélidoine, chêne, lierre terrestre, ortie, raifort, serpolet, varech.

Tonique : Fortifie les organes et les tissus, redonne de l'énergie de façon durable.
Achillée, armoise, cresson, lierre terrestre, menthe, ortie, pissenlit, raifort, sapin, serpolet, trèfle, varech.

Vasodilatateur : Favorise la dilatation des vaisseaux sanguins.
Agripaume, aubépine, cresson, églantier, framboisier, lobélie, mouron, pensée, raifort, serpolet.

Vermifuge : Détruit et expulse les vers intestinaux.
Armoise, aunée, fougère, noyer, scrofulaire, serpolet, valériane.

Vulnéraire : Guérit les plaies.
Achillée, aigremoine, camomille, consoude, eupatoire, gaillet, mauve, millepertuis, molène, onagre, plantain, salicaire, sapin, scrofulaire, serpolet, véronique, violette.

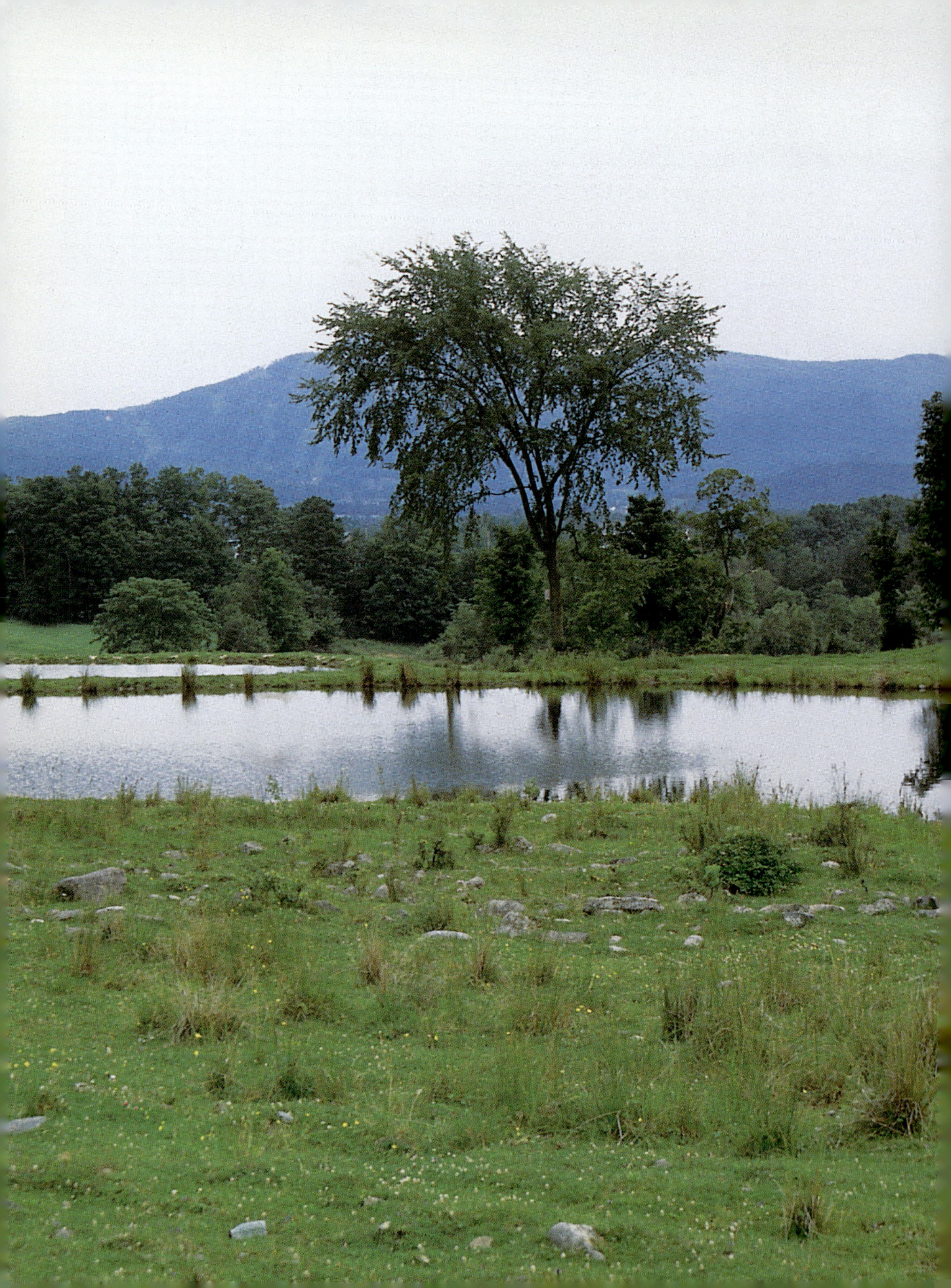

CHAPITRE VII

Les plantes toxiques

Chaque substance peut être un poison ou un médicament.
Tout dépend de la dose administrée.

PARACELSE, *De modo pharmacandi*

La toxicité des plantes médicinales est un sujet toujours d'actualité, au centre de débats passionnels. À cause d'elle, bien des guérisseurs ont été traités d'empoisonneurs ou de sorciers. Aujourd'hui, pour protéger les citoyens, les gouvernements ont dressé la liste, parfois arbitraire, des plantes qu'ils considèrent dangereuses, en en interdisant la culture, la transformation et le négoce.

Il est certainement utile d'identifier clairement les plantes les plus dangereuses et d'éviter leur contact ou leur utilisation, mais il faut garder à l'esprit qu'elles méritent le respect et le droit de vivre. En effet, elles contiennent souvent des principes actifs très concentrés, parfois utiles à très petites doses pour un expert en pharmacognosie.

Si vous n'êtes pas qualifié, contentez-vous de les admirer, de les saluer au passage et de prévenir vos jeunes enfants du danger potentiel qu'elles représentent.

Après quelques conseils pratiques en cas d'intoxication, vous trouverez la description des 10 plantes les plus toxiques communes à l'Europe et au Canada.

Premiers soins en cas d'empoisonnement par les plantes

En cas d'ingestion d'une plante toxique, appeler le Centre antipoison. Si le temps presse, provoquer le vomissement avec l'une des plantes suivantes : asaret, camomille, chêne ou racines de violette.

Faire infuser 2 c. à soupe de plante dans 250 ml (1 tasse) d'eau. Boire le liquide chaud et concentré.

Je cite ici uniquement les 10 plantes sauvages les plus toxiques communes à l'Amérique et à l'Europe nordiques.

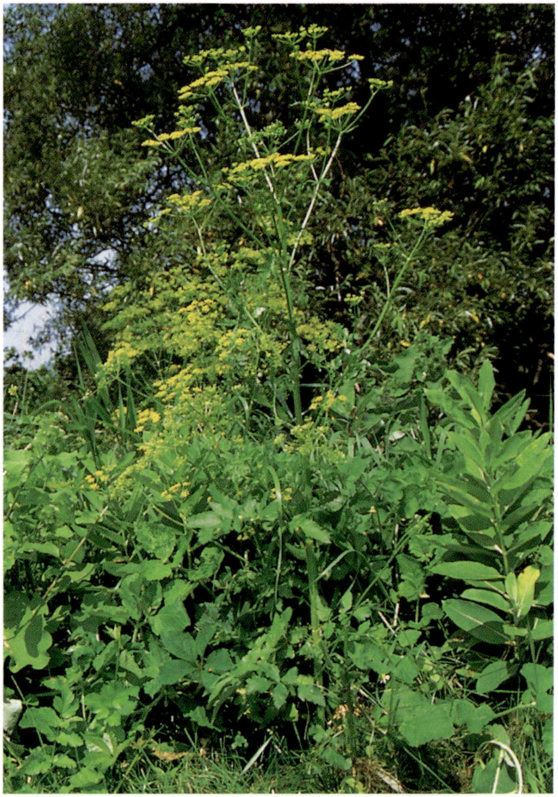

BOUTON D'OR

FAMILLE DES RENONCULACÉES

Nom latin: *Ranunculus sceleratus*

Noms communs: Fleur de beurre, renoncule âcre

Noms anglais: *Bachelor button, blisterweed, buttercup, yellowweed*

Le bouton d'or aime les prairies humides et mal drainées. Il en existe plus de 275 sortes. Toutefois, ils ont tous en commun des feuilles profondément divisées et des fleurs jaunes et luisantes à cinq pétales. En Sardaigne, il y a même une renoncule semblable qu'on appelle la sardonique et qui provoque un délire ricanant… chez les gens qui ont mangé trop de mouton qui a brouté cette renoncule. Au toucher, le bouton d'or est photosensibilisant et irritant en raison d'une substance appelée l'anémonine. Les Amérindiens soignaient les cancers de la peau (plaies malignes qui ne guérissaient pas) avec son cataplasme.

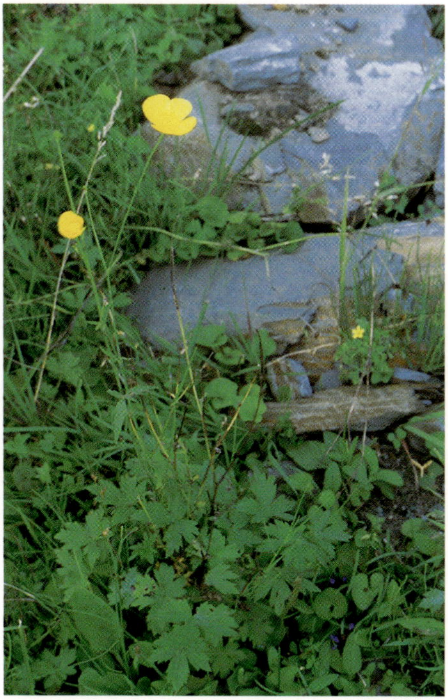

CIGUË OU CICUTAIRE MACULÉE

FAMILLE DES APIACÉES

Nom latin : *Cicuta maculata*

Noms communs : Carotte à moreau, cique ordinaire

Noms anglais : *Poison hemlock, water hemlock*

On retrouve la ciguë dans les lieux humides. Elle ressemble à la carotte sauvage : les feuilles sont divisées en trois folioles et ses ombelles beiges, en ombellules. La tige est maculée de lignes pourpres. Toute la plante est saturée de cicutoxines. Cette substance est mortelle, même à petites doses. Elle entraîne d'horribles convulsions, paralyse les nerfs sensitifs et les muscles respiratoires lentement mais sûrement, comme le raconte Platon au sujet de la mort de Socrate. Celui-ci, condamné à mort par le tribunal populaire d'Athènes en 399 av. J.-C., a continué à philosopher tranquillement après l'absorption du poison, demandant à être entouré de visages souriants. La paralysie des jambes le força alors à se coucher, puis ses bras s'engourdirent. Une fois son cœur et ses muscles respiratoires touchés, il expira.

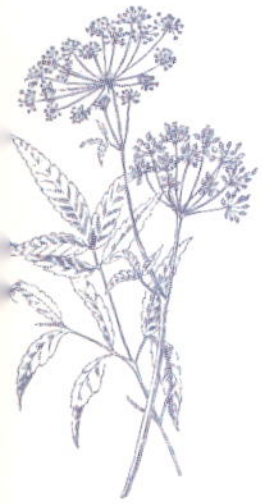

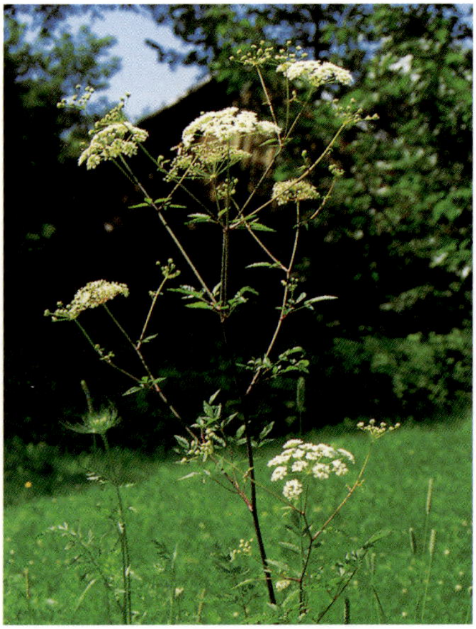

CLÉMATITE DES HAIES

FAMILLE DES RENONCULACÉES

Nom latin : *Clematis vitalba*

Noms communs : Herbe aux gueux, herbe aux teigneux

Noms anglais : *Traveller joy, virgin bower*

La clématite vit dans les haies, sur les murailles et les treillis. C'est une liane vivace dont l'écorce brune se détache en lanières. Elle porte des fleurs blanc crème, en cymes, qui fleurissent au mois de juillet. Les fruits sont étranges, en forme d'araignées poilues et portant de longs styles plumeux. On l'appelait l'« herbe aux gueux », car les mendiants s'en frottaient la peau pour provoquer des pustules et inspirer la pitié. En usage interne, la clématite provoque des convulsions, des diarrhées sanguinolentes ou des vomissements à cause de sa haute teneur en alcaloïdes et en saponines.

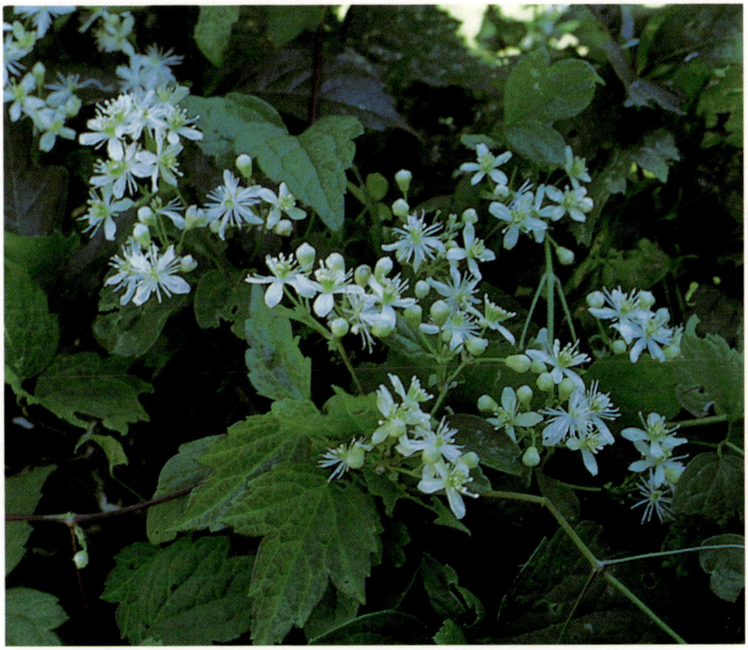

DATURA

FAMILLE DES SOLANACÉES

Nom latin : *Datura stramonium*

Nom commun : Pomme épineuse

Nom anglais : *Thornapple*

Originaire d'Amérique du Sud, la datura s'est propagée dans le monde entier. Elle affectionne les décombres, les remblais, et s'échappe des jardins où elle est ornementale. Robuste plante annuelle de 50 cm à 1 m de hauteur, elle dégage une odeur âcre et soufrée. Les feuilles sont grandes, ovales et grossièrement dentées. Les grandes fleurs blanches en forme de trompette se transforment en fruits ovoïdes et épineux. Ce sont les graines qui sont les plus dangereuses : elles sont saturées de substances hypnotiques et stupéfiantes. On s'en sert en homéopathie pour soigner l'asthme et la maladie de Parkinson, surtout à cause de la haute concentration de ses principes actifs.

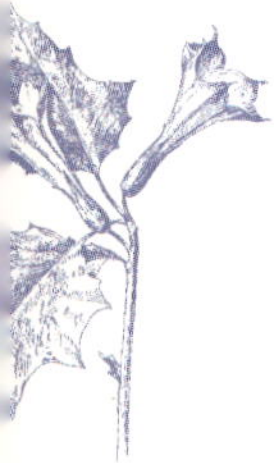

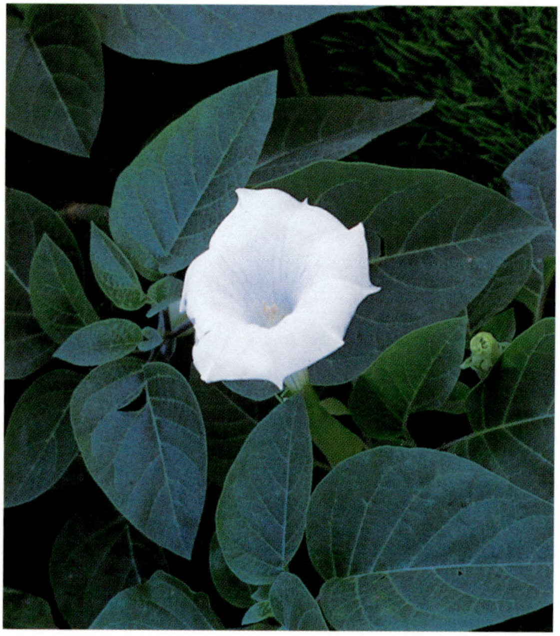

IRIS

FAMILLE DES IRIDACÉES

Nom latin : *Iris versicolor*

Nom commun : Fleur de lys

Nom anglais : *Blue flag*

L'iris pousse dans les lieux humides et les marais propres, et, bien sûr, dans nos jardins. Emblème de la royauté française depuis le roi Clovis, il est devenu le symbole héraldique du Québec. Cette jolie fleur bleu royal panachée de jaune, de noir et de blanc est faite de trois pétales incurvés et stylisés. Les feuilles sont longues, basilaires et gladiées. Les racines blanchâtres et charnues sont irritantes pour le foie, le pancréas et les intestins. Sa poudre a longtemps servi de cosmétique, mélangée à de la poudre de riz, et de poudre cicatrisante.

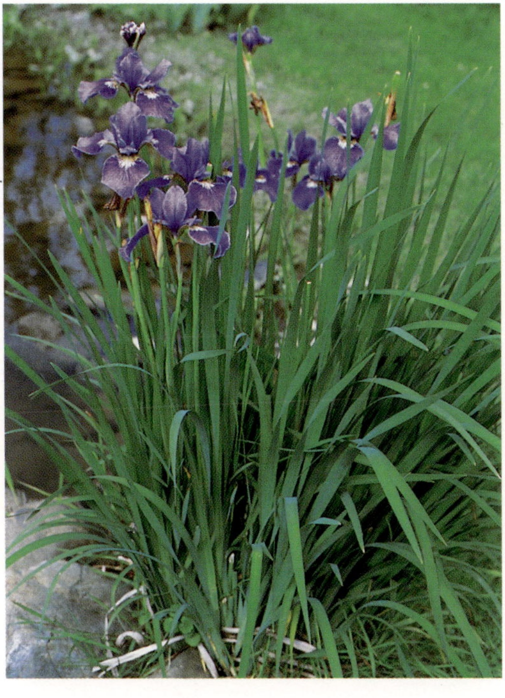

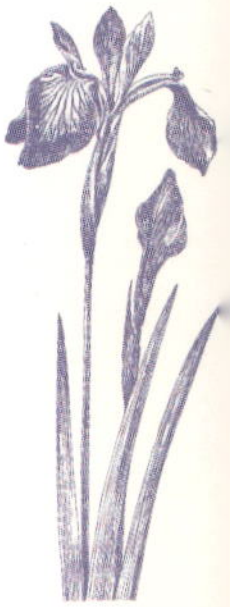

MORELLE DOUCE-AMÈRE

FAMILLE DES SOLANACÉES

Nom latin: *Solanum dulcamara*

Noms communs: Douce-amère, herbe à la fièvre, réglisse sauvage

Noms anglais: *Bittersweet, nightshade*

On retrouve cette plante vivace grimpante dans les lieux humides, à la lisière des bois et au bord des cours d'eau. Les feuilles sont ovales; les fleurs mauves en étoile à cœur jaune proéminent voisinent des baies ovoïdes rouges. Elle contient des alcaloïdes anesthésiants. Ses fruits sont très purgatifs. Autrefois, on l'utilisait à petites doses contre l'asthme, les maladies de la peau et les rhumatismes. On s'en sert aujourd'hui uniquement en homéopathie.

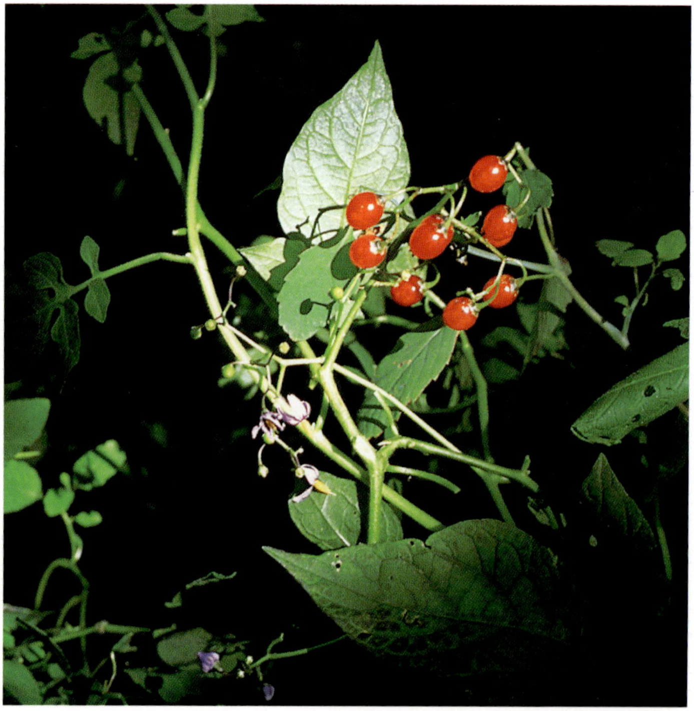

PANAIS

FAMILLE DES APIACÉES

Nom latin : *Pastinacca sativa*

Nom commun : Panais sauvage

Nom anglais : *Wild parsnip*

Le panais vit dans les fossés, au bord des rivières et des ruisseaux. Cette plante est la seule ombellifère bisannuelle jaune nordique. On la remarque de loin quand elle fleurit, vers la Saint-Jean, avec ses hautes tiges vigoureuses et cannelées, et ses grandes ombelles jaunes. Toute la plante contient des psoralènes photosensibilisants qui provoquent des taches brunes sur la peau : exposées au soleil, elles deviennent permanentes.

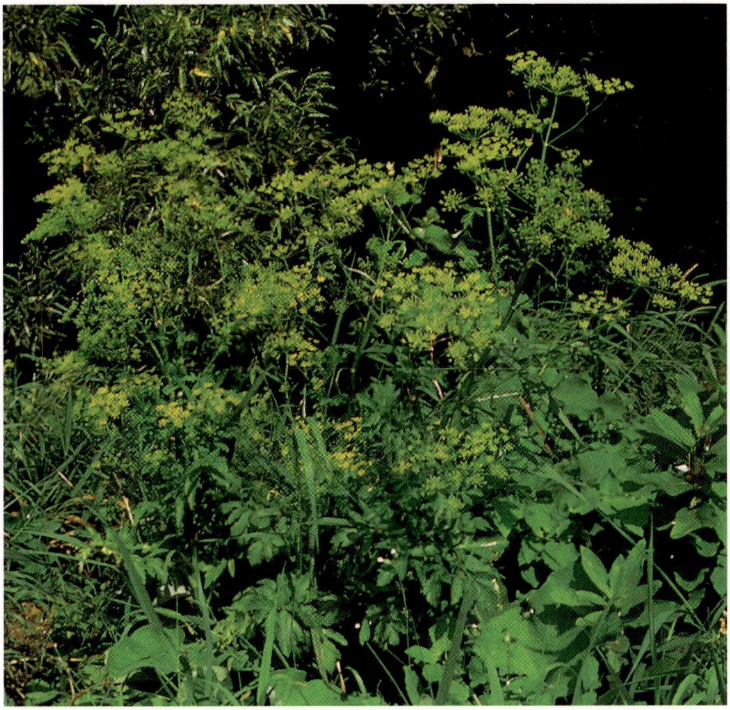

PETIT-PRÊCHEUR

FAMILLE DES ARACÉES

Nom latin : *Arum trifolium*

Nom commun : Gouet à trois feuilles

Noms anglais : *Devil's ear, dragon root, jack in the pulpit, memory root*

Le petit-prêcheur affectionne les forêts de feuillus. Son épi floral bordeaux rayé de blanc fleurit en mai et sert d'abri aux gros insectes et de tombeau aux plus petits. Toutes ses parties (fleurs, feuilles, fruits et racine) sont imbibées de cristaux denses d'oxalate de calcium très toxiques. On l'a jadis utilisé contre l'asthme, la syphilis et la teigne.

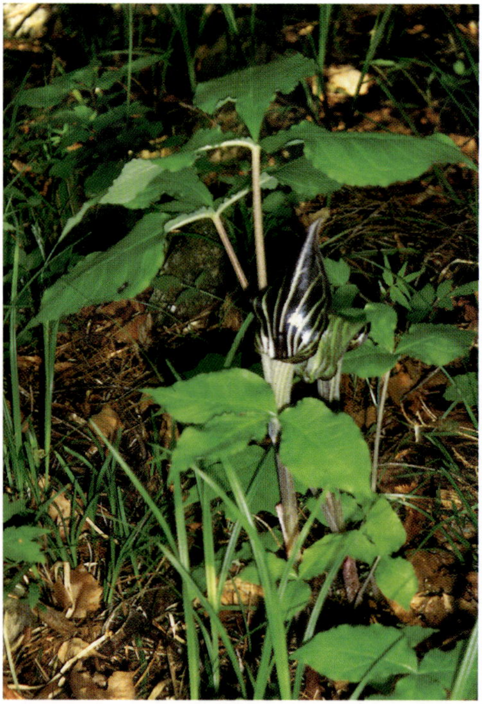

SUMAC VÉNÉNEUX

FAMILLE DES ANACARDIACÉES

Nom latin : *Toxicendron radicans*

Nom commun : Herbe à puce

Nom anglais : *Poison ivy*

Le sumac vit au bord des chemins, dans les terrains vagues et sur les remblais. C'est une plante arbustive ou grimpante, qui se caractérise par trois feuilles fixées à un long pétiole. En août, elles produisent des fleurs puis des baies blanchâtres bien dissimulées. Le simple contact de cette plante provoque chez certaines personnes une dermite suppurante invasive. L'absorption entraîne l'asphyxie par œdème. Les irritants en cause pourraient paradoxalement soigner les dermites chroniques, comme on le constate en homéopathie.

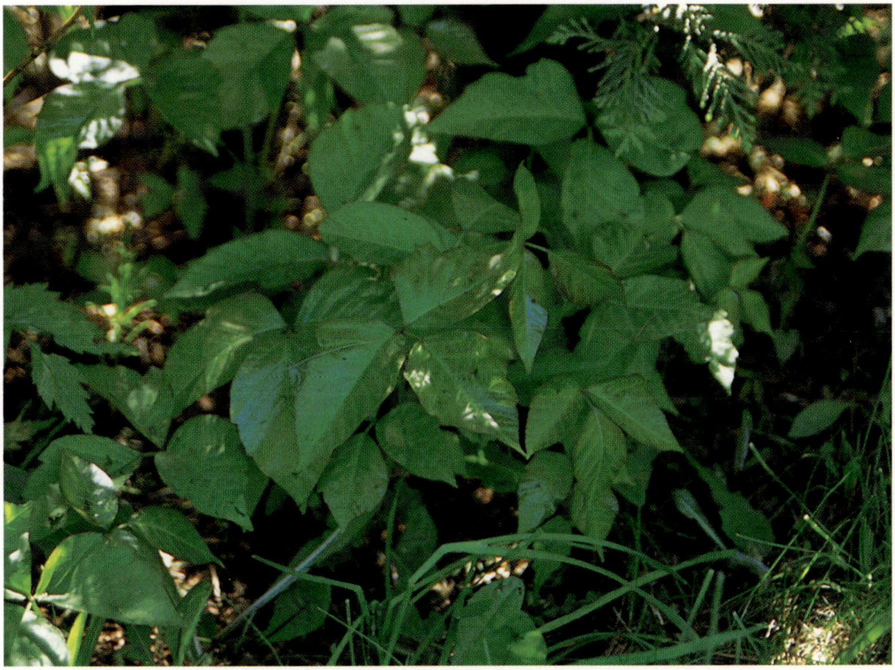

VÉRATRE

FAMILLE DES LILIACÉES

Nom latin : *Veratrum album*

Noms communs : Ellébore blanc, tabac du diable, varaire

Nom anglais : *White ellebore*

Le vératre apparaît tôt au printemps à la lisière des forêts. Les immenses feuilles nervurées vert clair sont velues en dessous. Les fleurs blanc verdâtre sont disposées en panicules. La plante est saturée d'alcaloïdes irritants qui provoquent une anesthésie locale, des brûlures intenses et une hypotension sévère qui peut provoquer le coma à partir d'une dose de deux grammes.

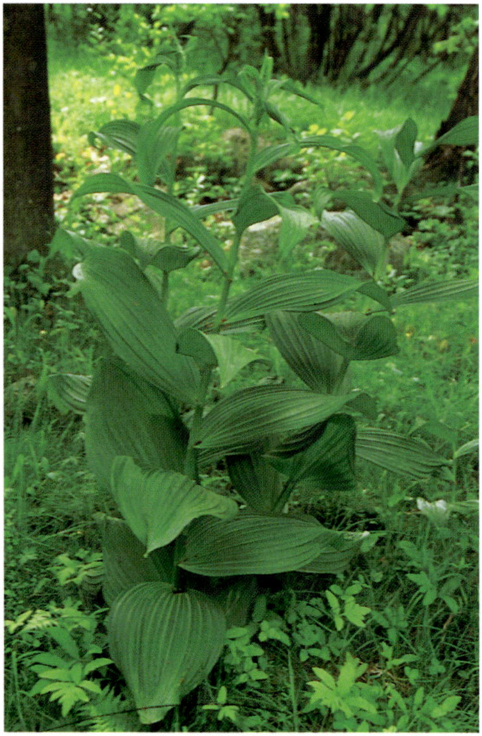

Conclusion

Partout la nature sereine offre l'aide avec le conseil.
Semez, enfant, la bonne graine,
Dieu nous donnera le soleil !

VICTOR DE LA PRADE

J'ai rédigé ce livre en suivant les cycles des saisons, attentive à la naissance de mes amies les plantes. En les observant au téléobjectif, j'ai été éblouie et fascinée par leur perfection toute simple. Cette année, comme jamais auparavant, j'ai laissé mon corps et mon esprit s'imprégner de la magie des simples, nom populaire des plantes sauvages de la pharmacie du Bon Dieu.

Bien sûr, j'aurais pu vous révéler 10 fois plus de secrets sur chacune d'elles, mais cet ouvrage ne s'adresse pas aux botanistes, aux chimistes ou autres spécialistes. Je l'ai écrit simplement pour que vous appreniez à découvrir et à reconnaître les plantes sauvages au cours de vos promenades.

Beaucoup d'amoureux des plantes pourront ainsi apprendre à observer la plante vivante dans son milieu et, renouvelant la théorie des *Signatures,* arriveront à faire le lien entre leur aspect et leurs vertus. Ils apprendront ainsi que les plantes peuvent soulager autant l'esprit que le corps.

En attendant de parvenir à cette connaissance, je vous souhaite de tomber amoureux du monde fabuleux des plantes médicinales.

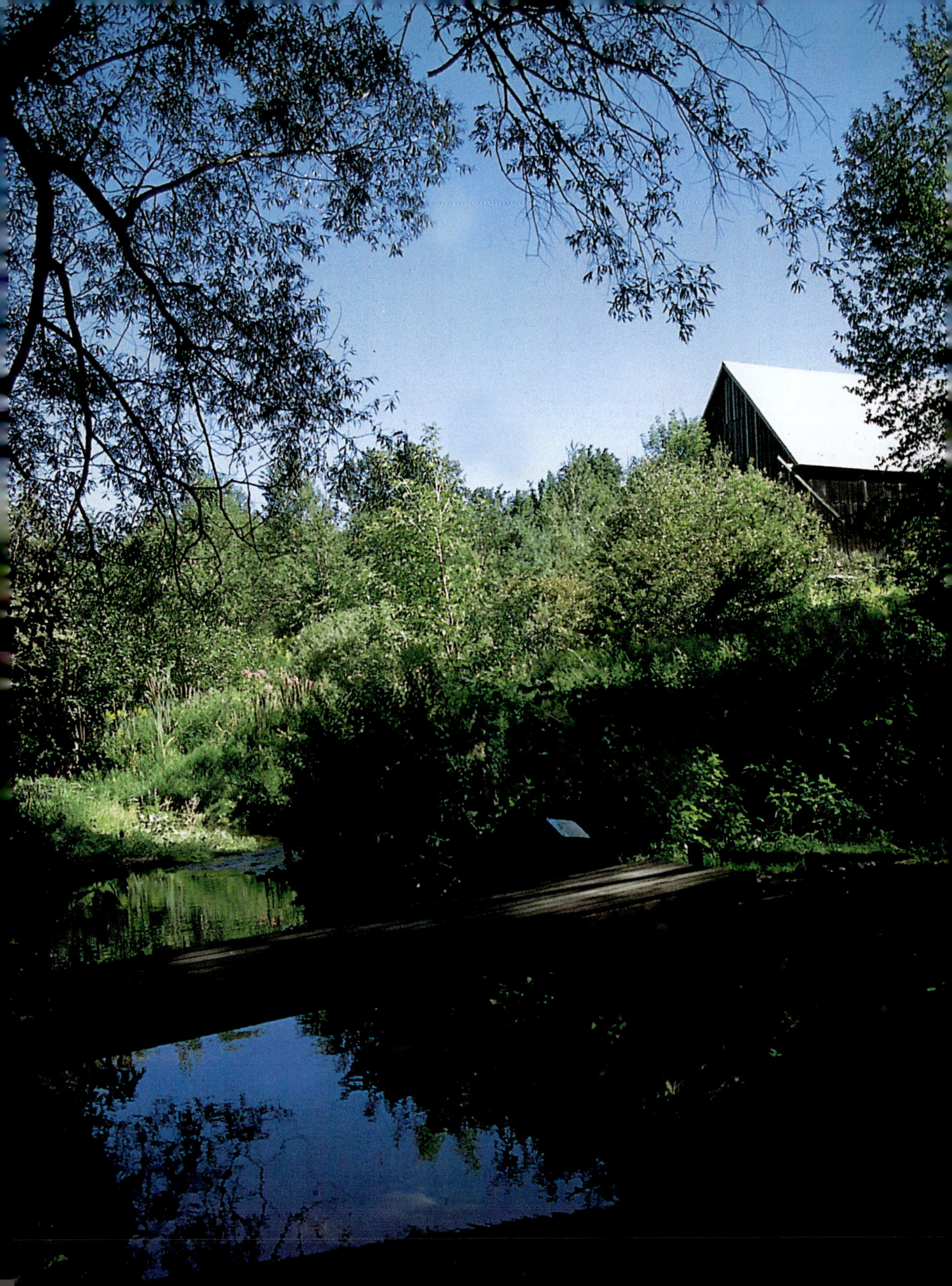

Bibliographie

Titres français

AZOULAY, David. *Guide de santé par les plantes,* Montréal, Québec-Livres, 1996, 246 p.

BOUDREAULT, Michel. *Guide pratique des plantes médicinales du Québec,* La Prairie, Éditions Broquet, 1983, 205 p.

BRAINE, Arlette. *Des plantes pour tous les jours,* Londres, Presse Pocket, 1993, 375 p.

CHEVALIER, Andrew. *Encyclopédie des plantes médicinales,* Montréal, Sélection du Reader's Digest, 1997, 336 p.

CHIEJ, Roberto. *Les Plantes médicinales,* Paris, Solar, 1982, 442 p.

DEBUIGNE, Gérard Dr. *Dictionnaire des plantes qui guérissent,* Paris, Larousse, 1972, 256 p.

GOLBERT, Guy. *Guide des plantes remèdes,* Paris, Éditions du Jour, 1973, 211 p.

GURUDAS. *Élixirs floraux et médecine vibratoire,* Grenoble, Le Souffle d'or, 1987, 273 p.

HILAIRE, Christiane. *Les Plantes qui guérissent de A à Z,* Lyon, L'Ami des Jardins, t. I, 1973, 96 p., t. II, 1975, 192 p.

HOWARD, A. B. Dr. *Les Extraits d'herbes,* Saint-Félicien, Éditions La bécassine bleue, 1984, 204 p.

LABERGE, Danièle. *Le Guide santé de votre armoire aux herbes,* Ham-Nord, L'Armoire aux herbes, 1994, 422 p.

LABERGE, Danièle *et al. Le Cours par correspondance Herbart,* Ham-Nord, L'Herbothèque, depuis 1995 des centaines de cahiers publiés, d'autres à venir.

LACOURSIÈRE, Estelle, Julie THERRIEN et Michel SOKOLYK. *Fleurs sauvages du Québec,* Montréal, Les Éditions de l'Homme, 1998, 265 p.

LANTHIER, Aldei Dr. *Les Plantes curatives,* Montréal, Éditions de mon pays, 1981, 336 p.

LEQUENNE, Fernand Dr. *Le Jardin de santé,* Les Hautes Plaines de Mane, Marabout Service, 1972, 318 p.
Les Guides Fleurbec, Groupe Fleurbec.
- *Plantes sauvages comestibles*, 1981, 167 p.
- *Plantes sauvages des villes et des champs*, t. I, 1978, 273 p., t. II, 1983, 208 p.
- *Plantes sauvages du bord de la mer*, 1985, 286 p.
- *Plantes sauvages printanières*, 1988, 247 p.

MAGRINI, Gigliola. *Les Plantes et la santé,* Paris, Éditions Atlas, 1978, 91 p.
MANTA, Daniel et Diego SEMOLLI. *Nos amies les plantes,* Genève, Éditions Famot, 1977, 248 p.
MARIE-VICTORIN, Frère. *La Flore laurentienne,* Montréal, Presses de l'Université de Montréal, 1964, 925 p.
MESSÉGUÉ, Maurice. *Mon herbier de santé,* Paris, Le Livre de poche, 1975, 414 p.
MILLANVOYE, Georges. *Mini-encyclopédie des médecines naturelles,* Paris, France Loisirs, 1986, 187 p.
NIGELLE, Éric. *Joie et santé par les fleurs et le miel,* Aubenas, La Diffusion nouvelle du livre, 1968, 200 p.
PALAISEUL, Jean. *Nos grands-mères savaient,* Paris, Robert Laffont, 1972, 542 p.
PASCHTSCHENKO, Paulia. *La Guérison par les plantes selon les Znakhari,* Saint-Laurent, Éditions du Trécarré, 1991, 203 p.
PROVOST, Marie. *Les Plantes qui guérissent,* Saint-Augustin de Portneuf, Bibliothèque Québécoise, 1991, 172 p.
ROCHER, Yves. *Mieux vivre par les plantes,* Paris, Hachette, 1977, 318 p.

SCHAUENBERG, Paul. *Guide des plantes médicinales,* Neuchâtel, Delachaux et Niestlé, 1969, 355 p.
SCHNEIDER, Anny. *La Pharmacie verte,* Montréal, Les Éditions de l'Homme, 1997, 213 p.
VALNET Jean Dr. *Phytothérapie,* Paris, Maloine, 1983, 640 p.
VIGNEAU, Christiane. *Plantes médicinales,* Lyon, Éditions Masson, 1985, 290 p.

Titres anglais

BEYERL, Paul. *The Master Book of Herbalism,* Custer, Phoenix Publishing, 1996, 415 p.
CASTLEMAN, Michael. *The Healing Herbs,* New York, Bantam Books, 1995, 641 p.

FOSTER, Steven et James A. DUKE. *Eastern and Central Medicinal Plants,* New York, Houghton Mifflin, 1990, 366 p.

GERARD, John. *Gerard's Herbal,* London, Senate, 1994, 303 p.

GRIEVE, Maud. *A Modern Herbal,* New York, Dorset Press, 1992, 912 p.

HUTCHENS, Alma R. *Hand book of Native American herbs,* Boston, Shambhala, 1992, 256 p.

HUTCHENS, Alma R. *Indian Herbology of North America,* Boston, Shambhala, 1991, 382 p.

KLOSS, Jethro. *Back to Eden,* Loma, Linda USA, 1982, 684 p.

LUST, John. *The Herb Book,* New York, Bantam Book, 1974, 659 p.

MILLSPAUGH, Charles F. *American Medicinal Plants,* New York, Dover Publications, 1974, 801 p.

MURRAY, Michael T. *The Healing Power of Herbs,* Roklin, Prima Publishing, 1995, 410 p.

POLUNIN, Miriam et Christopher ROBBINS. *The Natural Pharmacy,* Vancouver, Raincoast Books, 1994, 144 p.

ROYAL, Penny C. *Herbally Yours,* Payson, Sound Nutrition, 1979, 127 p.

TIERRA, Michael. *The Way of Herbs,* New York, Pocket Books, 1990, 378 p.

TYLER, Varro E. D^r^. *A Honest Herbal,* New York, Pharmaceutical Product Press, 1993, 375 p.

TYLER, Varro E. D^r^. *Herbs of Choice,* New York, Pharmaceutical Product Press, 1994, 202 pages.

WEED, Susun. *Healing Wise,* New York, Ash Tree Publishing, 1989, 295 p.

WEISS, Rudolf Fritz. *Herbal Medicine,* Portland, Medicina Biologica, 1988, 362 p.

Titres allemands

KAISER, Josef H. D^r^. *Das grosse Kneipp Hausbuch,* München, Knaur, 1975, 864 p.

PODLECH, Dieter. *Heilpflanzen,* München, Gräfe und Unzer, 1989, 254 p.

Titre espagnol

MAGAÑA, Rafael Hernandez et Mireya GALLY-JORDA. *Plantas Medicinales,* Mexico, Arbol Editorial, 1991, 254 p.

Bonnes adresses au Québec

Académie de phytothérapie du Canada
« La seule école sans attache commerciale ! »
5811, av. Christophe-Colomb
Montréal (Québec)
H2S 2G3
(514) 270-7529

Association Flora Québéca
80, route 116
Ulverton (Québec)
J0B 2B0
(819) 623-1729
téléc. : (819) 826-3314
courriel : floraquébéca@ireseau.com
Association créée par des spécialistes des végétaux sauvages qui se porte à la défense des espèces menacées par l'insouciance humaine.

École d'enseignement supérieur de naturopathie du Québec
1250, av. Rodolphe-Forget, bureau 300
Sillery (Québec)
G1S 3Y7
(418) 682-2446

Guilde des herboristes du Québec (La)
C.P. 47555
Succ. Plateau Mont-Royal
Montréal
H2H 2S8
(514) 990-7168
Regroupement des herboristes québécois : ateliers, journal, conférences, bottin, références, etc.

Jardins du Grand Portage (Les)
800, chemin du Portage
Saint-Didace (Québec)
J0K 2G0
(450) 835-5813
Ateliers sur la culture biologique maraîchère, horticole et herboristique.
Visites guidées des jardins en été.

Jardin des Tournesols (Le)
22a, Les Plateaux
L'Anse-Saint-Jean (Québec)
G0V 1J0
(418) 272-3115 et 372-3115
Production de plantes médicinales et dérivés. Cours et stages. Hébergement et visites guidées des jardins en été au sommet d'une montagne, dans la magnifique région du Saguenay.

Jardin O'Kelly
213, chemin Rocheleau
Sutton (Québec)
J0E 2K0
(450) 538-5587
Culture et production de plantes médicinales vivaces : pour la vente, une liste des produits est fournie sur demande. Visite des jardins en été.

La Bottine aux herbes
3778, rue Saint-Denis
Montréal (Québec)
H2W 2M1
(514) 845-1225
Boutique spécialisée dans tous les produits reliés aux herbes : accessoires, livres, herbes québécoises et biologiques.

La Clé des champs
2278, montée 2e rang
Val-David (Québec)
J0T 2N0
(450) 368-9114 ou 937-3900
Courriel : jardin@polyinter.com
Cours thématiques de fin de semaine.
Culture et production de remèdes herbaux de qualité.
Ateliers et visites guidées des jardins en été.

L'Apothicaire
817, 25e Avenue
Saint-Eustache (Québec)
J7R 4K3
(450) 491-1942 et 491-5813
Jardins de plantes médicinales à visiter.
Production de produits de soins pour les enfants.

Les Herbes Enchantées
2105, chemin Roxton Sud
Roxton Pond (Québec)
J0E 1Z0
(450) 375-7678
courriel : jfontaine@endirect.qc.ca
Petit jardin de plantes médicinales variées regroupées par thématiques thérapeutiques.
Ateliers et visites guidées sur rendez-vous.

L'Armoire aux herbes
375, rang des Chutes
Ham-Nord (Québec)
G0P 1A0
(819) 344-2080 ou 344-2002
Courriel : herbothèque@ivic.qc.ca
Le plus beau et le plus grand jardin d'herbes médicinales au Québec. Cours par correspondance de grande qualité. Ateliers thématiques et visites guidées des jardins en été. Produits médicinaux à base de plantes biodynamiques*.

Librairie Biosfaire
4571, rue Saint-Denis
Montréal (Québec)
1 800 613-3262
téléc. : (514) 483-8288
Librairie alternative très fournie en ouvrages sur les médecines holistiques, la vie pratique et la spiritualité.

Mikaël Zayat
121, rue de Châteauguay
Bromont (Québec)
J2L 1A9
(450) 534-1671 ou 4376
Maître aromathérapeute, importateur et distillateur d'essences indigènes.
Ateliers sur demande, vente d'huiles essentielles de grande qualité.

Anny Schneider, herboriste et naturothérapeute nomade
Courriel : annyschneider@moncourrier.com
(450) 375-0970
Visites guidées dans la nature sur demande, conférences, consultations sur rendez-vous à mon bureau de Granby.

---

* Technique agricole basée sur la philosophie de Rudolf Steiner, d'origine suisse, qui consiste à ajouter des concentrés homéopathiques, au compost par exemple. On obtient des résultats remarquables (à constater dans les magnifiques jardins cultivés selon ces règles). Cette technique est identifiée par le sigle Demeter, reconnu internationalement.

Bonnes adresses en France

Associations, sociétés, instituts

Association des consommateurs de plantes médicinales
19, rue Milton
75000 Paris

Association Gaïa - Institut de recherche et de formation sur les élixirs floraux
11, route Sablée
92370 Chaville
tél. : 01.43.79.90.24

Conservatoire national des plantes médicinales aromatiques et industrielles
Route de Nemours
Milly la Forêt
tél. : 64.98.83.77

F.N.C.P.M.A.
(Fédération nationale des coopératives de plantes médicinales aromatiques)
Vieille route de Salon
13330 Pelisanne

Institut de recherche sur les propriétés de la flore
Haut Ourgeas
04330 Barrime

Institut Kepler
6, avenue Georges-Clémenceau
69230 Saint-Genis Laval
tél. : 0.78.56.19.41 (revue *Weleda* 96)

O.N.I.P.P.A.M
(Office national Inter professionnel des plantes à parfum, médicinales et aromatiques)
B.P. 8
04130 Voux
tél. : 92.79.34.46

Nature et progrès
Association simples (Section axée sur tout ce qui touche l'herboristerie)
c/o Dubigon, Bel-air
42660 Jonzieux

L'œil ouvert
(Association des consommateurs de produits de l'agriculture biologique)
9, rue Cels
75014 Paris
tél. : 43.35.18.33

Société française de phyto-aromathérapie
19, boulevard Beauséjour
75016 Paris
tél. : 01.45.24.65.92

Société française d'ethnopharmacologie
(Plantes médicinales et pharmacopées traditionnelles)
1, rue Récollets
57000 Metz
tél. : 03.87.76.22.00

Syndicat national de l'herboristerie
2, quai Jules-Courmont
62002 Lyon
tél. : 04.78.49.66

Regroupements de producteurs ou entreprises proposant des plantes de culture bio

Biotope des Montagnes
Soudorgues
30460 Lasalle

Body Nature
79250 Les Aubiers

Flore de Saintonge
la Villedieu
17470 Aulnay

Les Tisaniers
30580 Belvezet

L'Herbier du Diiois
Ets Touret
26150 Die

Plantes D'Auvergne
Le Canivet
03250 Le Mayet De Montagne

Écoles proposant un enseignement de l'herboristerie

Association pour le Renouveau
de l'herboristerie
6, rue Jongkind
75015 Paris

BTS de Biotechnicien phytologue
Lycée Simone-Weil
Boulevard du Maréchal-Joffre
43000 Le Puy

L'école des plantes
5, rue du Petit-pont
75015 Paris

L'école lyonnaise des plantes médicinales
2, quai Jules-Courmont
69006 Lyon

Journaux

Médecine Naturelle et longévité (journal)
26 bis, rue Kléber
93107 Montreuil Cedex
tél. : 01.48.70.40.75
téléc. : 01.48.70.40.74

Phytotherapy (journal)
Éditions Galiéna
158, rue du Dessous-des-berges
75013 Paris
tél. 01.45.84.97.66

Bonnes adresses en Belgique

Agro-Biologie Info Conseils
Rue Wast
5974 Opprebais

Denolin Herboriste
Rue de Château 47
1420 Braine l'Alleud

Établissements Mercennier
Rue de la Crête 24
7880 Flobecq

Mathilde Lomed Herboriste
Aambachtenlaan 29
3030 Louvain
tél. : 016.22.66.24

Pharmaflore
Rue de l'Herboristerie 40
7860 Lessines

Planteurs Réunis
Grand-Rue 55
7872 Acrem

Distributeur de produits d'herboristerie

Biover
Monnikenwerve 109B
8000 Brugge

Bonnes adresses en Suisse

Biomedica
(Clinique axée sur les thérapeutiques naturelles)
18, boulevard des Philosophes
CH 1200 Genève
tél. : (22) 29.44.88

Fondation Soleil
Dr Christian Tal Schaller
38, chemin du Bois des Arts
CH 1225
tél. : 19.41.22.48.96.76
Slogan : « La santé, ça s'apprend ! »
(Publication d'excellents livres sur la santé.)

J. P. Martin dit Dumont (Herboristes diplômés, fournisseurs)
6, avenue des Communes réunies
CH 1212 Grand Lancy
tél. : (022) 17.94.29.19
téléc. : (022) 79.42.344
courriel : mar-dit-dum@vtx.ch

Pharmacie Conod
11, rue Pichau
CH Lausanne
tél. : (021) 22.75.04

Note : Avis aux lecteurs consommateurs, conseillers ou producteurs de plantes médicinales, si vous avez des références, des précisions ou même de nouvelles adresses intéressantes à ajouter à cette rubrique, veuillez envoyer ces renseignements à l'auteur pour qu'elles puissent être ajoutées dans les éditions ultérieures. Merci !

Index

Table des matières

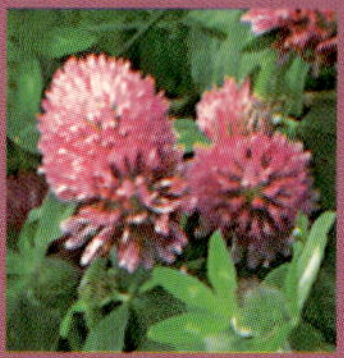
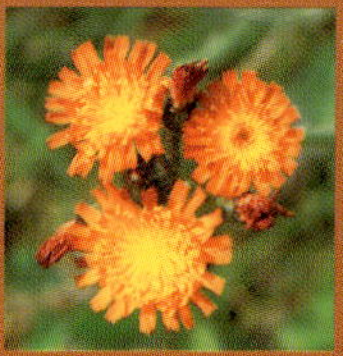
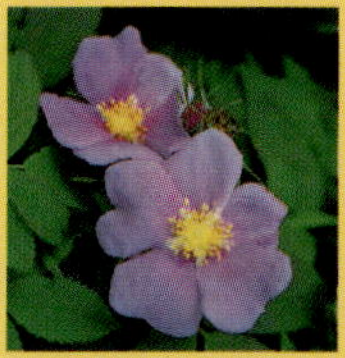
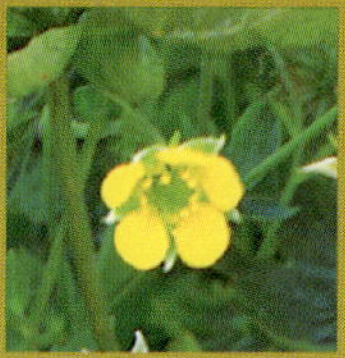
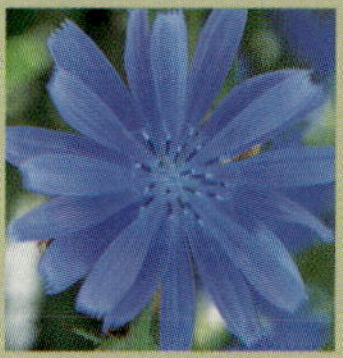
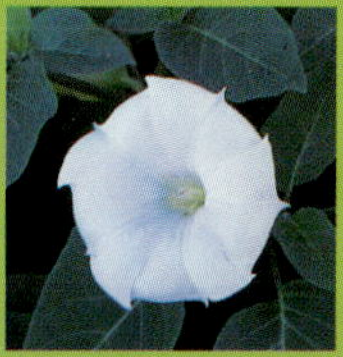
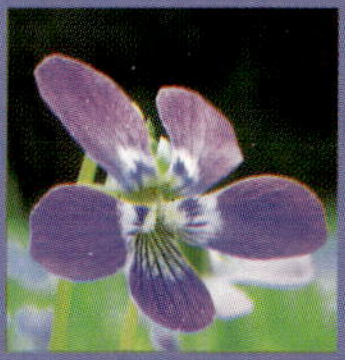

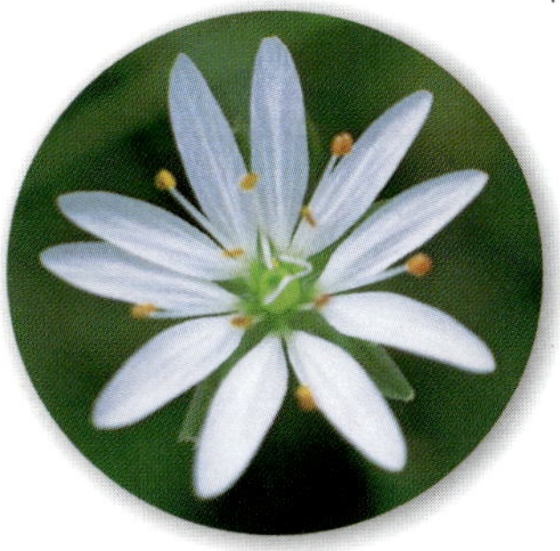

Ce livre a été produit grâce au système d'imagerie au laser
des Éditions de l'Homme, lequel comprend :

Un digitaliseur Scitex Smart TM 720 ;

Les produits Kodak ;

Les ordinateurs Apple inc. ;

Le serveur Intergraph distribué par Aldin graphiques inc. ;

Le processeur d'images RIP 50 PL2 combiné avec
la nouvelle technologie Lino Dot® et Lino Pipeline® de Linotype-Hell®.

IMPRIMÉ AU CANADA